NÄHRSTOFF POWER FÜRS GEHIRN

Für neurodivergente Kinder
mit ADHS, Autismus, Dyspraxie, Legasthenie und anderen Entwicklungsunterschieden

LUCINDA MILLER

Vorwort von Dr. Richard Fry

Bilder von Ali Allen

DK

Meinem geliebten Mann Christopher und seinem absolut brillanten ADHS-Gehirn gewidmet!

INHALT

PIKANTE SNACKS

SÜSSE LECKEREIEN

GENIALE GETRÄNKE

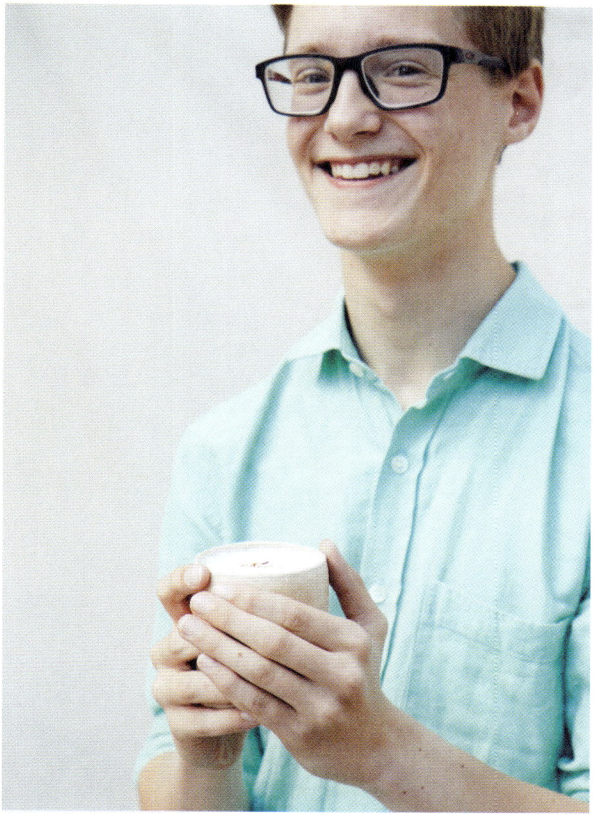

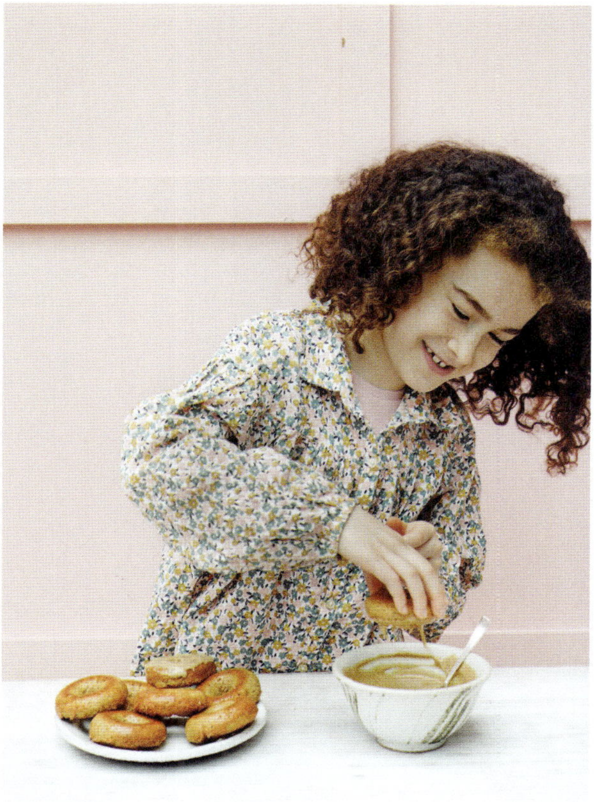

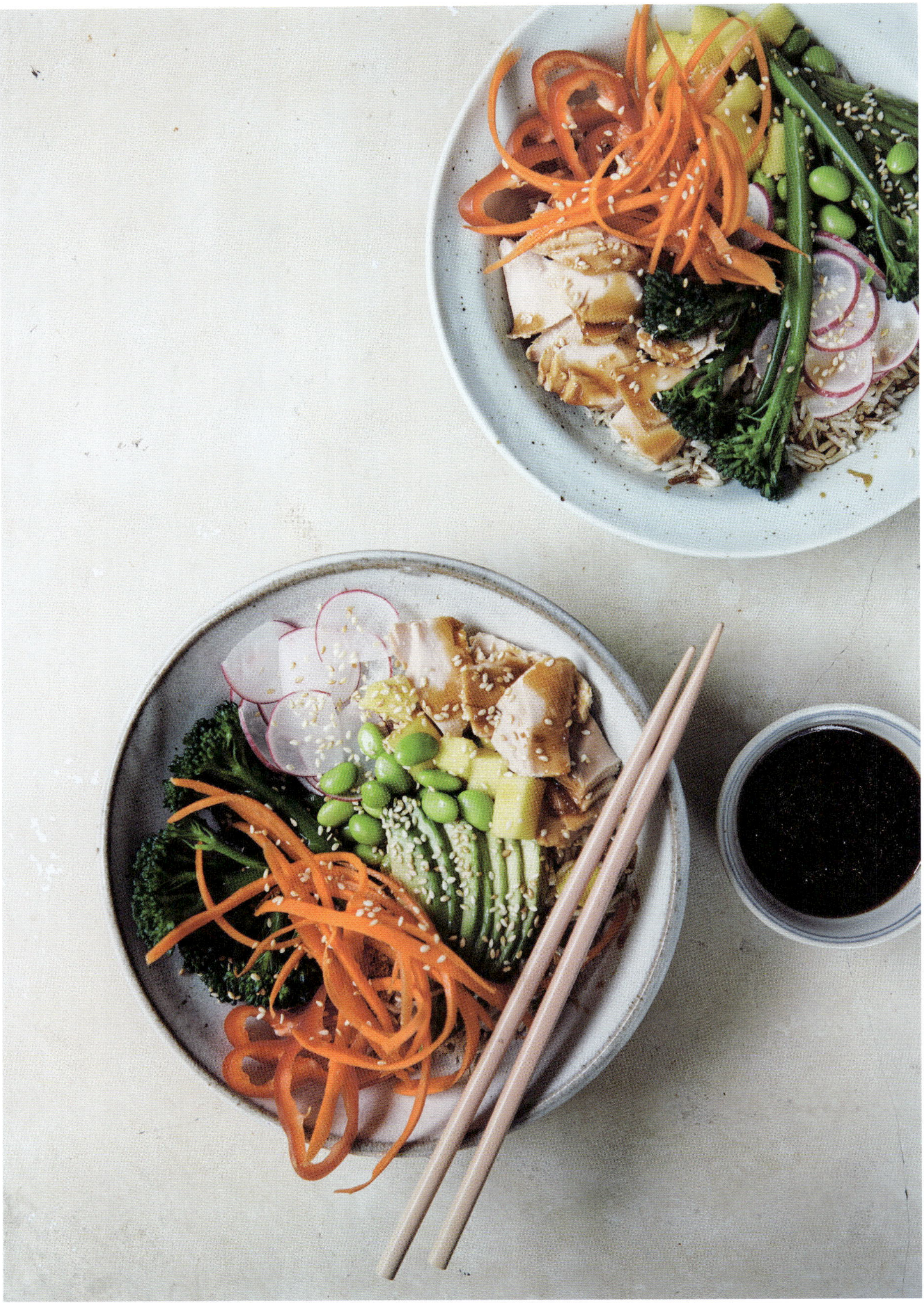

VORWORT VON DR. RICHARD FRY

Die Welt ist heutzutage ein verwirrender Ort, und das gilt vor allem für Eltern. So viele zur Verfügung stehende Informationen und so wenig Zeit, alles geistig zu verarbeiten – ein Segen also, dass jemand ein umfassend recherchiertes Buch über das bisweilen umstrittene Thema Ernährung und Neurodivergenz geschrieben hat, das einfach zu lesen, zu verstehen und in die Tat umzusetzen ist. Dieses Buch von Lucinda Miller ist ein leicht verdaulicher Ratgeber zur Optimierung des neurodivergenten Gehirns durch Ernährung. In der Tat ist es eine interessante Lektüre für neurotypische Menschen, denn Lucindas Buch steckt voller Weisheiten darüber, wie sich Nahrung und Ernährung generell auf das Gehirn auswirken!

Als ich vor über vierzig Jahren meine Ausbildung zum Arzt machte, stand im Lehrplan nicht das Geringste über Lebensmittel oder Ernährung, abgesehen von ein paar Bemerkungen über Zucker und Diabetes und einer Warnung vor Fett. Dann hörten wir von einem Mann namens John Yudkin, der in einem fort darauf hinwies, dass nicht Fett der Feind sei, sondern Zucker. Er war ein in seinem eigenen Land verkannter Prophet, der, wie sich herausstellte, recht hatte und inzwischen gefeiert wird. Zucker ist tatsächlich unser Problem, und Entzündungen sind ein akutes Thema.

Nicht nur das: Auch der Mangel an Mikronährstoffen, der weitverbreitete Verzehr von hochverarbeiteten Lebensmitteln und unsere zunehmend herausfordernde Umwelt wirken sich auf unsere Gene aus. Lucindas einfach umzusetzender Plan hilft, diese Probleme zu lösen und die hochverarbeiteten Lebensmittel, die Kinder heutzutage essen, auf 20 Prozent oder weniger zu senken.

In diesem Buch erklärt sie klar und präzise, wie man die Ernährung seines Kindes so anpassen kann, dass sich der Gehirnnebel lichtet und Produktion und Gleichgewicht von Neurotransmittern unterstützt werden. Sie erläutert, welche Anzeichen möglicherweise einen Nährstoffbedarf anzeigen, und zeigt auf, welche Schritte Eltern in diesem Fall unternehmen sollten. Am Ende von Kapitel 2 findet sich ein kurzer Überblick dazu; ausführlichere Informationen bieten die späteren Kapitel des Buches. Und wenn du daran interessiert bist, die ganze Theorie in die Praxis umzusetzen, lies das Buch zu Ende und koche Lucindas fabelhafte Rezepte nach!

Erfahre, wie eine elektrische Zahnbürste zu einer abwechslungsreicheren Ernährung beitragen kann; wie ausgewogene Nahrungsmittel dabei helfen, Wutanfälle nach der Schule zu reduzieren; und entdecke, wie Kirschen deinem Kind zu besserem Schlaf verhelfen können. Dies sind nur einige Beispiele für die vielen praktischen Ansätze, die erörtert werden. Es gibt Kapitel zur Lese- und Schreibförderung und zur Reduzierung von Lärmempfindlichkeit und Prokrastination – alltägliche Dinge, die Eltern neurodivergenter Kinder nur allzu vertraut sind.

Viele Texte liefern nur Fakten; wenn man Glück hat, erwähnen sie auch einige Forschungsergebnisse, doch letztendlich sind wir nach dem Lesen so ratlos wie zuvor. In diesem Buch gibt uns Lucinda die Mittel, dieses Wissen anzuwenden – mit erprobten, praktischen und leckeren Rezepten. Betrachten wir dieses Buch als leicht verständliches Handbuch, mit dem wir positive Veränderungen für unsere Kinder in die Wege leiten können.

Endlich gibt es ein Buch mit einem ganzheitlichen und integrativen Blick auf das Gebiet der Neurodivergenz. Ich werde es Eltern und allen meinen ärztlichen Kollegen empfehlen.

Dr. Richard Fry, Facharzt für Integrative Kinderpsychiatrie

EINLEITUNG

Wir alle haben brillante Gehirne, ob wir uns dessen bewusst sind oder nicht, und unser Geist ist so individuell wie unsere Irismuster und Fingerabdrücke. Wie wunderbar, dass wir alle einzigartig sind, und ein divergentes Gehirn kann zu dieser Einzigartigkeit beitragen. Neurodivergenz ist ein relativ neuer Sammelbegriff, der unterschiedliche kognitive Merkmale umfasst. Die bekanntesten sind Legasthenie, Dyspraxie, Aufmerksamkeitsdefizit-/Hyperaktivitätsstörung (ADHS) und Autismus, aber es gibt noch zahlreiche andere Lern- oder Sinnesunterschiede. Wir stehen längst nicht mehr so allein da wie früher, denn Neurodivergenz wird zunehmend anerkannt und akzeptiert. Willkommen in unserem brillanten neurodivergenten Universum!

Wenn unsere Kinder und Teens mit Lernschwierigkeiten, Verhaltensproblemen, Entwicklungsstörungen oder psychischen Problemen zu kämpfen haben, ist es nicht immer einfach, die positiven Seiten zu sehen. Wenn es für ein Kind hart auf hart kommt, fällt es ihm schwer, sich einzufügen, und seine Frustrationen wirken sich auf das Leben anderer Menschen in seinem Umfeld aus. Manchmal hat es den Anschein, als würde die Neurodivergenz das Kind zurückhalten. Das muss nicht sein. Ich zeige dir, wie einfache Änderungen in der Ernährung kurz- und langfristige Lösungen bieten können.

Wenn du das Buch als neurodivergente(r) Erwachsene(r) liest, der in seinem Leben mit kognitiven oder psychischen Problemen zu kämpfen hatte, kannst du hier auch das eine oder andere lernen!

Benötigt dein Kind eine spezielle Diagnose, um von diesem Buch zu profitieren? Nein! Natürlich haben viele Kinder bereits eine Diagnose erhalten; andere befinden sich noch auf einem (häufig langen) Weg dorthin. Dieses Buch richtet sich an Eltern, Erzieher und Lehrer, die den Verdacht haben, dass sich ihr Kind (oder ein Kind, für das sie verantwortlich sind) anders entwickelt, anders lernt oder anders verhält als das durchschnittliche »neurotypische« Kind. Lies das Buch, wenn du deinem Kind helfen möchtest, glücklich und gesund zu bleiben und Widerstandsfähigkeit zum Meistern der unvermeidlichen Höhen und Tiefen des Lebens zu entwickeln.

Das große Plus? Du kannst sofort damit beginnen, die Gehirnzellen deines Kindes zu hegen und pflegen und mit köstlichen Rezepten den Grundstein für eine gesündere, glücklichere Zukunft zu legen. Ich habe gesehen, wie leicht das Leben eines Kindes (und die Familiendynamik) durch Neurodivergenz aus den Fugen geraten kann und wie leicht man es wieder auf die richtige Bahn bringt, wenn man sich Wissen über gesunde Ernährung aneignet.

Seit über 25 Jahren begleite ich als Naturärztin und praktische Ärztin Tausende von neurodivergenten Menschen auf dem sanften Pfad von Ernährung und Naturheilmitteln. Ich habe nicht nur lange Abende damit verbracht, unzählige wissenschaftliche Forschungsarbeiten durchzulesen, sondern auch jeder einzelnen Person zugehört, die mir ihre individuelle Geschichte erzählt hat, und mein Wissen genutzt, ihr dabei zu helfen, die beste Version ihrer selbst zu werden. In diesem Buch teile ich Geschichten voller Hoffnung von Familien, die wir in meiner NatureDoc-Klinik betreut haben.

Meine klinische Arbeit ist der Förderung von neurodivergenten Kindern gewidmet. Junge Menschen gedeihen durch evidenzbasierte Ernährung. Meine in hier vereinten Ernährungs- und Wohlfühltipps helfen Kindern aller Altersgruppen, mit ihrem außergewöhnlichen Gehirn zu glänzen. Betrachte dieses Buch als herzliche Umarmung der neurodivergenten Gemeinschaft und als positives Licht. Meine Mission ist es, dieses Wissen allen zugänglich zu machen und die täglichen Herausforderungen hervorzuheben, die sich vielen neurodivergenten Kindern stellen. Die Liebe zum Essen und das Verständnis über seine Rolle bei der Ernährung des Gehirns helfen allen Gehirnen, zu florieren, ungeachtet der gestellten Diagnose.

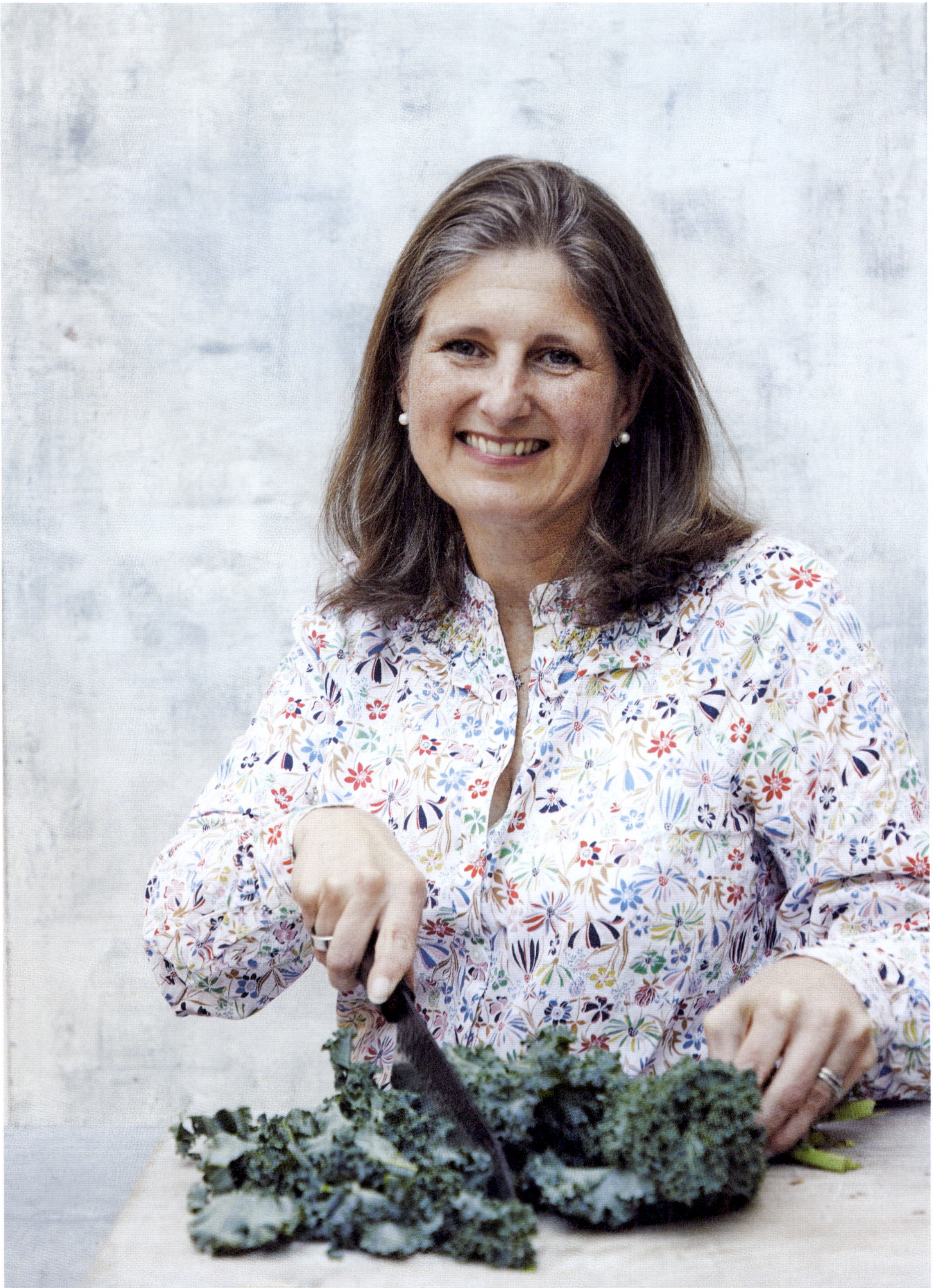

DIE HÖHEN UND TIEFEN EINES BRILLANTEN GEHIRNS

Die Vielfalt menschlicher Geister und brillanter Gehirne macht unser Leben spannender und vollständiger. Unsere Welt wäre langweilig und eintönig ohne das bunte Gemisch von außergewöhnlichen Menschen mit deutlich unterschiedlichen Gehirnen.

Unterschiedlichkeit kann positiv und aufbauend sein, ganz gleich, ob wir zum Fortschritt in Wissenschaft, Technologie, Sport, Kunst oder Musik beitragen oder mit unserer Einzigartigkeit unsere Familie und Gemeinschaft berühren. Wenn dein Kind Schwierigkeiten hat, denke daran, dass sich einige der erfolgreichsten Menschen der Welt, von Unternehmern und Olympioniken bis zu talentierten Künstlern und Musikern, als neurodivergent bezeichnen und dass viele andere Privatmenschen neurodivergent sind und es (noch) nicht wissen.

Es ist aber auch von Bedeutung, zu verstehen, dass es zahlreiche neurodivergente Kinder mit besonderen Bedürfnissen und Behinderungen gibt, die lebenslang Pflege benötigen und kein eigenständiges Leben führen können. Und es gibt natürlich viele zwischen diesen beiden Enden der Neurodivergenz. Lernt man eine neurodivergente Person kennen, so erhält man nur Einblick in eine Form von Neurodivergenz. Es ist also enorm wichtig, Individualität zu verstehen und zu respektieren.

Es gibt unglaubliche Kinder, die trotz großer Widrigkeiten langfristige entwicklungsbezogene, psychische und körperliche Gesundheitsprobleme mit einem Lächeln ertragen. Sie fühlen sich einfach wohl in ihrer Haut und strahlen Positivität aus, vielfach dank eines großartigen Unterstützungsnetzwerks. Zahlreiche neurodivergente Kinder tun sich allerdings lange Zeit in ihrem Leben schwer, was sich auf ihre Familie, auf gesellschaftliche Dynamik unterschiedlicher Art und auf ihre zukünftigen Bildungs- und Berufschancen auswirken kann.

Neurodivergenz und große Emotionen gehen Hand in Hand. Das Verbergen von Unterschieden, um in eine Welt »neurotypischer« Menschen zu passen, kann harte Arbeit und emotional auslaugend sein. Häufig mag es auch den Anschein haben, dass andere dein Kind oder die bisweilen verdeckten Komplexitäten seiner Bedürfnisse nicht verstehen. Neurodivergente Kinder werden mit Herausforderungen konfrontiert, die ihre Weltanschauung von der Kindheit bis ins Erwachsenenalter beeinflussen können. Ob es sich um den Schulanfang ohne Stimme oder mit verzögertem Sprechen, Lernhindernisse und die Überforderung durch den Schullärm handelt, ob es darum geht, wegen des Andersseins keine Freunde zu finden und gemobbt zu werden – diese ganzen Erfahrungen können traumatisierend sein und das Selbstwertgefühl gehörig ins Schwanken bringen.

An diesem Punkt können sich bei neurodivergenten Kindern emotionale Dysregulation, Angstzustände und innere Unruhe, Tobsuchtsanfälle, Verhaltensstörungen sowie körperliche und psychische Probleme einstellen und negativen Stress verursachen, der sich auch auf die den Kindern nahestehenden Personen auswirkt. Diese frühen Lebenserfahrungen prägen häufig, wie Kinder ihr Erwachsenenleben in den Griff bekommen und meistern. Frühzeitig die richtigen Entscheidungen zu treffen, kann langfristig einen positiven Unterschied machen.

Sich körperlich und geistig unwohl zu fühlen oder chronische (langfristige) Lern- oder körperliche Behinderungen zu haben, ist für Kinder oft erschöpfend und belastend. Es führt zu Burnout, wenn man sich fehl am Platz fühlt, aber ständig versucht, sich anzupassen. Und leider können Trägheit, Isolation oder »Abschottung« über einen längeren Zeitraum hinweg Türen zu Lebenschancen für ein Kind schließen.

Das muss jedoch nicht immer so sein, denn die richtige Ernährung kann Abhilfe schaffen. Hier teile ich mit dir, wie Ernährungs- und Lebensumstellungen deinem Kind helfen können, Höhen und Tiefen zu meistern. Schließlich ist Nahrung der Treibstoff für unseren Körper, und was in dieser Nahrung steckt, wirkt sich direkt auf unser Gehirn, unsere Stimmung und unser körperliches Wohlbefinden aus. Dieses Buch zeigt, dass man wirklich das ist, was man isst.

WARUM HABE ICH INTERESSE DARAN, WIE DEIN GEHIRN TICKT?

Anfang 30 wurde bei mir ADHS festgestellt, nachdem ich in der Schule und an der Universität Höhen und Tiefen erlebt hatte. Ich dachte nur, ich sei unorganisiert und zerstreut! Meine mentale Ausdauer war am Boden, und ich verbrachte einen Großteil meiner Teenagerzeit und meiner Zwanzigerjahre mit dem Gefühl, ausgebrannt und erschöpft zu sein, weil mein Gehirn so beschäftigt war.

Seitdem hat sich herausgestellt, dass mehrere Mitglieder unserer Familie in gewissem Maße neurodivergent sind. Dazu gehören ADHS, Autismus, Dyspraxie, Legasthenie, sensorische Verarbeitungsstörungen, chronisches Erschöpfungssyndrom und Depression. Wir sind eine Familie voller liebenswerter, sensibler und interessanter Menschen. Obwohl wir wissen, dass unsere Merkmale genetisch bedingt sind, haben viele von uns selbst erfahren, wie stark Ernährung und Lebensstil unser Denken und Fühlen beeinflussen können.

Die positiven Veränderungen in meiner eigenen Klarheit und in der meiner Kinder, in unseren Bildungs- und Berufswegen und unserem Selbstvertrauen nach einfachen Ernährungs- und Lebensstiländerungen sind tiefgreifend gewesen. Diese Erfahrung aus erster Hand hat mich dazu angetrieben, diese so wichtigen Informationen mit anderen zu teilen und mich beruflich darauf zu spezialisieren.

DAS NEURODIVERGENTE UNIVERSUM

Zum Glück heißt der stetig wachsende »Neurodivergenzklub« jeden willkommen, der sich ihm anschließen möchte, und Individualismus wird gefeiert und akzeptiert. Es gibt eine schwindelerregende Liste von Erkrankungen und neurodivergenten Merkmalen, die ein Psychiater oder Schulpsychologe, Neurologe oder Arzt bei deinem Kind diagnostizieren kann. Und wenn du dir Sorgen um die Entwicklung deines Kindes oder um bestimmte Symptome machst, ist es wichtig, ärztlichen Rat einzuholen und eine Diagnose stellen zu lassen. Neurodivergenz umfasst eine ganze Reihe von neurologischen, neuroentwicklungsbezogenen und psychischen Gesundheitsbegriffen, die Einfluss auf die Psyche haben. Hier nun kurze Erklärungen zu einigen dieser Begriffe:

Angelman-Syndrom – Bei dieser Erkrankung tritt eine stark reduzierte Sprachentwicklung auf, doch das Kind kann sich mitteilen und seine Bedürfnisse ausdrücken. Lernfähigkeiten und allgemeine Entwicklung sind deutlich verzögert, und Anfälle sind typisch. In der Regel aber handelt es sich um glückliche, lächelnde und ruhige junge Menschen.

Arbeitsgedächtnisschwierigkeiten – Unser Arbeitsgedächtnis ist wie ein geistiger Notizblock, auf dem wir vorübergehend Informationen festhalten. Ein Kind mit schlechtem Arbeitsgedächtnis hat Mühe, Anweisungen zu befolgen und Aufgaben zu bewältigen, bei deren Lösung es sich an mehrere Schritte erinnern muss; es vergisst auch oft, was es gerade getan oder worüber es nachgedacht hat.

Auditive Verarbeitungs- und Wahrnehmungsstörung (AVWS) – Bei dieser Störung hat das Gehirn Mühe, akustische Signale zu interpretieren. Das Gehör als solches ist intakt, doch Menschen mit AVWS fällt es schwer, Sprache zu verstehen, besonders an belebten, lauten Orten, da ihr Gehirn unterschiedliche Geräusche verwechselt.

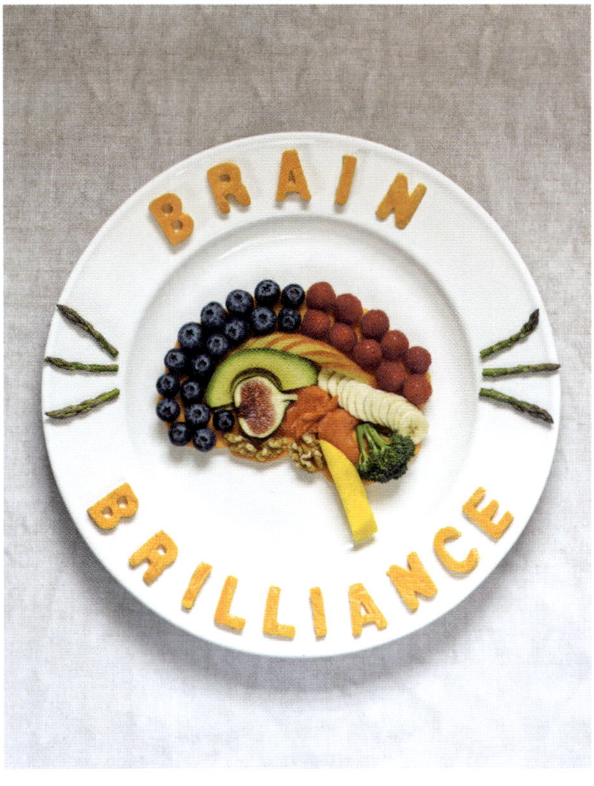

Aufmerksamkeitsdefizit-/Hyperaktivitätsstörung/ Aufmerksamkeitsdefizitsyndrom (ADHS/ADS) – Verhaltensstörung, bei der ein Kind Mühe hat, sich zu konzentrieren, schnell abgelenkt ist und hyperaktiv, ruhelos oder impulsiv sein kann. Kinder, die nicht hyperaktiv sind, werden als Träumer mit aktiver Vorstellungskraft betrachtet. ADS (ohne Hyperaktivität) sieht man inzwischen als Untergliederung von ADHS an. Kinder mit ADHS können Schwierigkeiten haben, organisiert zu sein und Entscheidungen ohne gründliches Durchdenken zu treffen. Das hat nicht nur Nachteile: Sie sind voller Energie, Kreativität und lustiger Ideen, was sie zu anregender Gesellschaft macht; als Erwachsene gründen sie oft erfolgreich ihre eigenen Unternehmen.

Autismus – Bei Autismus oder Autismus-Spektrum-Störung (ASS) handelt es sich um eine Reihe neurologischer Unterschiede, die die Kommunikation und Interaktion zwischen Menschen beeinflussen. Autistische Kinder können Schwierigkeiten mit gesellschaftlichen Situationen haben, finden es nicht einfach, zu verstehen, was andere denken oder fühlen, und haben nur wenige, spezielle Interessen. Sie halten gern an Routine oder bestimmten Verhaltensmustern fest, was starr oder repetitiv erscheinen mag, Kindern aber die Möglichkeit bietet, die Welt um sie herum zu begreifen. Manche Autisten sind akademisch begabt, gesellig und können unabhängig leben und ihre eigene Familie gründen; andere können nicht sprechen, haben Entwicklungsverzögerungen und werden nie ein unabhängiges Leben führen. Und die große Mehrheit liegt natürlich irgendwo dazwischen.

Chronisches Erschöpfungssyndrom – Bei dieser Erkrankung, auch als myalgische Encephalomyelitis oder ME bekannt, fühlt sich ein Kind konstant erschöpft, und Ruhe bietet keine Verbesserung. Es ist kein Müdigkeitsgefühl, sondern eine tiefe, anhaltende Erschöpfung, die alltägliche Aufgaben erschwert. ME hält oft mehrere Monate oder sogar Jahre an. Weitere Symptome sind Kopfschmerzen, Muskelschmerzen und Konzentrationsschwierigkeiten. Ein Kind mit chronischem Erschöpfungssyndrom kann unter Stimmungsschwankungen, Kontaktschwierigkeiten, Brain Fog und Lernproblemen leiden. Aus diesem Grund zählt man ME manchmal zur Neurodivergenz.

Dysgrafie – Diese Störung erschwert das Schreiben und beeinträchtigt die Handschrift, die unordentlich und schwer zu lesen ist. Außerdem muss sich das Kind mehr anstrengen, seine Gedanken zu Papier zu bringen. Wie bei Dyspraxie können Kinder mit Dysgrafie feinmotorische Probleme haben.

Dyskalkulie (Rechenstörung) – Kinder mit dieser Störung haben Mühe, Zahlen zu verstehen, und einfache mathematische Konzepte wie Addieren, Subtrahieren, Multiplizieren und Dividieren sind eine Herausforderung. Dies erschwert alltägliche Aufgaben wie den Umgang mit Geld oder das Abmessen von Zutaten beim Kochen. Das Problem ist nicht, »schlecht in Mathe« zu sein: Es handelt sich eher um eine spezifische Lernschwierigkeit, die die Art und Weise beeinflusst, wie das Gehirn Zahlen verarbeitet.

Entwicklungsbedingte Koordinationsstörung (Developmental coordination disorder; DCD)/ Dyspraxie – Dieser Zustand beeinträchtigt grob- und feinmotorische Fähigkeiten (Fahrrad fahren, Schnürsenkel binden oder Besteck benutzen), andere körperliche Bewegungen und Koordination. Kinder mit DCD wirken nicht nur beim Bewegen ungeschickt: Die Störung beeinflusst auch ihre Planungs- und Organisationsfähigkeiten und die Ausführung von Dingen wie Anziehen oder Hausaufgaben machen.

Fragiles-X-Syndrom – Dieses genetisch bedingte Syndrom führt zu autismusähnlichen Problemen und erschwert die gesellschaftliche Interaktion und Kommunikation der Betroffenen. Der Name leitet sich davon ab, dass ein Teil des X-Chromosoms unter dem Mikroskop zerbrechlich erscheint. Fragiles-X-Syndrom tritt bei beiden Geschlechtern auf, größtenteils jedoch bei Jungen. Außer Lernschwierigkeiten können auch körperliche Merkmale wie ein langes Gesicht oder große Ohren damit verbunden sein.

Gehirnverletzungen – Ein Schädel-Hirn-Trauma kann oft während der Schwangerschaft und/oder bei der Geburt passieren, wenn die Versorgung mit Sauerstoff oder anderen wichtigen Nährstoffen unterbrochen wird und es zum Geburtstrauma kommt. Später können Gehirnerschütterungen beim Sport, Autounfälle, Stürze, Schlägereien oder Unfälle zu Hause zu Hirnverletzungen führen. Außerdem treten sie auch als Folge von schwerwiegenden gesundheitlichen Problemen wie Hirntumoren, Schlaganfällen, Hirnblutungen oder zu Hirnentzündungen führenden Infektionen auf. Derartige Verletzungen verändern die Funktionsweise des Gehirns und beeinträchtigen Gedächtnis, Konzentration, lokomotorische Fähigkeiten (Bewegung und Koordination) und sogar die Persönlichkeit.

Globale Entwicklungsverzögerung – Dies bedeutet, dass ein Kind wichtige Meilensteine wie Krabbeln, Laufen, Sprechen und soziale Interaktion nicht im gleichen Tempo erreicht wie seine Altersgruppe. Es entwickelt sich insgesamt langsamer. Die Verzögerung beeinträchtigt seine Entwicklung in mehreren Bereichen, und es kann selbst als Erwachsener noch jung und unreif für sein Alter erscheinen.

Hochsensible Person – Dieser Begriff wird für die Menschen verwendet, die besonders stark auf soziale Signale wie Stimmen oder Gesichtsausdrücke reagieren. Sie können auch geräusch-, licht- und geruchsempfindlich sein, was mit einer sensorischen Verarbeitungsstörung einhergehen kann. Sie spüren oft die Emotionen anderer und sind empathisch. Diese erhöhte Aufmerksamkeit bedeutet, dass sie in hektischen, schwierigen Situationen rasch überfordert und überreizt sind.

Legasthenie (Dyslexie; Lese-Rechtschreibstörung) – Bei dieser Lernschwierigkeit hat eine Person Probleme, Dinge richtig aufzuschreiben und geschriebene Informationen zu verstehen. Legastheniker verwechseln oft Buchstaben oder lesen Wörter in der falschen Reihenfolge. Dabei geht es nicht um Intelligenz oder Anstrengung: Legasthenie ist eine spezifische Störung, die das Arbeitsgedächtnis und die Sprachverarbeitung im Gehirn beeinträchtigt. Sie kann mit dem Meares-Irlen-Syndrom vorkommen, das das Sehvermögen oder visuelle Aufgaben beeinträchtigt und zu Lichtempfindlichkeit, Tiefenwahrnehmung und Sehzerrungen führen kann.

Misophonie – Negative Reaktion auf bestimmte Geräusche, die dazu führt, dass sich eine Person verärgert, gestresst oder wütend fühlt. Misophonie tritt meist isoliert auf, kommt aber häufig bei Menschen mit anderen neurodivergenten Symptomen vor.

Obsessive Zwangsstörung (Obsessive compulsory disorder; OCD) – Bei dieser psychischen Erkrankung denkt ein Kind in einem fort an gewisse Sorgen oder Ängste. Diese sich wiederholenden Gedanken lenken ab und geben ihm das Gefühl, bestimmte, als Zwänge bezeichnete Handlungen immer wieder ausführen zu müssen. Zwangsstörungen treten häufig mit Angstzuständen und Tic-Störungen auf.

Oppositionelle Verhaltensstörung (Oppositional defiance disorder; ODD) – ODD wird meist bei Kindern oder Jugendlichen diagnostiziert, die sich ständig danebenbenehmen, streiten und Anweisungen von Erwachsenen oder Autoritätspersonen wie Lehrern nicht befolgen. Es ist, als ob sie stets mürrisch sind und sich gegen jeden wehren, der versucht, ihnen zu helfen oder sie anzuleiten; sie können unkooperativ, trotzig und feindselig wirken, was ein gutes Auskommen mit anderen erschwert.

Pädiatrische autoimmun-neuropsychiatrische Störung mit oder ohne Streptokokken-Infektionen (PANS/PANDAS) – Dies ist eine fehlgeleitete Autoimmunreaktion auf eine Streptokokken-Infektion oder eine andere bakterielle oder virale Infektion bei Kindern. Sie führt u. a. zu rasch einsetzenden Symptomen wie Zwangsstörungen, Angstzuständen, Tics, eingeschränkter Nahrungsaufnahme, emotionalen Veränderungen, Reizbarkeit, Verhaltens- oder Sprachverschlechterung, Leistungsabfall in der Schule, häufigem Harndrang, Körperdismorphie und Schlafstörungen; die Symptome fluktuieren. Es gibt medizinische Behandlungsmöglichkeiten.

Pathologische Nachfragevermeidung (Pathological demand avoidance; PDA) – Dieser oft übersehene, äußerst herausfordernde Zustand wird durch starkes Unbehagen, Vermeidungstaktiken oder Angstzustände angesichts der Anforderungen und Erwartungen des Alltags gekennzeichnet. Zu schwierigen Situationen gehören Schulbesuch, Einkaufen und Umgang mit anderen Kindern. Es ist, als ob die Verdrahtung des Gehirns gewöhnliche Anforderungen als Bedrohungen interpretiert. PDA sollte nicht mit mangelnder Bereitschaft zur Nachgiebigkeit verwechselt werden; sie entsteht aus tiefer Angst und einer verstärkten Kampf-oder-Flucht-Reaktion. Dies geht oft Hand in Hand mit Autismus.

Postvirales Syndrom und Corona-Langzeitfolgen – Die Symptome dieser Erkrankungen betreffen Kinder und Erwachsene. Beide stehen in engem Zusammenhang mit chronischem Erschöpfungssyndrom und führen zu Energieproblemen und anhaltender Müdigkeit. Long Covid ist ein komplexerer Zustand, der zusätzlich gesundheitliche Komplikationen auslösen kann. Kinder mit einer postviralen Erkrankung können als neurodivergent bezeichnet werden, da ihre Stimmung und Geselligkeit, ihr Lernvermögen und ihre Konzentration beeinträchtigt werden.

Psychische Probleme – Chronische (langfristige) psychische Probleme können den Alltag eines Kindes beeinträchtigen. Erkrankungen wie chronische Depression, bipolare Störungen und Angstzustände, die auch tägliche Aufgaben und geistige Leistungsfähigkeit beeinflussen, werden bisweilen zu Neurodivergenz gezählt.

Rett-Syndrom – Eine spezielle Form von Autismus, die überwiegend Mädchen betrifft und fortschreitend verläuft. Das Syndrom wird durch Entwicklungsverzögerungen gekennzeichnet, besonders in den Bereichen Sprache und Motorik. Nach einer anfänglichen normalen Entwicklungsphase kann es zu einem Rückgang der Fähigkeiten und zu Anfällen kommen.

Selektiver Mutismus (SM) – Bei dieser schweren Angststörung kann es vorkommen, dass ein Kind in bestimmten sozialen Situationen wie in der Schule oder auf Partys Schwierigkeiten beim Sprechen hat, obwohl es zu Hause, in anderen vertrauten Umgebungen oder mit nahen Verwandten gesprächig und kontaktfreudig ist. Oft mit Autismus gekoppelt.

Sensorische Verarbeitungsstörung (Sensory processing disorder; SPD) – Diese Störung beeinflusst das Gehirn bei der Verarbeitung sensorischer Informationen oder Reize. Menschen mit SPD verspüren eine erhöhte Sensibilität gegenüber Sinneseindrücken, einschließlich dessen, was sie sehen, hören, riechen, schmecken oder berühren. Dazu gehören helles Licht, Sirenen und Feuerwerke, starke Gerüche, Beschaffenheit von Nahrungsmitteln und Etikette auf Kleidung. Empfindungen, die anderen normal vorkommen, können sich für Kinder und Erwachsene mit SPD überwältigend oder intensiv anfühlen, was ihre Fähigkeit beeinträchtigt, sich in ihrer Umgebung zurechtzufinden und mit ihr zu interagieren.

Störung der exekutiven Funktionen (Dysexekutives Syndrom) – Ein Kind hat möglicherweise Probleme, Aufgaben zu organisieren, seine Zeit einzuteilen, Entscheidungen zu treffen und Impulse zu kontrollieren, was oft zu Schwierigkeiten in der Schule und bei alltäglichen Aktivitäten führt.

Tourette-Syndrom (TS) und Tic-Störungen – Plötzliche oder motorische Tics, wiederholte Bewegungen oder Geräusche, die das Kind nicht kontrollieren kann. Zu motorischen Tics gehören Augenblinzeln, Grimassenschneiden oder ruckartige Bewegungen, während vokale Tics Räuspern, Grunzen oder wiederholte Geräusche und sogar Fluchen umfassen. Das Tourette-Syndrom wird im Allgemeinen diagnostiziert, wenn die Tics länger als ein Jahr anhalten.

Trisomie 21 (Down-Syndrom) – Dies ist eine genetische Erkrankung, bei der Menschen eine zusätzliche Kopie des Chromosoms 21 besitzen. Sie leiden typischerweise unter Lernschwierigkeiten und können mit Problemen im Zusammenhang mit Herzfehlern, Schilddrüsenproblemen, Sehstörungen und Hörproblemen konfrontiert werden. Down-Syndrom ist durch ausgeprägte Gesichtszüge gekennzeichnet, darunter mandelförmige Augen, ein kleinerer Nasenrücken, abgeflachte Wangenknochen und häufig eine heraushängende Zunge.

Twice-exceptional (2e) – Der Begriff »Twice-exceptional« (zweifach außergewöhnlich) bezieht sich auf talentierte Kinder mit großer natürlicher Intelligenz oder Begabung, oft in einem oder einigen wenigen spezifischen Bereichen wie Musik, Mathematik oder Kunst; gleichzeitig werden sie aber mit bestimmten Lern- oder Entwicklungsschwierigkeiten konfrontiert. Derartige Personen sind einzigartig und talentiert oder intelligent, können aber auch an Legasthenie, AHDS oder Autismus leiden. Ihre außergewöhnlichen Fähigkeiten verdecken oft ihre Schwierigkeiten; es ist wichtig, dass sie die richtige Unterstützung erhalten.

Verzögerte Sprachentwicklung – Dies bezieht sich darauf, wenn ein Kind langsamer lernt, Wörter zu verwenden oder andere Formen verbaler Kommu-

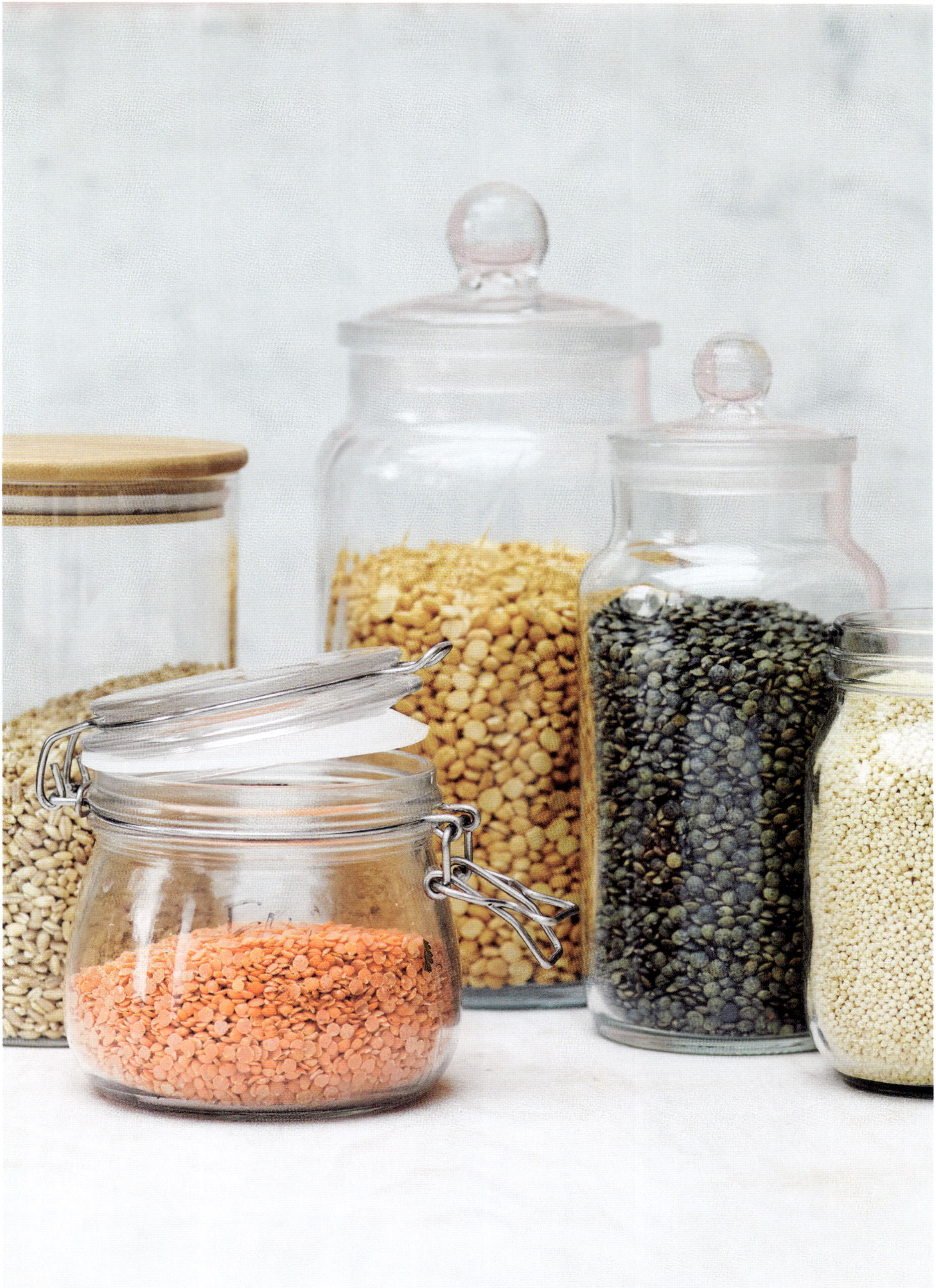

nikation zu entwickeln, als man normalerweise für sein Alter erwartet. Es kommt zu Verzögerungen in expressiver expressive Sprache (Verwendung von Wörtern oder Gesten) und in rezeptiver Sprache (Verstehen von Gehörtem oder Gelesenem). Kinder mit Sprachverzögerungen können stottern, haben Probleme, Sätze bilden, sprechen Wörter falsch aus oder tun sich schwer, Anweisungen zu folgen oder Gespräche zu verstehen.

Zerebralparese (ZP) – Diese Erkrankung beeinträchtigt die Bewegungen und Koordination eines Kindes. ZP wird meist durch Veränderungen im Gehirn verursacht, die vor, während oder kurz nach der Geburt eines Babys auftreten. Derartige Veränderungen erschweren es dem Kind, seine Muskeln so zu bewegen, wie es will. Die Erkrankung ist nicht heilbar, lässt sich aber mit Physio-, Sprach- und Ergotherapie behandeln.

Bei der Beurteilung und Unterstützung von Entwicklungsunterschieden gibt es für jede Erkrankung eigene diagnostische Herangehensweisen und Behandlungsmethoden. Legasthenie etwa wird in der Erziehungspsychologie nach Lese- und Schreibfähigkeiten beurteilt; bei Dyspraxie werden Physio- und Ergotherapie zur Verbesserung körperlicher Koordination eingesetzt. ADHS behandelt man psychiatrisch, wozu auch die Einnahme verschreibungspflichtiger Stimulanzien gehört; bei Autismus werden u. a. eine Kombination aus Lehr-, Verhaltens-, und Sprachtherapie sowie Sozialkompetenz angewendet.

Viele Kinder, bei denen eine der genannten Erkrankungen diagnostiziert wird, weisen auch Merkmale einiger der anderen Störungen auf, und häufig kommt es vor, dass bei einer schulpsychologischen oder psychiatrischen Untersuchung mehr als eine Diagnose gestellt wird. Man geht z. B. davon aus, dass ein Kind Legasthenie hat, und entdeckt bei den Tests dann, dass auch eine Rechenstörung vorliegt; oder man setzt ADHS voraus und erhält dazu Diagnosen über Autismus und eine Tic-Störung (AuADHS).

Keiner dieser neurologischen Unterschiede lässt sich mit einem Bluttest feststellen; es kommt auf die Fähigkeiten der beteiligten Fachkräfte an, den Zustand des Kindes zum Zeitpunkt der Beurteilung zu bewerten; meist liegt ihnen zusätzlich ein Bericht des Hausarztes oder der Schule über das Kind vor.

WARUM DIESES BUCH LESEN?

Die falsche Ernährung kann die Entwicklung des Gehirns stark beeinträchtigen, vor allem, wenn jemand Schwierigkeiten hat, sein Potenzial voll auszuschöpfen. Durch die richtige, optimale Ernährung kann man aber die Voraussetzungen für eine erfolgreiche Gehirnentwicklung schaffen, sodass Lernen, Kommunikation und soziale Interaktion nicht ganz so herausfordernd und überwältigend sind. Und wenn ein Kind während seiner Entwicklung die optimale Ernährung erhält, kann dies von dauerhaftem Nutzen sein und ihm auf lange Sicht helfen, seine wahren Fähigkeiten zu entdecken und zu nutzen.

Eine abwechslungsreiche Ernährung mit gesunden Nährstoffen ist der Grundstein für die Entwicklung eines neurodivergenten Gehirns. Die Ideen in diesem Buch ermöglichen eine einfache, erschwingliche Umstellung. Da Kinder mindestens dreimal täglich essen, sind dies drei Möglichkeiten pro Tag, sie so zu ernähren, dass sie sich gut entwickeln. Ernährung ist nicht die einzige Therapie zur Unterstützung neurodivergenter Kinder und Teens – ganz im Gegenteil –, aber viele Menschen stellen fest, dass richtige Ernährung ihnen den Zugang zu anderen Therapien und pädagogischer Unterstützung erleichtert.

Die Tipps und Tricks in diesem Buch sind einfache, sichere Ernährungs- und Lebensstiländerungen, die für deine Lieben einen Unterschied machen können, auch wenn ihre einzigartige Kombination von Neurodivergenz noch nicht spezifisch erforscht ist. Der Großteil der wissenschaftlichen Literatur zu Ernährung, Lebensstil und Umwelt, die Neurodivergenz beeinflussen, konzentriert sich auf Autismus oder ADHS, die in den Bereich der Psychiatrie fallen. Auch wenn dein Kind nicht von diesen Erkrankungen betroffen ist, kann dieses Buch für dich nützlich sein, denn richtige Ernährung hilft uns allen.

Die einzelnen Kapitel beschreiben die wichtigsten Nährstoffe und Lebensstiländerungen, die laut wissenschaftlicher Studien, unseren klinischen Erfahrungen und umfangreichen Labortests vielen Kindern, Teens und jungen Erwachsenen geholfen haben. Da Ernährung so vielschichtig ist, erkläre ich, wie du erkennst, ob dein Kind einen Mangel an bestimmten Nährstoffen hat, damit du dich gezielt auf die individuelle Unterstützung konzentrieren kannst, die es benötigt.

Das Buch ist in drei Hauptteile gegliedert. Der erste Teil stellt die Grundlagen der Ernährung und die essenziellen Nährstoffe vor, die wir alle zum Gedeihen brauchen. Er untersucht, wie sich hochverarbeitete Lebensmittel auf das Gehirn auswirken und wie wichtig ein gesundes Darmmikrobiom und ein ausgeglichener Blutzuckerspiegel sind.

Der zweite Teil befasst sich mit den häufigsten Herausforderungen für neurodivergente Kinder, von selektivem Essen, emotionaler Dysregulation, Angstzuständen und Tics bis zu Sprachverzögerungen, Lese- und Schreibschwierigkeiten, Apathie und Konzentrationsmangel. Meine besten Ernährungstipps helfen dir und deinem Kind, diesen Anforderungen gerecht zu werden.

Im dritten Teil findest du 60 Rezepte für nahrhafte, leckere Mahlzeiten, mit denen sich dein Kind Bissen um Bissen voll entfalten kann.

ZUERST ABER DIE SAUERSTOFFMASKE!

Achte auf dich selbst – das ist der erste Schritt, damit du für dein Kind kurz- und langfristig ruhig, stark und widerstandsfähig bleibst.

Als Eltern, die komplexe Kinder betreuen, können wir übermäßig wachsam und schnell überfordert sein, besonders, wenn wir erst einmal begreifen, dass unser Kind einen anderen Entwicklungsweg einschlägt als seine Geschwister und Altersgenossen oder mit seiner körperlichen und geistigen Gesundheit zu kämpfen hat.

Wenn es dir ähnlich geht wie mir, als ich gemerkt habe, dass meine Kinder mehr Unterstützung beim Lernen und bei der Konzentration und Koordination brauchten, habe ich es mir zur Aufgabe gemacht, ihnen so gut wie möglich zu helfen – und dabei meine eigene Gesundheit und mein Wohlbefinden vernachlässigt. Das Ergebnis? Ich fühlte mich ausgebrannt und erschöpft, was wiederum meine eigene ADHS verschlimmerte. Als ich anfing, auf mich aufzupassen, wurde ich ruhiger, energiegeladener und geistig klarer. Das kam natürlich meinen Kindern zugute.

Mein Rat an dich lautet daher genau wie im Flugzeug: »Zuerst selbst die Sauerstoffmaske aufsetzen!« Es kann dir wie ein Marathon vorkommen, dein Kind zu unterstützen und auf den richtigen Weg zu bringen. Du brauchst geistige und körperliche Ausdauer, um für die Therapien und die Ausbildung zu kämpfen, die dein Kind für seine Entfaltung und Entwicklung benötigt. Mach es dir zur Priorität, dir täglich Zeit für dich selbst zu nehmen. Bei mir fing es mit einem warmen Bad vor dem Schlafengehen an, da es die einzige Zeit am Tag war, die ich für mich herausschlagen konnte und die mir heilig war. Mein geschäftiges Gehirn konnte zur Ruhe kommen, und der Schlaf stellte sich leichter ein.

Hier noch ein paar weitere Dinge, mit denen du deine Widerstandskraft stärken kannst:

- Schlaf ist oberstes Gebot, selbst wenn dein Kind nicht gut schläft und dich braucht, wenn es im Bett ist. Gib dir alle Mühe, die Ruhe und den Schlaf zu bekommen, den du zum Funktionieren benötigst. Meine Tipps in Kapitel 11 sollten jedem helfen, besser zu schlafen.

- Wenn du deine Kinder gesünder ernähren möchtest, musst du es auch selbst tun. Ich empfehle, wann immer möglich, gemeinsam zu essen, sodass die ganze Familie von Brainfood profitiert. Die Rezepte, die ich für dieses Buch entwickelt habe, sind für alle gedacht, und du musst nichts extra kochen.

- Leichte Bewegung wie ein Spaziergang in der Natur, eine Radtour mit den Kindern oder Yoga hilft, die Höhen und Tiefen der Elternschaft entspannter zu bewältigen. Bewegung regt die Endorphinausschüttung an, und man fühlt sich besser.

- Lachen und locker bleiben – auch an dunklen Tagen Heiteres und Stimmungsaufhellendes einflechten. Täglich eine kleine Sache tun, die Freude bereitet.

- Es kann anfangs befremdlich erscheinen, Veränderungen für dein Kind vorzunehmen, und du fühlst dich vielleicht ziemlich allein. Versuche, Eltern zu finden, die vor denselben Herausforderungen stehen wie du selbst, und tausche dich mit Gleichgesinnten über die Probleme im Leben eines neurodivergenten Kindes aus. Viele schließen sich auch einer Social-Media-Gruppe an. Wenn dein Kind einen mistigen Tag hat, hilft es, mit jemandem reden zu können.

Du bist noch am Lesen? Bestens! Du hast den ersten Schritt zu positiven Veränderungen getan. Befassen wir uns nun eingehender mit den Grundlagen der Ernährung – und mit genialem Brainfood!

1 SO LIEST UND BENUTZT DU DIESES BUCH

Dieses Buch ist dein nützlicher Leitfaden zur Erforschung der neuesten wissenschaftlichen Erkenntnisse und erklärt das wichtige Zusammenspiel von Ernährung, Darmgesundheit und Immunität sowie deren Einfluss auf die Funktionsweise des Gehirns. Engagierte globale Forschungsteams untersuchen inzwischen Bereiche wie Ernährungspsychiatrie, Psychobiotika, Immunpsychiatrie und Neuroinflammation. Neue Forschung hilft uns, zu verstehen, wie Ernährung und das Gleichgewicht der Darmmikroben, Infektionen, Allergien und die entzündlichen Prozesse im Körper mit dem Gehirn interagieren. Sie kann Hinweise darauf liefern, wie neurodivergente Kinder ihr volles Potenzial entfalten und sich auf ihre eigene Weise entwickeln.

Es mag anfangs kompliziert erscheinen, denn wo soll man anfangen? Mein Rat: Lies dieses Buch vom Anfang bis zum Ende durch! Anschließend erneut lesen; dabei die Abschnitte markieren, die deiner Meinung nach für dein Kind am wichtigsten sind, und eine Liste anlegen. Nach und nach jeweils eine Änderung vornehmen, z. B. das Frühstück deines Kindes mit einer neuen Zutat wie Leinsamen im Müsli anreichern oder zum Orangensaft ein neues Nahrungsergänzungsmittel wie ein paar Zinktropfen hinzufügen. Oder deine Kinder bitten, sich die Rezepte durchzusehen und die auszuwählen, die ihnen am meisten zusagen. Alle meine Rezepte sind voller Nährstoffe, einfach zuzubereiten und von unserem Kindertestteam befürwortet worden.

»MEIN KIND IST EIN WÄHLERISCHER ESSER. ICH WERDE DA NICHTS ÄNDERN KÖNNEN!«

Du fragst dich vielleicht, wie neue Ernährungsideen deinem Kind helfen können, wenn es wählerisch beim Essen ist, mit einem komplexen Verhältnis zum Essen kämpft oder Essstörungen hat. Viele neurodivergente Kinder haben in der Tat eine eingeschränkte Ernährung, und jede Veränderung kann zu einem harten Kampf werden. Wenn dies auf dein Kind zutrifft und es nur wenige Lebensmittel isst, ist es umso wichtiger, sich über Ernährung und Darmgesundheit zu informieren. Bestimmte Nahrungsergänzungsmittel können nämlich Nährstoffmängeln vorbeugen und die Darmgesundheit unterstützen, wenn die Ernährung eingeschränkt oder wahllos bleibt.

Nahrungsergänzungsmittel in Form von zusätzlichen, lebenden Bakterien steigern den Appetit deines Kindes, regen die Magensaftproduktion an, verbessern die Verdauung und können selbst die Wahrnehmung der Nahrung im Gehirn regulieren. Mit der Zeit entdecken viele Eltern, dass diese Methode die Geschmacksknospen, den Geruchssinn und sogar die Sinneseindrücke unterschiedlicher Lebensmitteltexturen im Mund verändern kann – und letztendlich beginnen Kinder, ein breiteres Angebot an Nahrungsmitteln zu essen.

Bestimmte Übungen können den Mundtonus ebenfalls verbessern und so langfristig Kauen und Schlucken erleichtern; sie nehmen dem Kind nach und nach die Angst vor neuen Lebensmitteln und erweitern so die Nahrungsauswahl. Dazu gehören einfache Dinge wie ein gewellter Strohhalm zum Trinken, Roll- und Musikpfeifen und Blasringe für Seifenblasen. Sie stärken die Mundmuskulatur, die Kauen, Schlucken und Texturwahrnehmung unterstützt. (Siehe Kapitel 8 für weitere Informationen.)

Ein neurodivergentes Gehirn benötigt eine abwechslungsreiche, vollwertige Ernährung! Bei meinen Mantras zu Essen und Ernährung geht es nicht um strenge Diäten oder das Verbot bestimmter Lebensmittel – ganz im Gegenteil. Meine bewährte Methode beruht darauf, genau zu lernen, was ein junges Gehirn für gute Entwicklung braucht, und im Laufe der Zeit einfache Wege zu finden, die Ernährungsbedürfnisse eines Kindes in einen Lebensstil und Essgewohnheiten zu integrieren, die angenehm, nachhaltig und nahrhaft sind. Denn es geht darum, ihnen das zu geben, was sie auch wirklich essen!

»ABER MEIN KIND ERNÄHRT SICH DOCH SCHON HERVORRAGEND!«

Bravo, wenn das dein Kind ist! Eine abwechslungsreiche, gesunde Ernährung ist ein ausgezeichneter Anfang und zeigt, dass die Grundlagen einer guten Ernährung bereits vorhanden sind. Trotzdem stelle ich immer wieder fest, dass die kleinsten Veränderungen einen riesigen Unterschied machen können.

Was die meisten als »gesunde« Ernährung bezeichnen, ist keine Garantie dafür, dass dein Kind nicht mit ernährungsbezogenen Problemen konfrontiert wird. Mehrere Faktoren spielen eine Rolle: die Fähigkeit des Körpers, Nährstoffe aufzunehmen und zu verdauen; die Frische und Qualität der Nahrung; und die mögliche Konkurrenz im Darm durch Darmparasiten und andere Mikroben. Erkrankungen wie Morbus Crohn oder *Colitis ulcerosa* (entzündliche Darmerkrankung) und Zöliakie (Autoimmunreaktion im Darm auf den Verzehr von Weizen und Gluten) beeinträchtigen die Nährstoffaufnahme eines jungen Menschen genauso wie externe Faktoren, etwa Stress und Trauma; sie beeinflussen auch, wie gut Nährstoffe aus der Nahrung aufgenommen und verdaut werden. Bei Kindern in einem Kampf-oder-Flucht-Zustand kann sich die Verdauung verlangsamen.

Riechen von Nahrung während des Kochens, Speichelfluss und Kauen senden wichtige Signale zur Herstellung von Enzymen an das Darmsystem. Diese Enzyme zerlegen die Nahrung effizient, sodass man die besten Nährstoffe aus ihr gewinnen kann. Deshalb ist es wichtig, nicht unterwegs zu essen, Mahlzeiten hinunterzuschlingen oder direkt aus der Packung zu essen: Dies kann die Verdauung so überraschen, dass die Magensäfte nicht mehr optimal arbeiten.

Sobald die Nahrung im Darm verdaut ist, werden die Nährstoffe vom Blutkreislauf, dem natürlichen Transportsystem des Körpers, aufgenommen. Spezielle Vitamine und Mineralstoffe regen die Bildung von Chemikalien an, die Fette, Kohlenhydrate und Eiweiß sowie Mikronährstoffe in unsere Zellen transportieren. In den Zellen entstehen unsere Energie und Vitalität. Gut genährte Zellen spielen eine maßgebliche Rolle bei der geistigen Leistungsfähigkeit und Ausdauer eines Kindes.

Die Wirksamkeit dieser lebenswichtigen Körperprozesse im Darm, Blutkreislauf und in den Zellen kann durch genetische Faktoren, Nährstoffmangel, chronische Entzündungen, oxidativen Stress und sogar das Vorhandensein von Umweltschadstoffen beeinträchtigt oder blockiert werden. Auch das besprechen wir in diesem Buch.

Die Schwierigkeiten, die Nährstoffe vom Mund in die Zelle zu bekommen, kann man häufig durch die Einnahme von Nahrungsergänzungsmitteln – Vitamine, Mineralstoffe, Aminosäuren, essenzielle Fettsäuren, Enzyme und pflanzliche Mittel – vorübergehend überwinden. Nach einiger Zeit werden diese Hilfsmittel überhaupt nicht mehr oder nur zu Zeiten bedeutender Herausforderungen oder Veränderungen benötigt.

»ES IST DOCH ALLES GENETISCH, ODER?«

Gentests haben unser Verständnis darüber revolutioniert, warum manche Kinder mit neurologischen Erkrankungen oder Neurodivergenz geboren werden oder diese entwickeln. Es ist eine noch junge Wissenschaft, und es gibt nach wie vor nur einige wenige Erkrankungen, bei denen eine spezifische vererbte Genmutation oder ein Chromosomenunterschied wie etwa Rett-Syndrom, Fragiles-X-Syndrom und Down-Syndrom identifiziert worden ist.

Bei der Forschung im Gentestbereich zur Vorhersage von Legasthenie, Autismus und ADHS hat man mehrere gemeinsame Gene entdeckt, aber keines, das direkt darauf schließen lässt, dass dein Kind daran erkranken wird.

Viele Menschen können jedoch Anzeichen einer Neurodivergenz über mehrere Generationen und in der weiteren Familie erkennen, selbst wenn bei diesen Familienmitgliedern noch keine Diagnose vorliegt. Eltern neurodivergenter Kinder erklären oft, dass ihr Kind damit geboren wurde oder dass es schon in jungen Jahren Anzeichen gab. Ich bin der Überzeugung, dass Genetik eine entscheidende Rolle spielt und dass unser Wissen mit der Verbreitung von Tests zunehmen wird.

Wir alle haben eine bunte Mischung von Genen und oft eine genetische Veranlagung zu gewissen Krankheiten und Stoffwechselproblemen. Aber genau wie Familienmitglieder mit großen Übereinstimmungen in ihrer DNA eine Virusinfektion wie Covid-19 auf jeweils andere Art empfinden, drückt sich auch Neurodivergenz bei jedem anders aus. Neurotypische Eltern können neurodivergente Kinder haben, und neurodivergente Eltern können neurotypische Kinder haben.

Die Zahl der mit vielfältigen Formen von Neurodivergenz diagnostizierten Kinder ist mittlerweile enorm – und nimmt rasant zu.[1] Trotz besserer Aufklärung und verbesserter Diagnose steigt die Gesamtzahl schneller, als ein genetischer Bauplan allein erklären könnte. Und unser Gesundheits- und Bildungssystem hat derzeit Schwierigkeiten, den riesigen Zustrom von Kindern mit ernsten Sprach-, Sozialisations-, Lern- und Verhaltensproblemen zu bewältigen, was ihre Chancen im Erwachsenenleben beeinträchtigen wird.[2,3]

DER SCHLÜSSEL: EPIGENETIK

Epigenetik bezieht sich einerseits auf das Wechselspiel zwischen dem genetischen Bauplan eines Kindes und seiner Ernährung und Umgebung und andererseits auf das Potenzial für eine größere Variation seiner neurologischen Entwicklung als die, die in seinen vererbten Genen festgelegt ist. Zahlreiche Studien haben ergeben, dass Epigenetik die Frage beantworten könnte, warum Neurodivergenz heute häufiger auftritt und deutlicher sichtbar ist.[4,5,6]

Fakt ist, dass sich die Ausprägung unseres genetischen Bauplans durch Ernährung, Lebensstil und Umgebung ändern kann. Ein Kind trägt einen ähnlichen Genpool in sich wie seine Eltern und Großeltern, doch die Auswirkungen können sich verstärken, wenn es mangelhaft ernährt wird, unter erhöhtem Stress steht, ein Trauma erlebt, an einer schweren Infektion erkrankt oder hohen Mengen von Umweltgiften ausgesetzt ist. Einige – oder alle – dieser Faktoren beeinflussen die Entwicklung und das Lernen eines Kindes negativ und intensivieren neurologische Probleme.[7,8] Im Gegensatz zu Mutationen verändert sich dadurch nicht die DNA-Sequenz, sondern die Art und Weise, wie der Körper diese genetischen Informationen interpretiert.

Daran sind weder die Eltern noch sonst jemand schuld. Die meisten Menschen in unserer heutigen Welt sind Stress, Krankheiten und Umweltschadstoffen ausgesetzt und ernähren sich zunehmend von hochverarbeiteten Lebensmitteln. Selbst in Babynahrung hat man hohe Konzentrationen von Arsen, Blei und Kadmium festgestellt, da unsere Böden zunehmend verschmutzt werden.[9]

Eine gesunde Ernährung und Lebensweise beeinflussen die Epigenetik positiv. Bestimmte Nährstoffe und gesunde Alltagsgewohnheiten können die Genexpression ausschalten oder zumindest unterdrücken und verlangsamen. Dies bezeichnet man als DNA-Methylierung, und für diesen Prozess sind die richtige Nahrung, sauberes Wasser und saubere Luft, genügend Schlaf und die Unterstützung von Immunsystem und Stressreaktion wichtig. Der genetische Bauplan eines Kindes bestimmt also nicht unbedingt alles über es, und sein vererbter Genpool setzt nicht immer seine zukünftige Gesundheit fest. Richtige Ernährung, richtiger Lebensstil und richtige Umgebung helfen dem Kind, zu gedeihen. Extrem wichtig: Positivität. Das Wissen über unsere eigenen genetischen Risiken ist selbstbegrenzend, und positiver Glaube an unsere Gene führt zu Verbesserungen.[10]

Die Hauptnährstoffe, die die DNA-Methylierung unterstützen, sind essenzielle Fettsäuren, Cholin, B-Vitamine, Vitamin D und Polyphenole, die leuchtenden Pigmente in Obst und Gemüse. In Kapitel 2 gehe ich ausführlicher auf diese ein.

NEURODIVERGENZ IST ERLERNBAR

Einige Abweichungen sind von Geburt an weniger offensichtlich und zeigen sich erst im Lauf der Entwicklung. Eltern können Anzeichen von Autismus bemerken, wenn ihr Kind etwa 18 Monate alt ist; Lehrer stellen Legasthenie, Dyspraxie oder ADHS oft in den ersten Schuljahren fest. Viele Kinder verbergen ihre Divergenz, bis sie schulisch stark gestresst sind, meist zum Zeitpunkt der mittleren Reife.

Allgemeine Anzeichen, dass die Fähigkeiten eines Kindes nachlassen:

1 SOZIALKOMPETENZ

Ein Kind reagiert möglicherweise weniger auf seinen Namen, stellt weniger Augenkontakt her oder hat weniger Interesse an Menschen, einschließlich Eltern und Geschwistern. Es winkt vielleicht nicht mehr zum Abschied oder nimmt nicht mehr an Gesellschaftsspielen teil, die ihm früher Spaß gemacht haben.

2 KOMMUNIKATION

Bereits erworbene Sprachkenntnisse können verloren gehen. Ein Kind kann Wörter oder Sätze, die es vorher sagen konnte, nicht mehr verwenden; fängt wieder an zu plappern; oder gibt gar keine Laute mehr von sich. Auch die non-verbale Kommunikation (Gesten wie Zeigen und Klatschen) kann nachlassen.

3 REPETITIVES VERHALTEN

Völlig unerwartet können repetitive Verhaltensweisen wie Drehen, Aufreihen von Spielzeug oder Händeflattern auftauchen.

4 SPIELKOMPETENZ

Ein Kind zeigt möglicherweise insgesamt weniger Interesse, bevorzugt wiederkehrende Aktivitäten und hört eventuell ganz auf, zu spielen. Statt beispielsweise ein Spielauto anzuschieben, dreht es nur dessen Räder.

5 GEFÜHLSVERÄNDERUNGEN

Es kann zu vermehrten Wutanfällen oder offenbar grundlosem Weinen kommen, oder das Kind wird passiver, zurückgezogener und schüchterner.

6 MOTORISCHE FÄHIGKEITEN

Gelegentlich verlieren Kinder motorische Fähigkeiten, die sie zuvor entwickelt haben, z. B. selbstständig zu essen oder zu hüpfen und zu springen. Manche verlieren sogar die Fähigkeit, zu gehen.

Regressiver Autismus liegt vor, wenn sich ein Kind offenbar normal entwickelt, dann aber soziale und kommunikative Fähigkeiten und Entwicklungsmeilensteine verliert, häufig im Alter von 1–3 Jahren. Dies kann fast über Nacht oder im Verlauf mehrerer Monate passieren. Es beschränkt sich nicht nur auf Autismus und tritt manchmal erst viel später in der Kindheit auf. In meiner NatureDoc-Klinik habe ich Kinder gesehen, die sich aus heiterem Himmel mit 7, 9 und sogar 12 Jahren zurückentwickelt haben.

Bisweilen nehmen diese Regressionen zu und ab, und Kinder mit PANS/PANDAS (siehe S. 11) fangen an, mit einer Babystimme zu sprechen, wenn sie neben ihren anderen Symptomen einen Anfall haben. Kinder mit Long Covid können Brain Fog und ein schlechtes Wortgedächtnis entwickeln, was ihre Sozialisation und ihren Sprachgebrauch beeinträchtigt. Auf jeden Fall solltest du ärztlichen Rat einholen.

Kinder können einen Verlust ihrer Fähigkeiten oder eine Entwicklungsverzögerung über einen längeren Zeitraum aufweisen: Lesefähigkeiten werden nicht besser; Schreib- und Zeichenfähigkeiten sind weniger ausgeprägt; oder das Kind wirkt unreifer als seine Altersgenossen. Diese Beispiele sind Anzeichen für u. a. Nährstoffmangel und Störungen des Darmmikrobioms.

Wie bereits erwähnt, ist Neurodivergenz nicht immer genetisch bedingt. In Kapitel 2–7 erkläre ich andere beitragende Faktoren, an denen man arbeiten und die man unterstützen kann.

2 ERNÄHRUNG & NEUROTRANSMITTER – DIE GRUNDLAGEN

»Mein Kind ist neurodivergent, aber das hat nichts mit seiner Ernährung zu tun«, höre ich oft in der neurodivergenten Community. Es gibt jedoch zahlreiche Zusammenhänge zwischen Nahrung, Stimmung und Geist! Wissenschaftler haben entdeckt, dass sich die Ernährung unserer Kinder darauf auswirkt, wie sie denken, fühlen und funktionieren. Nahrung trägt auch zur Bildung von Neurotransmittern bei, Gehirnchemikalien, die Stimmung, Lernen und Entwicklung unterstützen. Hochwertige Nahrung aus den richtigen Lebensmitteln und gezielte Nährstoffe steigern die Konzentration, verbessern das Gedächtnis und lindern mit Neurodiversität verbundene Emotionen.

Bevor wir uns näher mit den spezifischen Stoffwechsel- und Ernährungsbedürfnissen eines neurodivergenten Gehirns befassen, müssen wir die wichtigsten Ernährungsgrundlagen für körperliche, geistige und kognitive Gesundheit verstehen. Im Folgenden ein kurzer Überblick über die Nahrungselemente, die in diesem Buch wiederholt auftauchen. Später stelle ich dir die natürlich vorkommenden Vitamine, Mineralien, Fette, Kräuter und Gewürze vor, die nachweislich eine positive Wirkung auf das Gehirn haben. Ich gehe auch auf Neurotransmitter und einige Stoffwechselunterschiede ein, die recht viele neurodivergente Kinder gemeinsam haben.

MAKRO- UND MIKRONÄHRSTOFFE

Wenn es um Ernährung geht, tauchen häufig zwei Begriffe auf – »Makros« und »Mikros«, die Abkürzungen für Makronährstoffe und Mikronährstoffe. Dies sind die wichtigsten Nährstoffgruppen, die unser Körper für eine optimale Funktion benötigt. Ihre Rollen zu verstehen, hilft uns, die richtige Ernährung für uns und unsere Kinder zu wählen.

MAKRONÄHRSTOFFE

Makronährstoffe sind die Nährstoffe, die unser Körper in großen Mengen benötigt. Sie bilden die Grundlage unserer Ernährung und liefern den Großteil der Energie, die wir für unseren Alltag brauchen. Die drei wichtigsten Makronährstoffe sind Kohlenhydrate, Proteine und Fette.

Kohlenhydrate liefern die Energie, die unser Körper zum Funktionieren braucht. Wenn wir Kohlenhydrate zu uns nehmen, zerlegt unser Körper diese in Glukose, eine Zuckerart, die unsere Zellen als direkte Energiequelle nutzen können. Kohlenhydrate spielen auch eine entscheidende Rolle für die Gehirnfunktion. Das Gehirn bevorzugt Kohlenhydrate in Form von Glukose als Hauptenergiequelle; dazu gehören Obst und Stärkeprodukte wie Brot, Pasta, Reis und Kartoffeln. Ballaststoffreiche Kohlenhydrate wie Gemüse, Vollkornprodukte und Hülsenfrüchte setzen Kohlenhydrate langsamer frei, was während des Tages zu einem besseren Energiegleichgewicht führt – sie sind also vorzuziehen.

Eiweiß (Protein) ist wichtig für Muskelwachstum und -reparatur und für die Erhaltung der Gesundheit. Es liefert Aminosäuren, die Bausteine der Zellen. Und diese Aminosäuren werden für die Bildung von Neurotransmittern benötigt, den Chemikalien, die es den Gehirnzellen ermöglichen, miteinander zu kommunizieren. Proteine sind nährstoffreiche Lebensmittel wie Fleisch und Innereien, Fisch und Meeresfrüchte, Eiern, Milchprodukte (Milch, Käse und Joghurt), Hülsenfrüchte, Nüsse und Samen.

Fette und Öle haben oft einen schlechten Ruf, sind aber für den Körper essenziell, denn das Gehirn besteht zu 60 Prozent aus Fett. Sie liefern konzentrierte Energie, unterstützen die Aufnahme von Vitaminen und tragen zur Struktur unserer Zellen bei. In der großen Familie der Fette und Öle sind die Omega-3-Fettsäuren und Phospholipide wie Cholin entscheidend für das neurodivergente Gehirn, da sie einen integralen Bestandteil der Gehirnzellstruktur bilden und die kognitiven Funktionen unterstützen. Gesunde Fette sind in nativem Olivenöl extra, Kokosöl, Avocados und Kakaobutter enthalten; hochwertige Fette und Öle kommen auch in Eiern, Milchprodukten, Fleisch aus Grasfütterung, Fisch und Meeresfrüchten, Nüssen und Samen vor.

Die meisten Nahrungsmittel haben unterschiedliche Anteile dieser Makronährstoffe. Hülsenfrüchte etwa enthalten Kohlenhydrate und Protein; Eier und Samen enthalten Protein und Fett.

MIKRONÄHRSTOFFE

Die Mikronährstoffen umfassen 13 essenzielle Vitamine und 24 wichtige Mineralstoffe. Sie werden in kleineren Mengen benötigt, aber ein Mangel kann zu ernsthaften Gesundheitsproblemen führen. B-Vitamine beispielsweise sind für die Energieproduktion und die Aufrechterhaltung einer gesunden Gehirnfunktion erforderlich, und jede einzelne Körperzelle verfügt über einen Vitamin-D-Rezeptor. Mineralstoffe wie Magnesium unterstützen Nervenfunktion und Muskelkontraktion; Zink ist wichtig für das Immunsystem, Wachstum und die Neurotransmittersynthese.

Mikronährstoffe sind Katalysatoren für Tausende von Funktionen im Körper und Gehirn. Sie sind an unzähligen chemischen Reaktionen beteiligt und erleichtern die Umwandlung von Nahrung in Energie, Gewebereparatur und -wachstum und die Stärkung des Immunsystems – eine ausreichende Versorgung mit diesen Nährstoffen ist entscheidend für das tägliche Wohlbefinden und die langfristige Gesundheit unserer Kinder. Makro- und Mikronährstoffe haben unterschiedliche Rollen, wirken aber für die effiziente Zellfunktion synergetisch zusammen. Eine ausgewogene, abwechslungsreiche Ernährung sorgt dafür, dass unsere Kinder eine gute Mischung aus beiden Nährstofftypen erhalten. Damit wir bessere Ernährungsentscheidungen für unsere Kinder treffen können, sodass sie stark und widerstandsfähig bleiben, müssen wir uns informieren, wie Nährstoffe die körperliche, geistige, emotionale und kognitive Gesundheit beeinflussen.

Und was bedeutet das alles für den neurodivergenten Geist? Dass Nährstoffe die besten Freunde des Gehirns sind! Jeder Bissen Nahrung, den unsere Kinder zu sich nehmen, unterstützt ihr Gehirn und hilft ihnen, aktiv und positiv zu sein, oder vernachlässigt es, sodass sie sich niedergeschlagen und träge fühlen. Die richtige Ernährung kann die Stimmung ausgleichen, die Konzentration schärfen, die Energie steigern und vieles andere mehr.

WASSER, DIE LEBENSKRAFT UNSERES GEHIRNS

Wasser löscht nicht nur den Durst; es ist die Essenz des Lebens und unerlässlich für die Gehirnfunktion. Stell dir das Gehirn deines Kindes als Schwamm vor, der für alle Nervenaktivitäten Wasser aufsaugt. Wasser ist das wichtigste Medium für alle biochemischen Reaktionen im Gehirn. Es erleichtert den reibungslosen Transport von Nährstoffen, Hormonen und Sauerstoff zu den Zellen und transportiert Abfallstoffe ab. Wasser sorgt dafür, dass unsere Zellen leistungsfähig bleiben, und unterstützt Gehirngesundheit und Kognition.

Schon leichte Dehydration wirkt sich auf Körper und Gehirn aus: Symptome wie Müdigkeit, Kopfschmerzen und Konzentrationsschwäche sind Alarmsignale, dass unsere Zellen nicht die nötige Flüssigkeitszufuhr erhalten.

Wie viel Wasser sollten unsere Kinder trinken? Eine gute Faustregel für Teens: 2 Liter oder 8 Gläser pro Tag. Jüngere Kinder kommen mit 6 Gläsern pro Tag aus.[11] Sie können an der Farbe ihres Urins ablesen, wie viel Wasser sie brauchen. Strohgelb anstreben: Wenn der Urin zu dunkel ist, brauchen sie mehr Wasser; ist er zu hell, trinken sie wahrscheinlich etwas zu viel.

DIE WICHTIGSTEN NÄHRSTOFFE FÜR DAS GEHIRN, DIE JEDER KENNEN SOLLTE

Welche Nährstoffe solltest du in die Ernährung deines neurodivergenten Kindes aufnehmen oder als Ergänzungsmittel verabreichen? Ich gehe ziemlich ausführlich darauf ein und beziehe ich mich im ganzen Buch wiederholt auf dieses Thema.

Ich habe wichtige körperliche Anzeichen aufgeführt, die du bei deinem Kind feststellen kannst, wenn ein Mangel an diesen Nährstoffen besteht – sieh die Anzeichen als Richtlinie, um zu verstehen, ob dein Kind mehr oder weniger davon braucht. Im Idealfall sollte der Nährstoffmangel durch einen Bluttest oder eine von einem Ernährungsberater durchgeführte Nährstoffuntersuchung überprüft werden. Da dies nicht immer möglich ist, gesunden Menschenverstand anwenden und nichts übertreiben.

Im Anhang am Ende dieses Buches findest du altersgerechte Dosierungen für die Verwendung von Nahrungsergänzungsmitteln (siehe S. 232).

OMEGA-3

Der bekannte Nährstoff Omega-3 ist eine für die Gesundheit des Gehirns entscheidende Fettsäure, die Lernen, Stimmung und Verhalten beeinflusst.[12,13,14,15] Dieses erstaunliche Fett versorgt die präfrontalen und frontalen Lappen des Gehirns und ist der Schlüssel zu sozialer, emotionaler und verhaltensbezogener Entwicklung[16] sowie zu exekutiven und komplexen kognitiven Aktivitäten einschließlich anhaltender Aufmerksamkeit, Planung und Problemlösung.[17]

Omega-3 wird als »essenzielle« Fettsäure bezeichnet, da wir es nur aus unserer Nahrung aufnehmen. Es gibt eine spezielle Omega-3-Form, die vor der Empfängnis, während der Schwangerschaft und Stillzeit und in den ersten Lebensjahren eines Kindes besonders wichtig ist – Docosahexaensäure (DHS). DHS ist das vorherrschende Omega-3-Öl im Gehirn und wichtig für Augen- und Hirnentwicklung.[18,19]

Zwei weitere wichtige Mitglieder der Omega-3-Familie sind Eicosapentaensäure (EPS) und Alpha-Linolensäure (ALA). Sie kommen in kleinen Mengen im Gehirn vor und helfen bei der Reduzierung chronischer Entzündungen (siehe Kapitel 5). Die meisten Omega-3-reichen Lebensmittel enthalten eine Kombination von Omega-Fettsäuren; Nahrungsergänzungsmittel enthalten je nach Zweck unterschiedliche Zusammensetzungen.

Die bedeutendsten Nahrungsquellen für DHS und EPS sind Fettfische wie Lachs, Makrele, Sardine, Sardelle, Forelle und Schalentiere. Weitere Quellen sind Eier von mit Leinsamen gefütterten Hühnern[20], Bio-Vollmilch und Fleisch von Tieren mit Grasfütterung.[21] Omega-3-Fischölergänzungsmittel sind beliebt und praktisch, wenn dein Kind die genannten Lebensmittel nicht regelmäßig isst.

Was ist, wenn man sich pflanzlich, vegan oder vegetarisch ernährt? Theoretisch kann der Körper pflanzliches ALA-Omega-3 aus Nahrungsmitteln wie Walnüssen, Leinsamen, Hanf- und Chiasamen in DHS verwandeln; dafür muss der Körper jedoch gut ernährt und entspannt sein.[22] Bestenfalls beträgt die Umwandlung etwa 10 Prozent; Männer und Babys wandeln nur 1 Prozent des pflanzlichen ALA in DHS um. Wenn dein Kind zu viele verarbeitete Nahrungsmittel zu sich nimmt oder einen Mangel an Zink, Kalzium, Magnesium und B-Vitaminen aufweist, ist die Umwandlungsrate extrem niedrig[23] – in diesem Fall ist es nahezu unmöglich, genügend Omega-3 aus der Nahrung allein aufzunehmen.

Für die, die sich pflanzlich ernähren und keinen Fisch essen, bieten sich Omega-3-Ergänzungsmittel aus Meeresalgen an. Dieses natürlich DHS-reiche Öl wird aus veganen Meeresalgen gewonnen, der Omega-3-reichen Nahrung von Fettfischen.[24]

Du kannst leicht feststellen, ob dein Kind einen Mangel an Omega-3 hat, da sich selbst kleinere Defizite rasch bemerkbar machen.[25,26] Folgende Anzeichen deuten darauf hin, dass dein Kind eventuell mehr Omega-3 braucht:

- Trockene Haut
- »Hühnerhaut« (siehe Kasten, S. 23)
- Ekzem
- Übermäßiger Durst
- Trockenes Haar
- Schuppen
- Brüchige Nägel
- Häufige Blasenentleerung und Bettnässen
- Asthma
- Hoher und niedriger Blutzucker
- Chronische Schmerzen

CHOLIN

Acetylcholin ist ein wichtiger Neurotransmitter für die Neuroentwicklung.[30] Dazu gehören Lernen, Gedächtnis, Exekutivfunktion, Motivation und emotionale Regulation. Cholinreiche Nahrungsmittel fördern die Produktion von Acetylcholin, das zu einer Gruppe von Phospholipiden gehört; diese tragen dazu bei, dass die Hirnwände flexibel bleiben und so flexibleres Denken ermöglichen.

Cholin gilt auch als heilender Nährstoff, wenn das ungeborene Kind im Mutterleib Entwicklungsprobleme oder Trauma erlitten hat.[31,32] Aus Nahrung aufgenommenes Cholin ist von entscheidender Bedeutung in den ersten 1000 Lebenstagen – von der Empfängnis bis zum 2. Geburtstag eines Kindes[33] –, und niedrige Cholinwerte sind mit einer höheren Wahrscheinlichkeit von Autismus, ADHS und Legasthenie verbunden.[34] Kinder, die cholinreiche Nahrung zu sich nehmen, können sich schriftlich und mündlich besser ausdrücken.[35] Cholin kann außerdem bei visuell-räumlichem Lernen helfen, z. B. beim Denken in Bildern[36], was wiederum die Rechtschreibung und Handschrift verbessert.

Cholin spielt eine wichtige Rolle bei der Stressreaktion und sensorischen Verarbeitung. Neurodivergente Kinder mit den größten Schwierigkeiten im Zusammenhang mit ihren sensorischen Bedürfnissen haben oft einen niedrigen Phospholipidspiegel.[37]

Cholin ist in zahlreichen Lebensmitteln enthalten, etwa Leber, Rindfleisch, Eigelb, Milchprodukten, Sojabohnen, Sonnenblumenkernen, Quinoa und Erdnussbutter, und diese Zutaten muss man in großen Mengen essen, wenn es um Gehirnernährung geht.

Auch unsere Darmbakterien tragen zur Produktion von Acetylcholin bei. Einer der Gründe für den Verzehr von aktivem Joghurt und Kefir ist, dass die darin enthaltenen *Lactobacillus*-Stränge die Bausteine für die Acetylcholinerzeugung sind. In Kapitel 4 gehe ich detaillierter auf diese Darm-Gehirn-Verbindung ein.

»HÜHNERHAUT«

Wie fühlt sich die Haut oben auf den Armen deines Kindes an, wenn du sie reibst – etwas rau wie Sandpapier oder glatt? Erhabene rote Beulen auf den Oberarmen gelten als Anzeichen einer Entzündung und können auf einen Mangel an Nährstoffen wie Vitamin A und Omega-Fettsäuren, wichtige Nährstoffe für die Haut, hinweisen.[27] Auch Kinder mit Darmproblemen einschließlich Zöliakie[28] können diese Hühnerhaut und ähnliche Hauterkrankungen entwickeln. Du kannst an der Haut deines Kindes feststellen, ob es genügend Nährstoffe aus dem aufnimmt, was es isst.[29] Ich habe in unserer NatureDoc-Klinik gesehen, dass Hühnerhaut bei den neurodivergenten Kindern, die wir betreuen, häufig vorkommt und im Gesicht, an den Oberschenkeln, am Rumpf und an den Armen sichtbar ist. In vielen Fällen kann eine erhöhte Aufnahme von Nahrungsmitteln, die natürlich reich an Omega-3 und Vitamin A sind, sowie die Einnahme von Lebertran oder einem Fischölpräparat über mehrere Monate zu glatterer Haut – und einem schärferen Gehirn! – führen.

EISEN

Eisen transportiert Sauerstoff über den Blutkreislauf durch den Körper und das Gehirn, und wie wir wissen, ist Sauerstoff für Leben und Vitalität unerlässlich. Eisen, das am häufigsten vorkommende Mineral im Zentralnervensystem, ist für viele verschiedene Körperprozesse erforderlich und unterstützt das Energieniveau und das Immunsystem. Eisenmangel führt zu Angstzuständen, Depression und OCD.[38,39,40] Niedrige Eisenwerte beeinträchtigen Konzentration und Aufmerksamkeit. Ich habe Eisenmangel bei einer Reihe von Kindern mit ADHS beobachtet, denen es schwergefallen ist, gute Dopaminwerte beizubehalten.[41,42] Eisen hilft, die Aminosäure Tyrosin in eiweißhaltigen Nahrungsmitteln in Dopamin umzuwandeln; daher bei deinem Kind auf ausreichende Eisenwerte achten.

Hauptgründe für niedrige Eisenwerte
Viele Eltern sind überrascht, wie viel Eisen Kinder für einen gesunden Eisenhaushalt benötigen. Als Richtlinie sollten sie täglich mindestens zwei Portionen eisenhaltiger Nahrungsmittel zu sich nehmen: Innereien, rotes Fleisch, Hülsenfrüchte, Eier, grünes Gemüse, Datteln, Backpflaumen und Aprikosen. Diese Produkte möglichst mit Vitamin-C-reichen Nahrungsmitteln kombinieren: Orangen, Erdbeeren, Paprika oder Petersilie. Vitamin C fördert die Eisenaufnahme, und dein Kind kann auf diese Weise jede Mahlzeit maximal nutzen.

Warum leiden unsere Kinder an Eisenmangel? Hier einige Gründe dafür:

- ▸ Moderne Ernährungsgewohnheiten und der Trend zu weißem Fleisch und Nahrungsmitteln auf Pflanzenbasis anstelle von rotem Fleisch und Innereien

- ▸ Viele Kinder bevorzugen industriell verarbeitete, knusprige, beige Lebensmittel wie Pommes, Nudeln, Chips, die kein Eisen enthalten. Wenn dies zur Gewohnheit wird, sinkt der Eisenspiegel schnell.

- ▸ Heranwachsende Mädchen leiden aufgrund der Menstruation häufig an Eisenmangel oder Anämie, besonders, wenn die Blutung stark, lang oder häufig ist. Paradoxerweise kann Eisenmangel zu stärkeren Perioden führen, weshalb der tägliche Eisenbedarf für Mädchen zwischen 12 und 19 höher ist als für dieselbe Altersgruppe mit normaler Periode.

- ▸ Kinder, die viel Milch trinken und Milchprodukte essen, neigen zu Eisenmangel, da diese die Aufnahme von Eisen aus der Nahrung behindern. Zur Steigerung der Eisenwerte maximal 2 Gläser Milch täglich anbieten und Eisenpräparate zeitlich versetzt zu Milchprodukten verabreichen.

- ▸ Tannine in Tee und Kaffee können die Eisenaufnahme blockieren; bei deinen Teens darauf achten.

Eisenmangel – mögliche Anzeichen und Symptome

- ▸ Blassere Haut als gewöhnlich im Gesicht, auf den unteren inneren Augenlidern oder Nägeln

- ▸ Unerklärliche Müdigkeit, Mangel an Energie und allgemeines Schwächegefühl

- ▸ Kurzatmigkeit, Brustschmerzen oder Kopfschmerzen, besonders nach Anstrengung oder Bewegung

- ▸ Herzrasen und ein Gefühl von Pochen oder Rauschen in den Ohren

- ▸ Haarverlust oder brüchige Nägel; übermäßige Haare in der Haarbürste deines Kinds oder im Bodenablauf der Dusche könnten ein Hinweis auf größeren Eisenbedarf sein.

- ▸ Pica, eine Essstörung, bei dem ein Kind Heißhunger auf Dinge verspürt, die nichts mit Lebensmitteln zu tun haben, oder diese in den Mund nimmt (siehe Kasten auf S. 26).

- ▸ Eine Wunde oder eine glatte Zunge

- ▸ Bei Kindern kann Eisenmangel zu häufigen Bauchschmerzen und Appetitlosigkeit führen.

Milder Eisenmangel kann durch eisenreiche Ernährung ausgeglichen werden, doch es dauert lange. Mein Rat: verschreibungspflichtige Eisenpräparate.

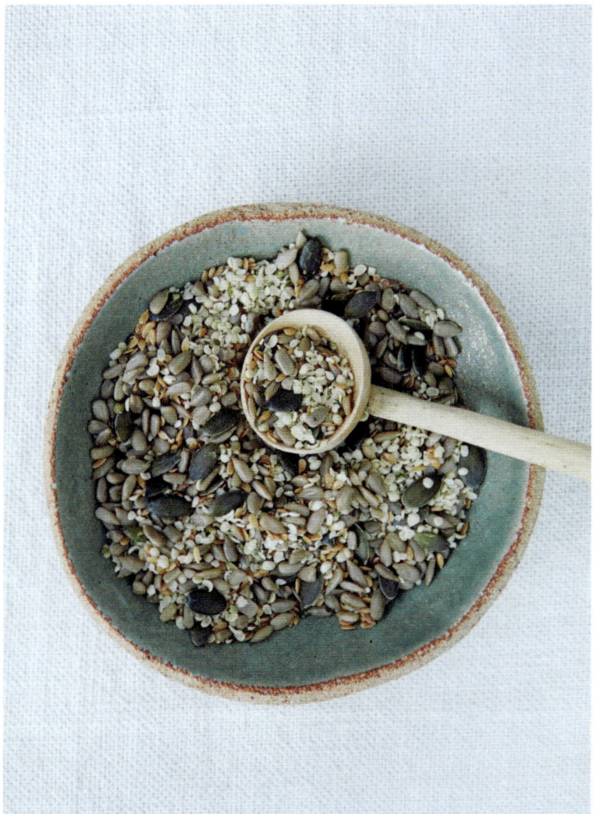

ZINK

Zink ist das zweithäufigste Spurenelement im zentralen Nervensystem.[43] Es hat weitreichende Funktionen und ist entscheidend für die allgemeine Entwicklung von Kindern einschließlich der Fein- und Grobmotorik sowie der kognitiven Entwicklung.[44] Es ist allgemein bekannt, dass Kinder mit Legasthenie oft einen starken Zinkmangel haben[45] und dass Kinder und Jugendliche mit ADHS[46] oder Autismus[47] ebenfalls anfällig für niedrige Zinkwerte sind und von Nahrungsergänzungsmitteln profitieren.[48] Im Haar[49, 50] von sehr jungen Babys und in den Milchzähnen[51, 52] von älteren Babys, die später als autistisch diagnostiziert worden sind, hat man niedrige Zinkwerte festgestellt.

Zink ist wesentlich dafür, Neurotransmitter wie Acethylcholin im Gleichgewicht zu halten, was für die Aufrechterhaltung kognitiver Fähigkeiten wie Exekutivfunktionen und Arbeitsgedächtnis sowie für psychische Gesundheit wichtig ist.[53] Es kann bei Stimmungsschwankungen, Selbstkontrolle und Emotionsregulation helfen.

Zink unterstützt ein robustes Immunsystem, schützt vor Infektionen und hilft bei Hauterkrankungen wie Akne und Ekzemen. Einer der Hauptgründe, warum ältere Kinder und Teens für niedrige Zinkwerte anfällig sind, besteht darin, dass ihre Zinkspeicher während der rapiden hormonellen und körperlichen Veränderungen von der Kindheit zum Erwachsenenalter schneller aufgebraucht werden.

Darüber hinaus wird Zink für das Wachstum von Kindern benötigt und kann den Appetit anregen und die Verdauung unterstützen. Zinkmangel wird auch bei dysreguliertem Essverhalten und bei Essstörungen wie Anorexia nervosa[54, 55] vermutet – die Symptome von Zinkmangel und Essstörungen sind ähnlich.[56] Zink als Ergänzungsmittel sollte man unbedingt in Betracht ziehen, wenn ein Kind morgens keinen Appetit hat, besonders während der Pubertät, und wenn es ADHS-Stimulanzien einnimmt, nicht wächst oder abnimmt.

Dieses mächtige Mineral unterstützt das neurologische System und kann einen gesunden Geruchs- und Geschmackssinn fördern. Kinder mit neurodivergentem Gehirn reagieren oft empfindlich auf das kleinste Zinkdefizit, und ich untersuche dies als Erstes, wenn ein Kind wählerisch beim Essen ist oder Mühe hat, sein Nahrungsrepertoire zu erweitern.

Weitere Anzeichen und Symptome für Zinkmangel sind weiße Flecken auf den Nägeln, die während eines Wachstumsschubs oder in der Pubertät deutlicher auftreten. Wenn diese Leukonychie[57], ein allgemeines Anzeichen für einen Mineralstoffmangel, deutlich sichtbar ist und mehrere Nägel betrifft, die Einnahme anderer Mineralstoffe wie Selen, Kalzium und Magnesium erwägen.

Ein deutlicher Zinkmangel kann zu Pica führen (siehe S. 26) und allein oder zusammen mit Eisenmangel auftreten. Daher gleichzeitig Labortests für den Eisen- und Zinkspiegel durchführen lassen.

Mögliche Anzeichen und Symptome von Zinkmangel

- Schlechtes Arbeitsgedächtnis
- Exekutivfunktionsschwierigkeiten
- Gefühlsschwankungen oder emotionale Dysregulation
- Geringer Geruchs- oder Geschmackssinn
- Morgens kaum Appetit
- Wählerisches Essverhalten
- Langsames Wachstum
- Lockerer Stuhlgang oder häufige Magen- und Darmbeschwerden
- Häufige Erkältungen, Husten
- Akne
- Ekzem
- Weiße Flecken auf den Nägeln

Die wichtigste Ernährungsquelle für Zink sind Austern – nicht unbedingt das, was Kinder essen wollen! Andere Schalentiere und Fisch enthalten aber auch Zink, ebenso rotes Fleisch und Innereien, Eier und Milchprodukte, Nüsse, Samen, Vollkornprodukte und Hülsenfrüchte.

MAGNESIUM

Magnesium unterstützt Hunderte von Funktionen im Körper; es ist gut für das Nervensystem, reguliert Schlaf und Energie sowie Hyperaktivität[62] und gleicht den Blutzuckerspiegel aus.[63]

Viele Menschen mit ADHS haben niedrige Magnesiumwerte,[64] und Magnesium mit Vitamin D als Ergänzungsmittel reduziert Verhaltens- und soziale Probleme, Angst und Schüchternheit.[65] Magnesium zusammen mit ADHS-Medikamenten verringert Hyperaktivität und Gereiztheit.[66]

PICA: KAUT DEIN KIND AN SEINER KLEIDUNG?

Steckt dein Kind ständig Dinge in den Mund, die nichts mit Nahrungsmitteln zu tun haben, wie Spielzeug, Steine, Sand, Eiswürfel, Papiertücher oder Papier? Saugt oder kaut es gern am Kragen und an den Manschetten seiner Kleidung? Dies kann ein Zeichen für Pica, eine Essstörung, sein, die bei neurodivergenten Kindern häufig vorkommt.[58]

Für Babys ist es zwar ganz natürlich, alles in den Mund zu stecken, doch bei Kindern über zwei Jahren kann dieses Verhalten darauf hinweisen, dass sie wichtige Nährstoffe brauchen. Mit Pica drückt der Körper einen beträchtlichen Mangel an Nährstoffen aus, gewöhnlich Eisen und/oder Zink.[59]

Natürlich birgt Pica auch potenzielle Risiken. Der Verzehr von Erde oder Steinen erhöht das Risiko einer Parasiteninfektion. Manche Kinder verschlucken eventuell Dinge, die sie in den Mund nehmen, was den Darm verstopfen oder die Magenschleimhaut durchstechen kann. Eine weitere Gefahr kann Bleivergiftung sein, denn hohe Bleiwerte können die geistige Entwicklung und das Wachstum beeinträchtigen. Blei ist noch immer in altem Spielzeug, Haushaltsfarben und Erde enthalten. Interessanterweise kann Bleibelastung zu Anämie[60,61] führen, die wiederum Pica-Verhalten auslöst.

Die Behebung dieser Defizite ist entscheidend für die Entwicklung des Kindes. Dies kann durch eine Kombination aus Ernährungsumstellung und Ergänzungsmitteln unter Anleitung eines qualifizierten Ernährungstherapeuten, Naturheilkundlers oder eines praktischen Arztes erreicht werden.

Anzeichen und Symptome von Magnesiummangel

- Regelmäßige Tics
- Augenzucken
- Restless-Legs-Syndrom
- Wachstumsschmerzen
- Schlafstörungen
- Muskelschmerzen
- Hyperaktivität
- Nicht auf Essen warten zu können
- Angstzustände
- Verstopfung

Gute Magnesiumquellen: Nüsse, Samen, grünes Gemüse und dunkle Schokolade

VITAMIN D

Vitamin D und Magnesium sind co-abhängig; daher werden sie beide gleichzeitig berücksichtigt.[68]

Jede Zelle in unserem Körper hat einen Vitamin-D-Rezeptor, der dem fettlöslichen Vitamin hilft, sich an eine Zelle zu haften und seine Wirkung zu entfalten. Viele Menschen haben eine genetische Veranlagung, die es Vitamin D erschwert, sich an die Zelle zu binden. Deshalb benötigen manche unabhängig von Sonneneinstrahlung eine kontinuierliche Überwachung und Unterstützung ihre Vitamin-D-Spiegels.

Vitamin D ist für den Kalziumstoffwechsel und das Wachstum notwendig. Vitamin-D-Mangel führt zu gestörter Knochenbildung: Die als Rachitis bekannte

BITTERSALZBÄDER

Eine wunderbar entspannende Möglichkeit für Kinder (und Erwachsene!), ihren Magnesiumhaushalt wiederaufzufüllen, ist ein warmes Bad mit ein paar Tassen beruhigendem Bittersalz oder Magnesiumflocken. Mindestens 20 Minuten im Wasser bleiben, damit die Haut das Magnesium aus dem Wasser aufnehmen kann.[67] Magnesiumreiche Bäder zum Entspannen der Muskeln sind auch gut für junge Sportfans, die zu Muskelkrämpfen und -verletzungen neigen. Meine Tochter erklärte als kleines Kind, dass sie nach einem Bittersalzbad immer schöne Träume hatte.

Erkrankung tritt selbst in Industrieländern bei Kindern wieder häufiger auf. Vitamin D unterstützt das Immunsystem und hilft bei Gehirnentzündungen und chronischen Schmerzen.[69,70] Niedrige Vitamin-D-Blutspiegel gehen häufig Hand in Hand mit Depressionen und Angstzuständen.[71] Interessant ist, dass Vitamin D die Darmgesundheit unterstützt und die Diversität des Darmmikrobioms verbessert, was die Gehirngesundheit bei Neurodivergenz fördern kann.[72]

Vitamin-D-Mangel kommt bei Kindern mit ADHS häufiger vor als bei neurotypischen Kindern[73]; Ergänzungsmittel wie Vitamin-D-Sprays, -Tropfen oder -Kapseln haben hier nachweislich zu einer deutlichen Verbesserung der ADHS-Symptome der untersuchten Kinder geführt, vor allem abends, wenn sie aufgedreht sind und Einschlafprobleme haben.[74] Auch autistische Menschen haben oft einen niedrigen Vitamin-D-Spiegel[75,76], und es hat den Anschein, dass geringe Vitamin-D-Werte vermehrt in Familien mit Autismus vorkommen. Vitamin-D-Präparate haben einigen Menschen mit autistischen Kernmerkmalen geholfen.[77] Dies mag daran liegen, dass die Mehrheit der mit Autismus assoziierten Gene Vitamin-D-empfindlich sind und dass selbst kleine Defizite dieses Vitamins ihre Expression beeinflussen.[78]

Wählerisches Essen führt ebenfalls zu Vitamin-D-Mangel.[79] Unsere Hauptquelle für Vitamin D ist Sonneneinstrahlung, und wir beziehen auch einen Teil aus Nahrungsmitteln wie Fettfisch, Eigelb, Fleisch von Freilandschweinen[80] und Vollmilch von grasgefütterten Kühe, die Zeit in der Sonne verbracht haben.[81]

Die Vitamin-D-Menge, die der Körper synthetisieren kann, hängt von der UVB-Lichtmenge ab, die durch die Haut dringt; diese kann durch Kleidung, Sonnencreme und überschüssiges Körperfett blockiert werden. Da immer mehr Kinder ihre Zeit lieber drinnen vor dem Bildschirm als draußen in der Sonne verbringen, entwickelt sich Vitamin-D-Mangel weltweit zu einem wachsenden Problem.

Die Hautfarbe, von dem Hautpigment Melanin bestimmt, beeinflusst die Vitamin-D-Aufnahme durch die Sonne maßgeblich: Je heller die Haut eines Kindes ist, desto mehr Vitamin D nimmt sie auf.[82]

Ärzte und Gesundheitsorganisationen empfehlen, dass wir von Oktober bis März täglich zwischen 400–800 I.E. Vitamin D als Ergänzungsmittel zu uns nehmen sollten, um einem Mangel vorzubeugen.

B-VITAMINE

Unter dem Oberbegriff »B-Vitamine« wird eine Gruppe von Vitaminen zusammengefasst, die harmonisch miteinander interagieren. Oft sind alle wichtigen B-Vitamine in einem Multivitaminpräparat enthalten. Einzeln unterstützen sie zahlreiche Körperfunktionen – ich erkläre die Rolle jedes einzelnen Vitamins der Reihe nach.

Vitamin B1 (Thiamin)

Thiamin, für eine Vielzahl von Prozessen im Körper wichtig, reguliert das Nervensystem und das Energieniveau und unterstützt die psychische Gesundheit.[83] Es ist auch von Belang bei Allergien und stabilisiert Histamin und Mastzellen (siehe Kapitel 6)[84], was bei Reise- und Seekrankheit und Überreaktionen auf Insektenstiche helfen kann. Thiamin ist außerdem dafür verantwortlich, dass Kohlenhydrate jede Zelle zur Energiegewinnung erreichen.[85]

Einige Kinder reagieren schon auf einen geringen Vitamin-B1-Mangel empfindlich. Dieser kann mit geistiger Verwirrung und leichten Gedächtnisstörungen, Appetitlosigkeit und Schlafstörungen einhergehen. Magen-Darm-Beschwerden, träge Verdauung und Verstopfung sind ebenfalls häufige Symptome. Mit zunehmendem Mangel können Nahrungsmittelunverträglichkeiten und Erbrechen auftreten.[86,87]

Thiamin kommt in Schweinefleisch, Fisch, Bohnen, Linsen, Naturreis, Erbsen, Sonnenblumenkernen und Joghurt vor. Vitamin B1 wird Babybrei zugesetzt, da diese Produkte meist raffiniertes Getreide enthalten.[88] Thiamin ist ein wasserlösliches Vitamin, und es besteht keine Gefahr der Überdosierung; überschüssige Mengen werden durch den Urin ausgeschieden.

Vitamin B2 (Riboflavin)

Vitamin B2 ist für die Energieversorgung und den Transport von Fettsäuren aus dem Blutkreislauf in unsere Zellen zuständig. Es versorgt die Mitochondrien, die für die Energieproduktion verantwortlichen Kraftwerke in unseren Zellen[89,90], reguliert den Blutzucker und stärkt das Immunsystem.

Riboflavin ist in Eiern, Innereien, Fleisch, Joghurt, Milch sowie angereichertem Brot und Cerealien enthalten. Bei Einnahme von einem Vitamin-B2-Ergänzungsmittel färbt sich der Urin neongelb – anfangs alarmierend, aber total normal und harmlos.

Vitamin B3 (Niacin)

Niacin ist ein weiteres B-Vitamin, das bei Neurodivergenz häufig ergänzt werden muss. Wie Riboflavin ist es wichtig für die Bildung von ausreichend mitochondrialer Energie zum Bewältigen alltäglicher Aufgaben.[91, 92] Menschen mit chronischer Müdigkeit oder postviralen Erkrankungen profitieren von einer der verschiedenen Formen von Vitamin B3.

Die Hauptnahrungsquellen sind Fleisch, Fisch, Naturreis und Erdnüsse. Bei der Einnahme von niacinhaltigen Nahrungsergänzungsmitteln ist Vorsicht geboten, da diese in höheren Dosen vorübergehende Hitzewallungen verursachen können. Dies ist völlig harmlos. Die Niacinamid-Form verursacht keine Hitzewallungen.

Vitamin B6 (Pyridoxin)

Vitamin B6 ist ein wichtiger Nährstoff für die Produktion vieler Neurotransmitter und hilft bei der Regulierung des Nervensystems[93]; ein Mangel an B6 kann ein Grund für Dysregulationsprobleme sein, die bei neurodivergenten Kindern auftreten.[94] Vitamin-B6-Mangel ist neben Zinkbedarf oft auf genetische Veranlagungen wie Pyrrolurie (siehe S. 35) zurückzuführen.

Vitamin B6 spielt auch eine Rolle beim Abbau von Histamin im Darm (das im Übermaß Niesen und Juckreiz verursachen kann, und Kindern kann es nachts so heiß sein, dass sie schwitzen). Viele Menschen mit Allergien und Hyperaktivität haben Schwierigkeiten, Histamin zu regulieren.

Man hat festgestellt, dass Vitamin B6 in Nahrungs und Ergänzungsmitteln die verbale wie auch die nonverbale Kommunikation, repetitive Verhaltensweisen und die sozialen Fähigkeiten autistischer Menschen fördert und dass es offenbar besser vertragen wird, wenn man es gleichzeitig mit beruhigendem Magnesium verabreicht.[95, 96] Beides zusammen kann auch bei Lärmempfindlichkeit helfen (siehe Kapitel 13).

Weitere Anzeichen für einen Vitamin-B6-Mangel sind Wutausbrüche und Schlafstörungen. Wenn man sich nicht an Träume erinnern kann[97], benötigt man mehr Vitamin B6; bei erhöhter B6-Dosis erinnert man sich leichter daran, doch wenn man zu viel nimmt, träumt man lebhafter.

Vitamin-B6-Mangel äußert sich bisweilen in Form von rissigen Mundwinkeln.[98] Kribbeln in Fingern oder Zehen ist ein Zeichen für zu viel B6: Wenn du dies bei dir oder deinem Kind bemerkst, die Einnahme der Ergänzungsmittel sofort abbrechen. Die Pyridoxal-5-Phosphat-Form (P5P) von B6 verursacht diese Nebenwirkungen selten – ich würde sie herkömmlichen Pyridoxin-Ergänzungsmitteln vorziehen.

Nahrungsmittel, die reich an Vitamin B6 sind: Lachs, Thunfisch, Hähnchen, Pute/Truthahn, Rindfleisch, Leber, Kichererbsen, Kartoffeln und Bananen.

Vitamin B9 (Folsäure)

Folat, Folsäure oder Vitamin B9 wird zur Unterstützung unseres neurologischen Systems benötigt. Folat ist in grünem Blattsalat und Gemüse enthalten, weshalb wir regelmäßig »Grünfutter« essen sollten! Vielen neurodivergenten Kindern fehlt die Fähigkeit, B9 effizient zu methylieren.[99] (Methylierung ist ein komplizierter biologischer Prozess, bei dem Nahrungsfolat in Methyl-Tetrahydrofolat umgewandelt wird, das unser Körper besonders gut nutzen kann.) Sobald das Folat methyliert ist und weitere komplexe Prozesse durchlaufen hat, trägt es zur Bildung von Gluthathion, einem starken Antioxidans, bei. Dieses hilft neben anderen Antioxidantien bei der Zellreparatur und schützt vor Entzündungen, oxidativem Stress, neurologischen und zellulären Schäden sowie Autoimmunität (siehe Kapitel 6).

Synthetische Folsäure ist die Form, die am schwierigsten zu methylieren und zu synthetisieren ist, vor allem für diejenigen mit der genetischen Variation Methylentetrahydrofolatreduktase (MTHFR)[100]; diese Form von Folat wird in den meisten Standardmultivitaminpräparaten und angereicherten Lebensmittel wie Mehl und Frühstückscerealien verwendet.

Eine Möglichkeit, dies zu umgehen, besteht darin, von Natur aus folatreiche Lebensmittel zu essen – ich weiß, nicht das, was die meisten Kinder essen wollen, aber man kann clever sein und sie in die Gerichte reiben und untermischen, die sie mögen. Zu folatreichen Nahrungsmitteln gehören gemischte Blattsalate, grünes Blattgemüse, Brokkoli, Kohl, grüne Bohnen, Hülsenfrüchte und Eier. Wenn ein Folatergänzungsmittel benötigt wird, Methyltetrahydrofolat, Folinsäure oder Kalziumfolinat verwenden. Produkte mit der Folsäureform vermeiden.

Vitamin B12 (Cobalamin)

Vitamin B12 ist ein wichtiger Nährstoff für die Bildung gesunder roter Blutkörperchen und für das

Nervensystem. Ein Mangel an Vitamin B12 ist in der Forschung über Autismus und ADHS gut dokumentiert[101, 102], und man hat festgestellt, dass die Optimierung des Vitamin-B12-Spiegels den Schlaf verbessert und bei Magen-Darm-Symptomen, Hyperaktivität, Wutanfällen, non-verbalem IQ, Sehvermögen, Augenkontakt, Echolalie (Wiederholungssprache) und Bettnässen hilft.[103] Die Entwicklung von obsessivem und zwanghaftem Verhalten kann manchmal ein frühes Kennzeichen von Vitamin-B12-Mangel sein.[104]

Viele neurodivergente Kinder fühlen sich besser, wenn ihr Vitamin-B12-Spiegel ausreichend unterstützt wird. Es hat sich gezeigt, dass Vitamin B12 Aspekte der Neurodivergenz fördert, beispielsweise verbesserte expressive Kommunikation, bessere persönliche und häusliche Alltagskompetenzen sowie soziale Kompetenz, die Fähigkeit, Spaß am Spiel zu haben und mit sozialen Situationen umzugehens.[105]

Vitamin B12 ist hauptsächlich in Tierprodukten wie Fleisch, Meeresfrüchten und Eiern enthalten. Idealerweise sollten wir diese Produkte mit Nahrungsmitteln essen, die reich an Folsäure sind wie grünes Blattgemüse, Brokkoli, Endivien- und Feldsalat. Folat und Vitamin B12 sorgen zusammen mit Eisen für gesundes Blut und helfen beim Aufbau des Nervensystems.

Außer den hier erwähnten Vitaminen und Mineralstoffen tragen viele andere zur Unterstützung von Gesundheit und Vitalität bei. Sie wirken zusammen und arbeiten harmonisch miteinander. Natürliche Nahrungsmittel enthalten eine Vielzahl verschiedener Nährstoffe, die der Körper aufnehmen und metabolisieren kann. Aus diesem Grund stellt eine gute, ausgewogene Ernährung, die eine große Vielfalt von nährstoffreichen Lebensmitteln umfasst, sicher, dass unser Körper mit allem versorgt wird, was er braucht.

MUTTER NATURS BRAINFOOD

Außer Omega-3, Vitaminen und Mineralstoffen sorgen auch verschiedene pflanzliche Lebensmittel, Kräuter und Gewürze für eine ausgewogene Ernährung des Gehirns. Sie sind meist nur kurzfristig erforderlich und verbessern meiner Meinung nach schnell Stimmung, Konzentration und Stresssituationen. Viele Kinder nehmen sie täglich für drei Monate ein; andere benötigen sie nur von Fall zu Fall in herausfordernden Situationen. Betrachte sie als Umarmung von Mutter Natur, wenn dein Kind etwas aus der Fassung ist. Hier meine Favoriten; sie können einzeln oder als Mischung eingenommen werden, und manche eignen sich besser für einige Kinder als andere.

SAFRAN

Safran ist das tieforangefarbene Gewürz, das Paella und einigen Currys Aroma und eine leuchtende Farbe verleiht. Die feinen Fäden sind die getrockneten Narben des Safrankrokus, *Crocus sativus*. Dieses Gewürz wird auch als natürliches Heilmittel gegen Angstzustände[106], Depression[107] und Schlaflosigkeit verwendet.[108] Immer mehr Menschen entdecken, dass Safran außerdem die Konzentration steigert und in Stresszeiten oder bei Neigung zu Panikanfällen Unterstützung bietet. Studien zeigen, dass Safranpräparate auch bei Kindern mit ADHS, Konzentrationsproblemen und Hyperaktivität eine Rolle spielt.[109, 110] Er kann beim Zubettgehen helfen und fördert bessere Schlafmuster, Schlafqualität und erholsamen Schlaf.[111, 112]

Einige NatureDoc-Klienten haben die Veränderung der Lebenseinstellung ihres Kindes als ziemlich dramatisch beschrieben, was die Verbesserung seiner Stimmung und Stresskontrolle betrifft,[113] und erwähnt, dass sie keine Angst mehr vor den Stimmungsschwankungen ihres Kindes haben müssen.

Safranpräparate können helfen, Menstruationsbeschwerden zu erleichtern[114, 115] und prämenstruelle Gereiztheit, Angstzustände, Wut und Depression zu lindern.[116] Manche Frauen, die unter extremen Stimmungsschwankungen und prämenstrueller dysphorischer Störung (PMDS) leiden, finden durch die Einnahme von Safran Erleichterung.[117]

Meine Safranrezepte: Safran-Kardamom-Latte (siehe S. 216) und Hähnchen-Aprikosen-Tagine mit Safran (siehe S. 155)

L-THEANIN

L-Theanin oder Theanin ist die Aminosäure, die in schwarzem und grünem Tee vorkommt. Wenn dein Kind keine heißen Getränke mag oder zu jung ist, stehen Theaninpräparate zur Verfügung. Sie lindern Nervosität nach einem Schock und vermitteln das gleiche Zen-Gefühl wie nach einer Meditation oder einer Yogastunde.

Theanin fördert den Neurotransmitter GABA (siehe S. 33), der bei Schlafstörungen, Angstzuständen, Prüfungs- oder Terminstress usw. hilft und das Nervensystem beruhigt.[118] Es kann hyperaktiven Kindern helfen, besser einzuschlafen und einen erholsameren Schlaf zu genießen.[119] Man nimmt inzwischen an, dass Theanin die Stimmung hebt und Depressionen vorbeugt.[120] Grüner Tee reduziert nachweislich Angstzustände und verbessert das Arbeitsgedächtnis und die Aufmerksamkeit.[121]

Manche Teens und junge Erwachsene mit ADHS profitieren von der Kombination von Theanin und Koffein[122] und finden Teetrinken hilfreich. Koffein ist jedoch nicht für jeden geeignet und kann einige Menschen zu sehr stimulieren. Empfiehl deinen Kindern, morgens Tee zu trinken, damit Koffein nicht ihren Schlafrhythmus stört. Du wirst feststellen, dass dies ihren Tagesablauf und etwaige Schlafstörungen verbessert; wenn sie früher am Tag durch Koffein aktiviert werden, sind sie später ruhiger und können leichter zu Bett gehen.

LÖWENMÄHNE (IGELSTACHELBART)

Löwenmähne (*Hericium erinaceus*) ist ein Speisepilz mit neuroprotektiven[123] und antiinflammatorischen[124] Eigenschaften. Untersuchungen haben ergeben, dass er eine beruhigende Wirkung auf das Gehirn hat und für das räumliche Gedächtnis hilfreich sein kann.[125] Die Untersuchungen wurden größtenteils bei älteren Menschen mit kognitivem Abbau durchgeführt.[126] Doch auch jüngere Menschen verwenden den Pilz zur Linderung von Depressionen und zur Genesung nach einem Schädel-Hirn-Trauma.[127]

Der Geschmack von Löwenmähne wird manchmal als Toffee beschrieben. Sie ist in Kapselform oder als Pulver erhältlich, das man mit heißem Wasser oder heißer Schokolade verrührt. Löwenmähne wird oft mit anderen neuroprotektiven Nootropika wie Kleines Fettblatt (Brahmi) und Kurkuma kombiniert.

BRAHMI

Kleines Fettblatt (*Bacopa monnieri*) oder Brahmi ist eine tropische Wildblume. Es wird in der indischen ayurvedischen Tradition verwendet und als beruhigendes Mittel zur Steigerung kognitiver Fähigkeiten beschrieben. Es hilft bei Angstzuständen und Schlaflosigkeit, Wortgedächtnis und Erinnerungsvermögen.[128] Es verbessert nachweislich die Gedächtnisleistung von Schülern[129] – und hilft sogar beim Multitasking[130], Erweitern des Wortschatzes und bei verbalem Verständnis sowie beim Verringern von Hyperaktivität und Unaufmerksamkeit.[131]

PASSIONSBLUME

Diese herrliche Kletterpflanze, *Passiflora incarnata*, ist dir vielleicht aus Gärten bekannt. Sie ist reich an GABA (siehe S. 33), das das Nervensystem reguliert und Kindern hilft, sich verbundener und zentrierter zu fühlen.[132] Sie fördert Konzentration und Ruhe, hilft bei leichterem Bewältigen alltäglicher Aufgaben und reduziert Angst und Nervosität.[133] Eine kleine Studie hat ergeben, dass *Passiflora incarnata* Kindern mit ADHS genauso geholfen hat wie das Medikament Methylphenidat, aber ohne Nebenwirkungen wie Appetitlosigkeit, Angst oder Nervosität.[134] Sie fördert besseren Schlaf[135] und gleicht den Schlaf-Wach-Rhythmus, unsere innere Uhr, wieder aus.[136]

Eine Tasse Passionsblumentee kann für den Geist überaus wohltuend sein. Wenn dein Kind keinen Kräutertee mag, Passionsblumentee in heißem Wasser ziehen und abkühlen lassen und dann mit Obst zu einem Smoothie pürieren oder als Eis am Stiel gefrieren.

ZITRONENMELISSE UND BALDRIAN

Diese beiden Kräuter sind reich an beruhigendem GABA (siehe S. 33), das bei Ängsten und Schlafproblemen helfen kann.[137,138] Man kann sie getrennt oder zusammen verwenden.

Selbst Kleinkinder können von diesen Kräutern profitieren, wenn sie sich zu viele Sorgen machen oder eine kleine Dosis Ruhe benötigen. Eine Kombination aus Zitronenmelisse (Melisse) und Baldrian hilft Studien zufolge, Unruhe und Impulsivität zu reduzieren, Konzentrationsschwierigkeiten bei Grundschulkindern[139] und Kindern mit ADHS zu lindern[140] und Ein- und Durchschlafen zu fördern.[141]

WAS SIND NEUROTRANSMITTER UND WARUM SIND SIE SO WICHTIG?

Unser Gehirn wird von einer Gruppe von Neurotransmittern gesteuert, die sich alle Mühe geben, dass es gesund und glücklich bleibt! Wenn diese Neurotransmitter nicht im Gleichklang sind, kann man Brain Fog entwickeln und sich lustlos, ängstlich und abgelenkt fühlen. Die Nährstoffe in unserer Nahrung versorgen die Neurotransmitter, und wenn wir mit unseren Kindern auf einer Wellenlänge sind, können wir beobachten, dass sie sich nach dem Verzehr bestimmter Nahrungsmittel niedergeschlagen und träge fühlen und dann nervös und aufgeregt werden, wenn sie etwas anderes essen.

Neurotransmitter sind essenzielle chemische Substanzen, die die Zellkommunikation im Gehirn unterstützen und bei der Regulierung von Stimmung, Appetit und Schlaf sowie Bewegungskontrolle und Sinneswahrnehmung helfen. Sie ermöglichen außerdem Gedächtnis, Lernen und Erinnerung. Sie werden hauptsächlich in den Neuronen des Gehirns wie auch im Darm von unseren Darmbakterien produziert. Es gibt ein wechselseitiges Kommunikationssystem zwischen dem Magen-Darm-Trakt und dem Gehirn: die sogenannte Darm-Hirn-Achse. Es ist nicht ganz klar, wie diese Neurotransmitter vom Darm ins Gehirn gelangen, aber man geht davon aus, dass der Vagusnerv, der Gehirn und Darm verbindet, eine wichtige Rolle spielt.

Die ausreichende Aufnahme der richtigen Mikronährstoffe wie Vitamine, Mineralstoffe und bestimmte Fette sind entscheidend für die Aufrechterhaltung der korrekten Neurotransmitterspiegel im Gehirn, denn nur so können die Neurotransmitter optimal funktionieren. Gewisse Nahrungsmittel enthalten die Bausteine von Neurotransmittern, weshalb eine abwechslungsreiche Ernährung so wichtig ist.[142] Unausgewogenheit oder Störungen in den Neurotransmittern können zu verschiedenen psychischen und neurologischen Störungen beitragen, darunter einige der wesentlich stärker ausgeprägten Herausforderungen, die sich neurodivergenten Kindern stellen, die selbst auf geringfügige Neurotransmitterbehinderungen empfindlich reagieren und Mühe haben können, das richtige Gleichgewicht beizubehalten.

Herauszufinden, wie Neurotransmitter das Gehirn unterstützen, hilft, die Art und Weise zu optimieren, auf die dein Kind mit der Welt interagiert. Hier die wichtigsten Neurotransmitter sowie Nahrungsmittel, die diese lebenswichtigen Substanzen von Natur aus enthalten.

ACETYLCHOLIN

Was bewirkt es?	• Arbeitsgedächtnis, Informationsverarbeitung, Selbstkontrolle und Emotionsregulation • Muskelbewegung zur Regulierung von Herzschlag und Darmbewegung
Symptome von zu viel	• Überhöhte Speichelbildung, Tränenproduktion, Stuhlgang und langsamer Herzschlag
Symptome von zu wenig	• Gedächtnisschwierigkeiten, Verarbeiten und Denken, exekutive Funktion • Muskelschwäche, Darmträgheit, Abgeschlagenheit und Probleme mit Koordination und Bewegung
Nahrungsmittel, in denen es vorkommt	• Erbsen, Spinat, Radieschen, Mungobohnen, Auberginen und Kürbis • Cholinreiche Nahrungsmittel wie Eier, Fleisch, Fisch und Vollkornprodukte

DOPAMIN

Was bewirkt es?	• Dopamin ist an Motivation, Gedächtnis und Bewegungskoordination beteiligt. • Es ist ein »Glückshormon«, da es in Erwartung, dass etwas Gutes passiert, freigesetzt wird und so hilft, Freude zu empfinden. • Vielen Menschen mit ADHS fällt es schwer, Dopamin zu regulieren.
Symptome von zu viel	• Euphorie, Aggression oder intensive sexuelle Gefühle
Symptome von zu wenig	• Müdigkeit, Mangel an Motivation und geringe Konzentration, Schwierigkeiten, Freude zu empfinden
Nahrungsmittel, in denen es vorkommt	• Avocados, Bananen, Kochbananen, Äpfel, Orangen, Erbsen, Auberginen, Tomaten und Spinat • Tyrosin, eine Aminosäure, ist der Baustein von Dopamin, das in Fleisch, Fisch und Eiern vorkommt.

GLUTAMAT

Was bewirkt es?	• Glutamat, die in der menschlichen Ernährung am häufigsten vorkommende Aminosäure – und die konzentrierteste Aminosäure im Gehirn –, hilft beim Lernen und Erinnern und stimuliert das Gehirn. Die meisten Menschen nehmen heutzutage viel zu viel Glutamat zu sich und müssen diese Menge reduzieren.
Symptome von zu viel	• Abnorm hohe Konzentrationen können im Körper und Gehirn als Excitotoxin wirken[143] und zu Migräne, Reizbarkeit, Angst, Aggression und Depression führen. • Anfallsaktivität[144] und Tic-Störungen[145, 146] • Zwangsstörungssymptome, zusammen mit einer Vorliebe für feste Routinen[147] • Introvertiertheit und Ängstlichkeit[148] • Hohe Risikobereitschaft bei Kindern, die kein Bewusstsein für Gefahr haben oder mit Suchtmitteln in Berührung kommen
Symptome von zu wenig	• Dies kommt höchst selten vor, kann aber zu kognitiven Beeinträchtigungen führen.
Nahrungsmittel, in denen es vorkommt	• Monosodiumglutamat (E621), Hefeextrakt, Zitronensäure und Zutaten mit hydrolysiertem Protein in hochverarbeiteten Lebensmitteln • Umami Nahrungsmittel: Parmesan, Algen, Sojasauce, Fischsauce, konzentriertes Tomatenmark und Tomatenketchup

GABA

Was bewirkt es?	• Das beruhigende Gegenteil von Glutamat ist GABA, und die meisten neurodivergenten Gehirne benötigen viel mehr von diesem Neurotransmitter! Es hilft, die Gehirnaktivität zu verlangsamen und ist wichtig für Entspannung, Stressabbau und Schlafförderung. Stell dir GABA als den inneren »Yogi« eines Kindes vor, der dafür sorgt, dass es entspannt und ruhig ist.
Symptome von zu viel	• Kommt äußerst selten vor und kann sich in Form übermäßiger Beruhigung, Müdigkeit, Muskelschwäche, Konzentrations- und Gedächtnisschwierigkeiten äußern.
Symptome von zu wenig	• Vermehrte Angst, Unruhe und eine erhöhte Stressreaktion sowie Schlaflosigkeit oder gestörte Schlafmuster
Nahrungsmittel, in denen es vorkommt	• GABA kommt reichlich in Haferflocken, Gerste, Buchweizen, Naturreis, Spinat, Kartoffeln, Süßkartoffeln, Yamswurzeln, Grünkohl und Kastanien vor[149]; ebenfalls empfohlen: Brokkoli, Kohl, Blumenkohl, Rauke, Rosenkohl und Bohnen • Bestimmte Darmmikroben können GABA direkt produzieren, und zwar über lebende Bakterienstämme in Joghurt und Kefir, die *Lactobacillus* und *Bifidobacterium* enthalten.[150,151] • Theanin (der Hauptbestandteil von grünem Tee), Kamille, Passionsblume (*Passiflora*), *Ginkgo biloba*, Rosmarin, Salbei, Thymian und Zitronenmelisse[152] sowie das Mineral Magnesium, das für seine beruhigende Wirkung bekannt ist • Durch Spaziergänge in der Natur, Meditieren oder Yoga etwas natürliche GABA-Ruhe finden.

NORADRENALIN

Was bewirkt es?	• Noradrenalin, auch als Norepiphrin bekannt, wird oft als »Stresshormon« und als Neurotransmitter bezeichnet. Es ist an der Kampf-oder-Flucht-Reaktion des Körpers beteiligt, bei der es die Herzfrequenz erhöht, Glukose zur Energiegewinnung freisetzt sowie die Durchblutung der Muskeln und die Konzentration fördert.
Symptome von zu viel	• Angstgefühle, Hyperaktivität oder Gereiztheit • Körperliche Symptome sind Herzrasen, Bluthochdruck oder Schwitzen.
Symptome von zu wenig	• Müdigkeit, Konzentrationsschwierigkeiten oder Niedergeschlagenheit • Körperlich kann es zu niedrigem Blutdruck und niedriger Herzfrequenz führen.
Nahrungsmittel, in denen es vorkommt	• Zu Nahrungsmitteln, die dabei helfen, den Noradrenalinspiegel im Gleichgewicht zu halten, gehören Äpfel, Avocados, Bananen, Ananas, grünes Gemüse, Nüsse, Käse, Fisch, Fleisch, Leber, Geflügel, Tofu und Vollkornprodukte.

SEROTONIN

Was bewirkt es?	• Serotonin bezeichnet man häufig als »Wohlfühl«-Hormon oder -Neurotransmitter, da es die Stimmung reguliert und uns glücklicher und ausgeglichener macht. Es ist auch an anderen Funktionen beteiligt wie Schlaf, Verdauung und Knochengesundheit sowie Lernen, Kognition und Gedächtnis über die Darm–Gehirn-Achse.[153]
Symptome von zu viel	• Erregung, Unruhe, Verwirrung, Herzrasen, Bluthochdruck, geweitete Pupillen, Verlust der Muskelkoordination[154]
Symptome von zu wenig	• Gefühl der Abgeschlagen- und Niedergeschlagenheit sowie Depression • Angst, Schlafstörung oder Appetitlosigkeit • Zu körperlichen Symptomen gehören Verstopfung, Erschöpfung oder mangelndes Interesse an alltäglichen Aktivitäten.
Nahrungsmittel, in denen es vorkommt	• Serotonin wird aus der Aminosäure 5-Hydroxytryptophan (5-HTP) und Tryptophan synthetisiert. • Hohe Tryptophanwerte sind in zahlreichen Nahrungsmitteln enthalten, darunter Hähnchen, Pute/Truthahn, Bananen, Avocados, Cashewnüsse, Erdbeeren, Passionsfrucht, Ananas, Papayas, Granatäpfel, Kiwis, Pflaumen, Spinat, Tomaten, Zwiebeln, Blattsalat, Kartoffeln, Wildreis, Kaffee und Paprika.

STOFFWECHSELFAKTOREN

Es liegt auf der Hand, warum wir eine ausgewogene Ernährung bevorzugen sollten, aber es gibt auch metabolische Gründe, warum wir mehr von bestimmten Nährstoffen benötigen. Es gibt zwei Stoffwechselprobleme, die zahlreiche Kinder betreffen und die durch Ernährung unterstützt werden können.

PYRROLURIE

Ein häufiger Grund, warum Eltern mein NatureDoc-Team um Hilfe bitten, ist der, dass ihr Kind ständig unkontrollierbare, unvorhergesehene, doch erwartete Stimmungsschwankungen hat. Einen Moment ist es glücklich, im nächsten rastet es aus und hat einen Wutanfall. Dies kann sich auf die ganze Familie auswirken, und die Eltern lernen bald, sich ihrem Kind »wie auf rohen Eiern« zu nähern und zu versuchen, den Frieden zu wahren. Wir lernen Eltern kennen, die zutiefst verängstigt sind, mit einem Kind mit aufbrausendem Temperament und destruktivem Verhalten unter einem Dach zu leben.

Häufige Wutanfälle und die Unfähigkeit, mit Stress umzugehen, lassen sich möglicherweise auf ein Stoffwechselproblem zurückführen, der Pyrrolurie oder Kryptopyrrolurie (KPU) . Es ist eine genetische Erkrankung, die zu einem Mangel an wichtigen Nährstoffen wie Zink und Vitamin B6 führt. Erhöhte Pyrrolwerte können bei schwerer Histaminallergie (siehe Kapitel 6) wahrscheinlich sein. Neben einem Zink- und Vitamin-B6-Mangel kann dies auch auf einen Bedarf an Mangan, Vitamin B3 und Vitamin C hinweisen.[155]

Kinder mit dieser genetischen Veranlagung haben oft eine schöne, porzellanartige Haut und strahlende Augen und sehen gut ernährt und gesund aus. Vom Aussehen her sind sie also keine offensichtlichen Kandidaten für zusätzliche Ernährung.

Stimmungsschwankungen sind das am häufigsten genannte Symptom von KPU, dicht gefolgt von sozialem Rückzug, Zwangsverhalten und emotionalem Essen.[156] Weitere Anzeichen sind schlechte Stresskontrolle, Nervosität, Angst, innere Anspannung, episodische Wut, Streitsucht, schlechtes Kurzzeitgedächtnis und Depression. Gewalttätiges und destruktives Verhalten kann durch die Behebung von teilweise auf KPU zurückzuführende Nährstoff-Imbalance drastisch reduziert werden.[157]

In unserer Klinik haben wir festgestellt, dass bei KPU-positiven Kindern häufig auch Heißhunger auf Kohlenhydrate und Zuckerempfindlichkeit zusammen mit einer Reihe von Nahrungsmittel- und Umweltallergien und -empfindlichkeiten vorkommen. Sie können höchst wählerisch beim Essen sein oder genau darauf achten, was sie essen wollen und was nicht. Sie haben oft Lernschwierigkeiten und können sich nur mit Mühe konzentrieren, wachsen langsam und haben eine verzögerte Pubertät.

Ein weiterer Aspekt ist ein langsamer, aber stetiger Rückgang der Stimmung, kognitiven Fähigkeiten oder des Verhaltens, da dieser Nährstoffmangel schleichend im Laufe der Zeit auftritt. Dies kann sich im Kleinkindalter in Wutanfällen äußern, in der Grundschule zu Schulverweis steigern und im Teenageralter zu schwerwiegenden Verhaltens- oder psychischen Problemen führen.

Nebenbei bemerkt: Erwachsene mit KPU können mit zunehmendem Alter verstärkt exzentrisch, streitsüchtig und unkonventionell werden. Dies kann ihnen eine einzigartige künstlerische, musikalische und akademische Brillanz verleihen, geht aber in der Regel mit recht schweren psychischen Problemen einher. Auch Alkoholismus oder andere Suchterkrankungen können innerhalb der Familie wiederholt auftreten.

Ein einfacher, kostengünstiger Urintest ermöglicht die Diagnose von KPU. Kinder mit positivem Testergebnis können unter Aufsicht eines Naturheilkundlers oder Ernährungstherapeuten problemlos mit hochdosierten Vitamin-B6- und Zinkpräparaten unterstützt werden. Da es sich um eine genetische Erkrankung handelt, ist es ratsam, auch andere Familienmitglieder zu testen.

Die gute Nachricht: Die Störung lässt sich relativ schnell wieder ins Gleichgewicht bringen, und die Stimmungsänderung ist meist innerhalb weniger Wochen oder Monate spürbar. Dies wird durch positive Ernährungsumstellungen erreicht: Nahrungsmittel mit viel Zink, B6 und Omega-6 wie Eier und Fleisch sowie Zink und Vitamin B6 als Nahrungsergänzungsmittel. Diese nährstoffreiche Ernährung sollte man auch in Zukunft beibehalten und oxidativen Stress durch den Verzehr von viel buntem Obst und Gemüse unter Kontrolle halten. Bei Wachstumsschüben wie Pubertät, Krankheit oder erhöhtem Stress ist es jedoch wichtig, wieder Ergänzungsmittel für ausgeglichene Stimmung einzunehmen, manchmal sogar für längere Zeit.

HOFFNUNGSGESCHICHTE – KPU

Flora, 13, wurde mit einer Störung der Sinnesverarbeitung diagnostiziert. Sie hatte Mühe mit der Schule und fand es schwer, Freunde zu finden. Zu Hause zog sie sich oft in ihr Zimmer zurück, und jede noch so kleine Anforderung an sie war überwältigend. Sie war hochgradig verängstigt und empfindlich. Ihr KPU-Test war positiv, und sie begann, Zink und B6 sowie Safran einzunehmen, da sie in der Pubertät war und hormonelle Probleme hatte. Ihre Mutter schickte mir einen Monat später eine E-Mail und teilte mit, dass sich ihre Tochter »enorm verändert« hatte – sie hatte ihr Stimmungen besser im Griff, redete mehr, flachste herum und half im Haushalt mit. Die Familie musste sie nicht mehr mit Samthandschuhen anfassen!

CHOLESTERINMANGEL

Viele Erwachsene versuchen zwar, aufgrund des Herz-Kreislauf-Risikos einen zu hohen Cholesterinspiegel zu vermeiden, doch ein dauerhaft niedriger Cholsterinspiegel bei Kindern kann die Stimmung und die Gehirnfunktion stark beeinträchtigen.[158, 159] Dies kann zu Hyperaktivität, Reizbarkeit, Schlafstörungen und geringer sozialer Interaktion führen.[160]

Das Ziel ist, einen höheren HDL-Spiegel (High-Density-Lipoprotein oder Lipoprotein hoher Dichte) anzustreben, das man als »gutes« Cholesterin bezeichnet, da es dazu beiträgt, das weniger gesunde LDL-Cholesterin (Low-Density-Lipoprotein oder Lipoprotein niedriger Dichte) aus dem Blutkreislauf zu entfernen. HDL hat außerdem eine starke antioxidative und entzündungshemmende Wirkung. Natürliche, minimal verarbeitete Lebensmittel tragen zur Erhöhung des »guten« HDL-Spiegels bei, während hochverarbeitete Lebensmittel den »schlechten« LDL-Spiegel erhöhen.

Weniger bekannt ist, dass Cholesterin ein wichtiger Nährstoff für das Gehirn ist und zur Produktion lebenswichtiger Hormone, vor allem Testosteron, Östrogen und Cortisol, verwendet wird. Außerdem trägt es zur Synthese von Vitamin D bei.

Niedrige Cholesterinwerte werden manchmal mit erhöhter Impulsivität, Aggression und Gewalt[161] sowie Depression[162] in Verbindung gebracht. Verhaltensprobleme wie wiederholte Selbstverletzungen, Beißen und Headbanging (ruckartige Kopfbewegungen) werden manchmal durch die Normalisierung des Cholesterinspiegels[163, 164] verbessert.

Ein niedriger Cholsterinspiegel kann durch eine Vielzahl von Ernährungs- und Stoffwechselfaktoren verursacht werden wie Manganmangel, Zöliakie, Schilddrüsenüberfunktion, Lebererkrankungen und Malabsorption sowie durch schlechte oder fettarme Ernährung. Auch höchst selektive Ernährung kann eine Rolle spielen.

Wenn dein Kind nicht regelmäßig Eier oder Innereien isst und unter anhaltenden Angstzuständen oder zu Selbstverletzungen neigt, lasse den Cholesterinspiegel durch einen Bluttest überprüfen. In den meisten Fällen kann der Cholesterinwert durch den Verzehr von reichlich Eigelb[165] und Innereien, die man eventuell in Gerichten wie Hackfleischsauce »verstecken« muss, recht schnell ansteigen und zu einer ruhigeren, ausgeglicheneren Gemütsverfassung führen.

DIE ROLLE HOCH-VERARBEITETER LEBENSMITTEL

3

Unsere Essgewohnheiten haben sich im Laufe meines Lebens rapide verändert, viel stärker als in früheren Generationen. Heute kochen wir weniger selbst und haben den Bezug zur Herkunft unserer Nahrung fast völlig verloren, da so vieles, wie praktisch, in Paketen und Tüten verkauft wird.

Fertiggerichte und Snacks sind überall erhältlich – in Supermärkten, Fast-Food-Restaurants und Imbissbuden, Kantinen, Tankstellen, Fitnessstudios und Tante-Emma-Läden. Mit nur einem Fingertipp auf eine mobile App können wir uns Lebensmittel bequem nach Hause liefern lassen. Es ist schwer, die Berge von Chips, Keksen, Schokolade, Sportgetränken, Cerealien und Süßigkeiten zu ignorieren, die uns dazu verleiten, sie sofort zu kaufen und zu verzehren. Und weil sie so gut und nach mehr schmecken, müssen wir nur die Packung aufreißen und haben sie im Nu im Schlund.

Es ist allgemein bekannt, dass Menschen, die sich hauptsächlich von Junkfood und Fertiggerichten ernähren, generell nicht sonderlich gesund sind. Die Bevölkerung der Industrieländer kauft und konsumiert mittlerweile weitaus mehr Fertiggerichte, als für sie gut ist. Diese veränderten Essgewohnheiten werden als Hauptursache für die Fettleibigkeitsraten, Stoffwechselerkrankungen wie Typ-2-Diabetes und Herz-Kreislauf-Erkrankungen in der entwickelten Welt angesehen. Weniger bekannt ist aber die Wirkung von hochverarbeiteten Lebensmitteln auf das Gehirn, wenn wir zu viel davon essen.

WAS SIND HOCHVERARBEITETE LEBENSMITTEL?

Die meisten von uns wissen instinktiv, dass klassisches Junkfood wie Pizza, Hamburger, Pommes, Donuts und Eiscreme nicht gesund ist, wenn man es ständig isst. Früher ging es bei den Botschaften für gesundes Essen darum, Fett, Zucker und Salz zu reduzieren, die in Junkfood reichlich vorhanden sind. Es ist jedoch möglich, dass Fett, Zucker und Salz gar nicht die Übeltäter sind.

Nur wenige sind sich des hohen Verarbeitungsgrads der Zutaten in unseren Lebensmitteln bewusst. Neuesten Erkenntnissen zufolge enthalten diese hochverarbeiteten Lebensmittel (im englischsprachigen Raum als UPFs, *ultra-processed foods*, bekannt)[166] künstliche Inhaltsstoffe, die weitaus schädlicher sein können als natürliches Fett, Zucker und Salz. Letzten Endes gibt es Lebensmittel mit hohem Fettgehalt wie Avocados und Nüsse, welche mit natürlichem Zucker wie Obst, Honig und Milch und in Salz eingelegte Lebensmittel wie Oliven, Sardellen und Kapern, die für uns und unser Gehirn gesund sind.

UPFs[167] sind Produkte, die Lebensmittelkonzerne mit Zutaten und Methoden herstellen, die wir zu Hause nicht nachahmen können: Fertiggerichte, Getränke und Snacks mit so vielen Zutaten, die wir nicht auf einen Blick als Nahrung erkennen können. Dazu gehören Emulgatoren, künstliche Süßstoffe, Konservierungsmittel, Aromen, Säureregulatoren und Lebensmittelextrakte, die häufig auf den Etiketten vorverpackter Lebensmittel zu finden sind.

Selbst einige unserer Grundnahrungsmittel enthalten inzwischen zahlreiche Zutaten, die man in der heimischen Küche nicht findet und die teils industriell verarbeitet worden sind, um sie schmackhafter, aber nicht unbedingt gesünder zu machen. Dazu gehören Grundnahrungsmittel wie Brot und Joghurt. Und ich habe festgestellt, dass Lebensmittel mit diesen hochverarbeiteten Zutaten Kinder und Teens mit hochsensiblem Gehirn allem Anschein nach mehr beeinträchtigen als die allgemeine Bevölkerung.

Die Herstellung dieser Fertiglebensmittel erfordert hochentwickelte Maschinen und Technologie, um z.B. Sojabohnen in Sojamilch, Pflanzenöle in Margarine und Getreide in Frühstücksflocken zu verwandeln.

Pflanzenöle werden oft durch Bleichen, Geruchsbeseitigung und Hydrierung raffiniert, sodass sie den Geschmack der Nahrungsmittel, denen sie zugesetzt werden, nicht beeinträchtigen und die Textur festigen. Mais- und Sojaproteine werden hydrolisiert, damit sie schmackhafter werden und man sie leichter mit anderen Lebensmitteln kombinieren kann. Die aus diesen Lebensmittel gewonnenen Stärken werden häufig modifiziert, was ihre Süße und Weichheit verstärkt; wenn man sie in hohen Mengen verzehrt, können sie den Blutzuckerspiegel beeinflussen.

Man vergleiche diese »Veredlungsprozesse« mit traditionelleren, seit Jahrhunderten verwendeten Praktiken wie Einlegen, Trocknen und Räuchern von Nahrung. Es sind Techniken und erprobte Methoden, die wir noch immer in der heimischen Küche zum Vorbereiten und Lagern von Nahrung verwenden.

Hochverarbeitete Lebensmittel kreieren hochprofitable Produkte für den Hersteller – Lebensmittel, die preiswert herzustellen, lange haltbar, verzehrfertig und schmackhaft sind. Dieser Trend zu industrieller Verarbeitung wird teilweise auch durch die Verbrauchernachfrage nach dem perfekten Biss, Mundgefühl oder Geschmack sowie durch die Notwendigkeit vorangetrieben, der anhaltenden Lobbyarbeit zur Reduzierung von Fett, raffiniertem Zucker und Salz nachzukommen.

UPFs in Form von modifizierten Stärken, ungesunden Fetten und künstlichen Zusatzstoffen sind kalorienreich und arm an Ballaststoffen, Protein, Omega-3, Cholin, Vitaminen und Mineralien – den wichtigen Nährstoffen, die das Gehirn und die Stimmung mit Energie versorgen. Der Verzehr dieser raffinierten Zutaten verursacht oft Blutzuckerspitzen, die langfristig zu Typ-2-Diabetes führen können und zudem ein höheres Risiko für Herz-Kreislauf-Erkrankungen darstellen.[168]

Übermäßiger Konsum von hochverarbeiteten Lebensmitteln kann zu Stimmungsschwankungen und sogar zu Angstgefühlen und Depression führen.[169] Mit der Zeit beeinträchtigt der regelmäßige Verzehr derart nährstoffarmer Lebensmittel die Gehirnentwicklung[170] und kognitive Leistungsfähigkeit.[171] Diese Inhaltsstoffe können außerdem stark abhängig machen, was zu einem Teufelskreis aus übermäßigem Essen und ungesunden Ernährungsgewohnheiten wie Binge-Eating-Störungen[172] führen kann.

Diese relativ neue Ernährungsweise wirkt sich in vielfacher Hinsicht auf uns alle aus. Da immer mehr unserer Lebensmittel verpackt und weniger frisch zubereitet werden, leiden die tägliche Nährstoffaufnahme und damit auch die Gehirne unserer Kinder.

Nicht jedes Lebensmittel, das man im Supermarkt oder im örtlichen Geschäft kauft, ist hochverarbeitet, und offensichtlich hat man einige Nahrungsmittel einer komplexeren Hochverarbeitung unterzogen als andere.

Idealerweise sollten weniger als 20 Prozent der Kalorien unserer Kinder von hochverarbeiteten Lebensmitteln stammen; in Wirklichkeit kann dieser Wert heutzutage bei vielen höher sein. Als Beispiel aus Großbritannien: Bei einem durchschnittlichen britischen Kleinkind besteht die Ernährung aus fast zwei Dritteln hochverarbeiteter Lebensmitteln; bei Kindern im Grundschulalter sind es etwa 75 Prozent, bei Kindern an der Mittelschule bis zu 83 Prozent.[173] In den USA[174] wie auch in anderen modernen Ländern sind die Zahlen ähnlich hoch.

Wenn du es dir zum Ziel setzt, deine Familie mit 80 Prozent frisch gekochten und 20 Prozent hochverarbeiteten Lebensmitteln zu ernähren, dürftest du eine ausgewogene Ernährung erreichen. Die Umstellung von UPFs auf selbst gekochte Mahlzeiten kann anfangs jedoch schwer und überwältigend sein. Damit dir diese positive Veränderung leichter fällt, habe ich in diesem Buch köstliche Rezepte für dich und deine Familie zusammengestellt. Die Zubereitung ist einfach, und spezielle Küchengeräte sind nicht erforderlich.

KATEGORIEN DER VERARBEITUNG

Die ersten drei Kategorien sind gesund und sollten 80 Prozent der Ernährung ausmachen:

► **Unverarbeitete und minimal verarbeitete Lebensmittel:** Diese Lebensmittel werden im Ganzen oder weniger intensiv verarbeitet, z. B. durch Kühlen, Schneiden, Reiben und Verpacken. Beispiele: frisches Fleisch, Geflügel, Fisch, Meerestiere, Eier, Obst, Salate und Gemüse, ungesalzene Nüsse und Samen, Hülsenfrüchte, Vollkornprodukte und Rohmilch.

► **Verarbeitete kulinarische Zutaten:** Diese Produkte werden etwas weiter verarbeitet, etwa durch Trocknen, Einfrieren, Pasteurisieren, Gas- und Vakuumverpacken, Abfüllen, Fettreduktion und Fermentation. Beispiele: Tiefkühlobst und -gemüse, getrocknete Bohnen und Trockenobst, ungesüßte Fruchtsäfte, pasteurisierte Milch, einfacher Joghurt und Kefir.

► **Verarbeitete Lebensmittel:** Dies sind Zutaten, die ursprünglich von Pflanzen, Tieren oder Pilzen stammen und dann zum Kochen und Backen gemahlen, gepresst, stabilisiert oder gereinigt werden. Beispiele: Mehl, Speiseöle, Butter, Sahne, Zucker und Nussbutter. Die Kategorie umfasst auch Konservierungstechniken wie Pochieren, Salzen, Einlegen, Räuchern und Pökeln. Beispiele: In Sirup eingelegtes Obst, in Salzlake konservierter Fisch, Schinken, Salami und Käse.

► **Hochverarbeitete Lebensmittel:** Diese Lebensmittel werden mit wenigen Vollwertzutaten und einer Vielzahl von Zusatzstoffen, darunter künstliche Aromen, Farbstoffe und Süßstoffe, Emulgatoren und Konservierungsmittel, oder industriellen Verfahren zur Veränderung von Textur und Form des Produkts hergestellt. Hochverarbeitete Lebensmittel können mit Vitaminen und Mineralstoffen angereichert sein und sind als verzehrfertige Versionen von Vollwertprodukten konzipiert. Beispiele: Frühstückscerealien, Getreideriegel, heiße Würstchen, fettarmer Joghurt, pflanzenbasierter Käse und Pflanzenmilch, Kekse und Knabbergebäck, Kartoffelchips, Süßigkeiten, kohlensäurehaltige Getränke (Limonade usw.) sowie Fertiggewürze und -saucen.

WARUM HOCHVERARBEITETE LEBENSMITTEL PROBLEME VERURSACHEN

Es gibt zahlreiche Gründe, warum hochverarbeitete Lebensmittel uns nicht guttun. Hier einige der wichtigsten:

VERDRÄNGUNG WICHTIGER NÄHRSTOFFE

Durch Lebensmittelverarbeitung können Ballast- und Nährstoffe aus den ursprünglichen Vollwertzutaten wie Omega-3, Vitamin B1, Eisen, Selen und Zink verloren gehen.[175] Die Verlagerung von nahrhaften Lebensmitteln zu verarbeiteten Lebensmitteln kann zu einem Mangel an diesen gehirnfördernden Nährstoffen in der Ernährung führen und sich auf die geistige Gesundheit und das allgemeine Wohlbefinden auswirken. Und da Fertiggerichte praktisch und einfach zu verzehren sind, essen Kinder möglicherweise kleinere Mengen anderer Lebensmittel, die von Natur aus mehr dieser Nährstoffe enthalten.

ZUCKER-ACHTERBAHN

Hochverarbeitete Lebensmittel enthalten gewöhnlich eine Menge Zucker und Stärke. Dieser hohe Zucker- und Stärkegehalt kann den Blutzuckerspiegel von Kindern beeinträchtigen und wird mit verstärkten Entzündungen und einem höhren Risiko für Gewichtszunahme sowie Typ-2-Diabetes in Verbindung gebracht.[176] Weniger verarbeitete Lebensmittel und häufigeres Kochen mit frischen Zutaten tragen dazu bei, der Entwicklung von Stoffwechselproblemen bei Kindern vorzubeugen.[177]

Wenn man die Etiketten der meisten hochverarbeiteten Lebensmittel überprüft, entdeckt man unter den Hauptzutaten häufig Stärke (Mais-, Reis- und Kartoffelstärke, modifizierte Stärke oder Mehl) sowie verschiedene Zuckerarten; daraus besteht der Großteil des Produkts. Die Namen dieser Zucker enden vielfach mit »-ose« wie Glukose, Fruktose oder Dextrose; man kann also nicht immer erkennen, dass es sich um Zucker handelt.

Da hochverarbeitete Lebensmittel so reich an Kohlenhydraten und arm an Eiweiß und gesunden Fetten sind, lassen sie den Blutzuckerspiegels eines Kindes auf- und abschnellen. Nach dem Verzehr von UPFs kann der Blutzucker schnell ansteigen und dem Kind einen Energieschub geben; dann senkt er sich jedoch wieder, und das Kind fühlt sich müde und träge.

ÜBERMÄSSIGES GLUTAMAT

Hochverarbeitete Lebensmittel können zudem den Neurotransmitter Glutamat überproduzieren, der das Gehirn unserer Kinder überstimulieren kann (siehe Kapitel 2). Werden die durch Glutamat stimulierten Gehirnbahnen zu aktiv, so kommt es zu Problemen wie Schlafstörungen, oppositionellem Verhalten (Regel- oder Autoritätsverstöße), Furchtlosigkeit oder vermehrtem Risikoverhalten wie z. B. über die Straße rennen oder aufs Dach klettern. Auch Feststecken in einer Gedankenschleife und sogar Zwangsstörungen sind möglich.

SNACKSUCHT

Hochverarbeitete Lebensmittel sind oft extrem lecker und machen süchtig[178], da sie die Belohnungssysteme in unserem Gehirn beeinflussen. Sie sind speziell darauf ausgelegt, köstlich und unwiderstehlich zu sein – ein Grund, warum wir so abhängig von ihnen werden können.

Wenn wir beispielsweise einen Keks oder eine Tüte Kartoffelchips essen, schüttet das Gehirn Dopamin aus, das für ein gutes Gefühl sorgende Hormon. Dies ist das Belohnungssystem des Gehirns und der Grund, warum wir das zur Belohnung geführte Verhalten wiederholen wollen.[179] ADHS-Betroffene neigen dazu, mehr Snacks und hochverarbeitete Lebensmittel zu konsumieren, da sie den Dopaminschub suchen, der von so kurzer Dauer ist, dass das Verhalten ständig wiederholt wird. Wir alle kennen das und haben eine ganze Familienpackung Chips auf einen Satz verschlungen; es ist jedoch ein Problem, wenn das zur Norm wird.

WIE HOCHVERARBEITETE LEBENSMITTEL DAS GEHIRN GEZIELT BEEINFLUSSEN

Beeinflussen hochverarbeitete Lebensmittel die Entwicklung, das Denken und die Gefühle unserer Kinder? Wissenschaftler haben erst unlängst festgestellt, dass derartige Lebensmittel nicht nur die körperliche Gesundheit, sondern auch das allgemeine geistige und psychische Wohlergehen schädigen. Es gibt neue Hinweise darauf, dass hochverarbeitete Lebensmittel die neurologische Entwicklung[180], den IQ und die schulischen Leistungen von Kindern[181, 182] und ihre psychische Gesundheit beeinträchtigen.

SPRECHEN UND SPRACHE

Hochverarbeitete Lebensmittel haben anscheinend einen Einfluss auf die Entwicklung von Sprache, Sprech- und Kommunikationsfähigkeiten eines Kindes. Die Forschung steckt noch in den Kinderschuhen und basiert bisher hauptsächlich auf der Beobachtung des Essverhaltens von Schwangeren; anschließend werden ihre Kinder zum Dokumentieren ihrer Entwicklung mehrere Jahre lang beobachtet. Ziel dieser Studien ist, etwaige Veränderungen, die während der Schwangerschaft und in den ersten Lebensjahren auftreten, aufzuzeichnen.

Bislang haben die Studien gezeigt, dass Frauen, die während der Schwangerschaft die meisten hochverarbeiteten Lebensmittel essen, häufig feststellen, dass ihr Kind Probleme mit der neurologischen Entwicklung[183] und mit verbaler Kommunikation wie langsamerer Sprachentwicklung in der frühen Kindheit hat.[184] Es ist möglich, dass die Mütter nicht genügend Zink und Eiweiß zu sich nehmen, was mit Entwicklungsverzögerungen bei Kindern assoziiert worden ist.[185] Dies könnte auch an der entzündungsfördernden Natur der UPFs liegen (siehe Kapitel 5).[186]

ENTWICKLUNGSVERZÖGERUNG

Die Wissenschaftler gehen sogar so weit, zu vermuten, dass der Anstieg des Verbrauchs hochverarbeiteter Lebensmittel und die Entdeckung von Schwermetallen in Babynahrung zum Teil erklären könnten, warum Entwicklungsverzögerungen zunehmen. Dies ist offensichtlich ein komplexes, potenziell emotionales Thema, und es werden viele Gründe dafür in

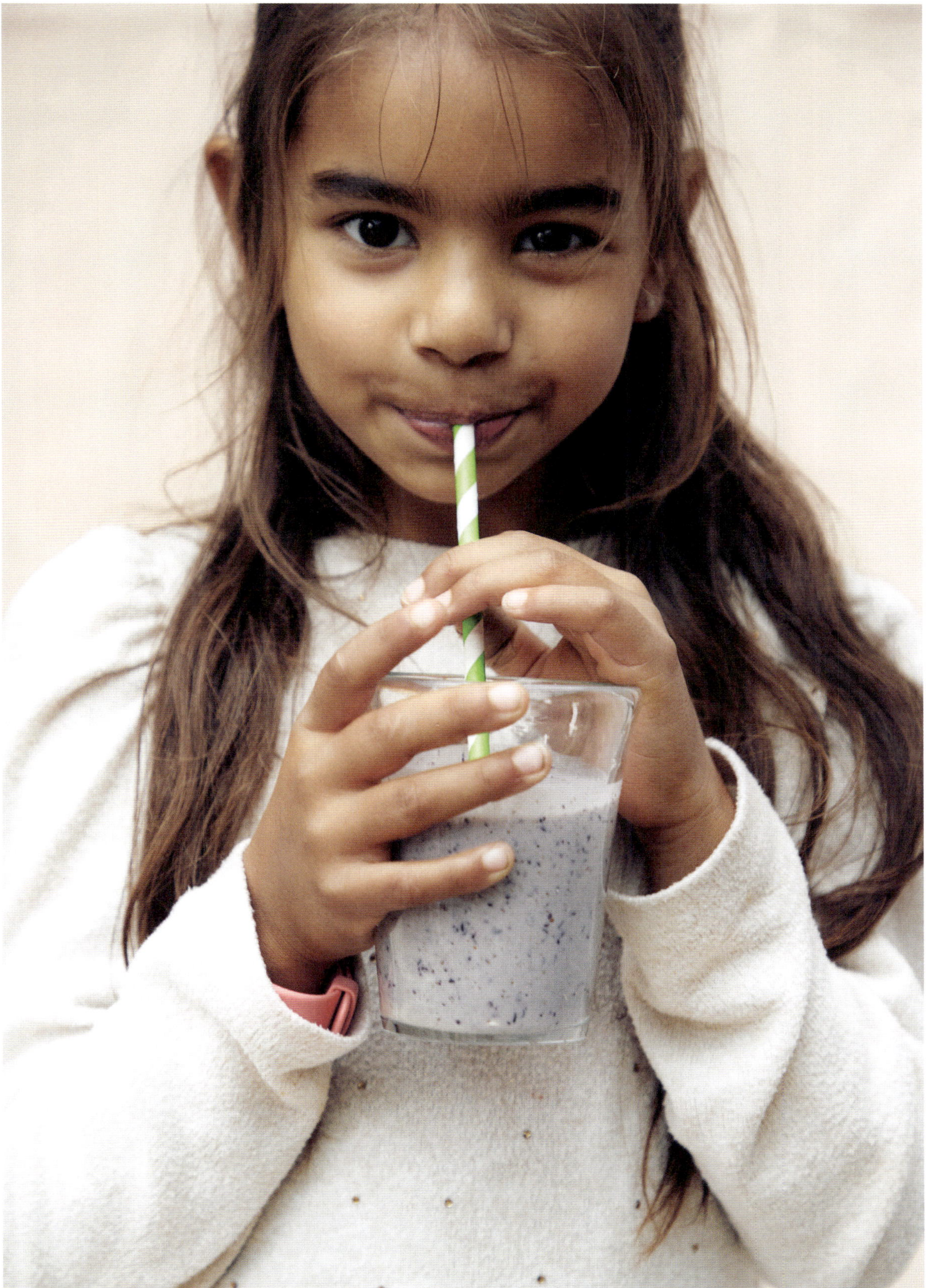

Betracht gezogen, warum sich z. B. in Großbritannien die Zahl autistischer Kinder mit sonderpägagogischem Förderbedarf nahezu verdreifacht und die Zahl der Entwicklungsverzögerungen vervierfacht hat und die Zahl von ADHS-Fällen in den letzten 20 Jahren von 10 auf 16 Prozent gestiegen ist.[187] Auch in den USA, wo bei etwa 1 von 6 (17 Prozent) Kindern im Alter von 3–17 Jahren eine Entwicklungsverzögerung diagnostiziert wird,[188] steigen die Zahlen rapide an.

Quecksilber, Blei, Arsen und Kadmium, in unserer Nahrungskette weitverbreitet, kommen in Teilen unseres Bodens vor und verunreinigen daher einige Obst- und Gemüsesorten, selbst wenn diese biologisch angebaut werden. Waschen und Schälen von Obst und Gemüse kann zum Reduzieren der Belastung beitragen.

LOKOMOTORISCHE FÄHIGKEITEN

Der übermäßige Konsum von hochverarbeiteten Lebensmitteln in den ersten Lebensjahren kann auch die Entwicklung wichtiger motorischer Fähigkeiten eines Kindes beeinflussen, z. B. Hüpfen und Springen, Bälle werfen und fangen, die für Koordination und Lernen[189] entscheidend sind. Sie müssen Gleichgewicht, Hand-Auge-Koordination, Beweglichkeit und körperliche Fitness entwickeln. Ohne diese grundlegenden Bewegungsfähigkeiten kann ein Kind später in der Kindheit mit Dyspraxie diagnostiziert werden. Allerdings kann man ihm helfen, indem man die Reifung primitiver Reflexe (siehe rechts) fördert und Ergotherapie nutzt. Lokomotorische Fähigkeiten helfen dem Gehirn auch beim Entwickeln neuronaler Verbindungen, die mit der Zeit die exekutiven Fähigkeiten und die Konzentration verbessern.

HYPERAKTIVTÄT UND IMPULSIVITÄT

Der Verzehr von vielen verarbeiteten Lebensmitteln und Limonade oder eine »Junkfood«-Ernährung verursacht bei Kindern bekanntermaßen starke Schwankungen des Blutzuckerspiegels: Sie können teils hyperaktiv, teils lethargisch werden und verstärkte Impulsivität zeigen. Eine Studie ergab, dass Kinder, die im Alter von 4 Jahren vermehrt verarbeitete Lebensmittel ohne wichtige Gehirnnährstoffe zu sich nahmen, mit 7 häufig hyperaktiv waren.[190] Wer ein ADHS-Kind hat, weiß nur zu gut, dass diese Lebensmittel es nervös machen und die Konzentration erschweren.[191, 192, 193] Der Zusammenhang zwischen der Ernährung in den ersten Lebensjahren und dem Verhalten von Kindern ist inzwischen ziemlich deutlich: Kinder, deren Ernährung keine wichtigen Vitamine, Mineralstoffe und Omega-3-Fettsäuren enthält und stattdessen reich an hochverarbeiteten Lebensmitteln ist, haben später in der Kindheit eher Verhaltensprobleme wie Kämpfen, Lügen und Stehlen und als Jugendliche größere emotionale Schwierigkeiten.[194, 195, 196]

WAS SIND VERBLEIBENDE PRIMITIVE REFLEXE?

Verbleibende primitive oder frühkindliche Reflexe sind Babybewegungen, die dem Kind länger als gewöhnlich im Gedächtnis bleiben und beeinflussen, wie es lernt, sich zu bewegen, das Gleichgewicht zu halten und auf die Welt um es herum zu reagieren.

Ein Beispiel ist der Moro-Reflex oder Schreckreflex. Es ist eine unwillkürliche Reaktion von Babys, bei der sie plötzlich Arme und Beine ausstrecken, den Rücken krümmen und manchmal weinen, wenn sie das Gefühl haben, zu fallen, oder durch ein lautes Geräusch oder eine plötzliche Bewegung aufgeschreckt werden. Dieser normale Reflex gehört zur kindlichen Entwicklung und verschwindet meist im Alter von vier bis sechs Monaten. Ein anhaltender Moro-Reflex wirkt sich auf die motorische Entwicklung, auf Gleichgewicht, Koordination und den Schlafrhythmus eines Kindes aus und führt zu späteren Lebensproblemen wie u. a. Konzentrationsschwierigkeiten und mangelnder Impulskontrolle.

Es gibt zahlreiche Kliniken, die sich auf Therapien zur Reifung dieser erhaltenen primitiven Reflexe spezialisiert haben.

SCHLAFLOSIGKEIT

Untersuchungen zeigen, dass der Verzehr von zu vielen hochverarbeiteten Lebensmitteln den Schlaf beeinträchtigt. Dies kann sich auf die Schlafdauer und -qualität auswirken und trifft auf alle Altersgruppen zu. Schlafprobleme sind für viele neurodivergente Kinder ein echtes Problem, und eine Reduzierung dieser Lebensmittel kann einen Unterschied machen – besonders beim Abendessen oder bei Snacks vor dem Schlafengehen.[197, 198, 199]

GEISTIGE GESUNDHEIT

Der übermäßige Konsum von hochverarbeiteten Lebensmitteln wird heute eng mit psychischen und sozialen Problemen bei Teenagern und jungen Erwachsenen verbunden. Zu den psychischen Problemen können Depression und Angstzustände[200] oder Persönlichkeitsstörungen gehören, die emotionale Stabilität und psychisches Wohlbefinden beeinflussen. Der Verzehr von zu vielen hochverarbeiteten Lebensmitteln erschwert klares Denken und Gefühlskontrolle, das Treffen von Entscheidungen und den Umgang mit Stress.

Forscher haben festgestellt, dass der regelmäßige Konsum großer UPF-Mengen mit Depressionen[201, 202] und psychischem Stress bis zu 15 Jahren später verbunden ist.[203] Die Auswirkungen hochverarbeiteter Lebensmittel auf Kinder und Teenager sind also nicht nur kurzfristig. Deshalb ist mehr Aufklärung über den Zusammenhang zwischen gesunder Ernährung und Stimmung notwendig. Man stelle sich den positiven Unterschied für die allgemeine psychische Gesundheit vor, wenn alle Schulkinder lernen würden, von Grund auf zu kochen. Eine gesündere Ernährung wäre eine bessere Entwicklung für alle.[204, 205]

SO REDUZIERST DU DEN VERZEHR VON HOCHVERARBEITETEN LEBENSMITTELN

Hier meine einfachen Top-Tipps zum Reduzieren der UPF-Menge, die dein Kind isst – Schritt für Schritt vorgehen und ehe man sich's versieht, essen du und deine Familie bald mehr selbst gekochte, leckere Gerichte:

- Von Grund auf selbst kochen – je mehr du selbst kochst, desto wahrscheinlicher ist es, dass du nahrhaftere Entscheidungen für deine Familie triffst. Das Ziel: Jede Woche ein neues Rezept ausprobieren.

- Das Etikett lesen und Lebensmittel einkaufen, die weniger als ein oder zwei UPF-Zutaten enthalten – diese Namen erkennst du nicht als Lebensmittel und würdest sie normalerweise nicht in einer heimischen Küche finden.

- Emulgatoren, Säureregulatoren, künstliche Zucker, Lebensmittelfarbstoffe und Konservierungsmittel nach Möglichkeit vermeiden.

- Durch ein eiweißhaltiges Frühstück bleibt dein Kind länger satt und greift zwischen den Mahlzeiten weniger häufig zu hochverarbeiteten Snacks.

- Das Pausenbrot selbst zubereiten und frische Zutaten mit Ballaststoffen, Folsäure und Eisen verwenden: z. B. Vollkornbrot, Frischkäse/Scheibenkäse, Gurkenscheiben, Salatblätter, dazu Obst.

- Zum Trinken: gefiltertes Wasser oder Mineralwasser und Frischsaft statt Energy-Drinks; dies reduziert die Aufnahme von Zucker, Zuckeraustauschstoffen, Konservierungsmitteln und Koffein.

- Vorausdenken – bevor deine Kinder auf eine Party gehen oder mit Freunden ausgehen, ihnen zu essen geben, damit sie sich nicht mit Ungesundem vollstopfen.

- Eine Verbindung zwischen den Lebensmitteln, die dein Kind isst, und seiner Stimmung herstellen – die Nahrungsmittel identifizieren, die sie aufmuntern, und die, die sie niedergeschlagen, konfus und müde machen. Es verhilft dir, deinem Kind und deiner Familie zu einer positiveren Einstellung.

4 DAS ZWEITE GEHIRN IN DEINEM DARM

In unserem Darm leben Milliarden von Bakterien, Hefen und anderen Mikroorganismen, die ein empfindliches Ökosystem bilden – das Darmmikrobiom. Diese komplexe Mischung unterschiedlicher Mikroben in unserem Darm ist lebenswichtig und heutzutage von größter Bedeutung für unsere allgemeine körperliche, geistige, emotionale und neurologische Gesundheit und unser Wohlbefinden. Sie hat einen enormen Einfluss auf unsere Stimmung, unser Verhalten, unsere Denkweise und unseren Umgang mit der Welt um uns herum und unseren Kindern.[206]

Immer mehr Forschungsergebnisse verknüpfen die Gesundheit und Vielfalt des Darmmikrobioms mit der Funktionsweise des Gehirns[207], der sogenannten Darm-Hirn-Achse.[208] Von ADHS[209] bis Autismus[210] bis hin zu Depressionen und Angstzuständen[211, 212, 213] deuten Beweise darauf hin, dass das Gleichgewicht der Mikroben im Darm aufzeigen kann, wie sich diese Erkrankungen auf Einzelpersonen auswirken.[214]

Darmbakterien helfen bei der Herstellung der Bausteine für die Produktion der Neurotransmitter im Gehirn:[215] Fast 95 Prozent von Serotonin werden im Darm hergestellt.[216] Und diese Neurotransmitter helfen unseren Gehirnzellen, untereinander Signale zu übertragen. Außer Serotonin produziert der Darm auch GABA, Acetylcholin, Dopamin und Noradrenalin, die unseren Kindern beim Lernen und bei der Entwicklung helfen und ihre Stimmung, ihren Schlaf und ihre Verhaltensmuster regulieren. Dies erklärt, warum man unseren Darm als »zweites Gehirn« bezeichnet.

Gehirn und Darm werden durch den Vagusnerv verbunden, über den die Signale zwischen beidem hin- und hergesendet werden. Diese Kommunikation in beiden Richtungen könnte für die Darm-Gehirn-Achse verantwortlich sein.[217, 218] Etwa 10–20 Prozent dieser Signale senden Nachrichten vom Gehirn zum Darm, die für die Produktion von Magensäften verantwortlichen Muskeln zu kontrollieren und die Nahrung durch den Darm zu bewegen. Die meisten Signale (80–90 Prozent) leiten jedoch sensorische Informationen vom Magen und Darmmikrobium über den Vagusnerv[219] an das Gehirn weiter. Da unsere Darmbakterien Neurotransmitter produzieren, die für Stimmungsregulierung, Kognition und Lernen wichtig sind (siehe Kapitel 9)[220, 221, 222], nimmt man an, dass diese das Gehirn ebenfalls über den Vagusnerv erreichen. Das, was im Bauch vor sich geht, beeinflusst wohl auch das Gehirn, das daher täglich ernährt werden muss.

GUTE VS. SCHLECHTE DARMBAKTERIEN

Bestimmte Darmbakterienstämme reduzieren Entzündungen und fördern eine gesunde Darm-Hirn-Achse. *Bifidobacterium*- und *Lactobacillus*-Stämme etwa haben nachweislich eine entzündungshemmende Wirkung und können zur Regulierung der Immunreaktion im Darm beitragen. Sie werden auch mit verbesserter Stimmung und verringerten Symptomen von Angst und Depression assoziiert.[223]

Man hat festgestellt, dass eine Fülle von unerwünschten, mit Entzündungen verbundenen Bakte-

PRÄBIOTIKA VS. PROBIOTIKA

Probiotika sind nützliche lebende Bakterien in kultivierten und fermentierten Lebensmitteln wie Joghurt, Kefir, Pickles, Apfelessig, Miso, Sauerkraut und Kimchi sowie in Nahrungsergänzungsmitteln. Sie sind wichtig für eine gesunde Darmflora und unterstützen die Verdauung und das Immunsystem. Sie wirken entzündungshemmend, und einige Stämme bilden B-Vitamine, die auch Bausteine für Neurotransmitter und positive psychische Gesundheit sind.

Präbiotika sind Ballaststoffe, die diese guten Bakterien ernähren. Sie sind in Knoblauch, Zwiebeln, Chicorée und Bananen enthalten, fördern das Gedeihen von probiotischen Bakterien und verbessern die Darmgesundheit.

Probiotika und Präbiotika unterstützen zusammenwirkend ein ausgeglichenes Mikrobiom im Darm.

rienstämmen wie *Clostridium*[224] häufiger bei Menschen mit Stimmungsstörungen und Neurodivergenz vorkommen.[225, 226] Diese Bakterien produzieren das Gehirn beeinträchtigende Neurotoxine und andere schädliche Nebenprodukte, die zu Entzündungen der Darmschleimhaut beitragen können. Betrachten wir diese als die »schlechten« Bakterien, die von den »guten« Bakterien verdrängt werden müssen. Deshalb ist es so wichtig, durch gesunde Ernährung eine nützliche Bakterienvielfalt im Darm aufzubauen!

Unser Darm enthält gewöhnlich eine Mischung aus verschiedenen Arten guter und schlechter Bakterien. Werden schlechte Stämme dominant, so können Probleme entstehen; für eine gute Darmvielfalt sind daher auch verschiedene andere Stämme notwendig.

Zu den spezifischen Stämmen guter Darmbakterien, die die Bausteine für die Neurotransmitterproduktion liefern, gehören Folgende[227, 228, 229, 230]:

- *Lactobacillus* trägt zur Herstellung von Acetylcholin und GABA bei.
- *Bifidobacterium* trägt zur Bildung von GABA bei.
- *Escherichia* stellt Noradrenalin, Serotonin und Dopamin her.
- *Streptococcus* und *Enterococcus* bilden Serotonin.
- *Bacillus* trägt zur Bildung von Noradrenalin und Dopamin bei.

DIE WIRKUNGEN DES DARMS AUF KINDLICHE ENTWICKLUNG UND DARÜBER HINAUS

Wie ein Baby geboren und in den ersten Monaten ernährt wird, ist entscheidend für die Entwicklung eines gesunden Darmmikrobioms. Babys, die vaginal geboren und/oder gestillt werden, haben möglicherweise einen Vorsprung bei der Entwicklung eines vielfältigen Mikrobioms im frühen Leben gegenüber denen, die durch Kaiserschnitt geboren und mit der Flasche gefüttert werden. Dies liegt daran, dass das eigene Mikrobiom der Mutter über den Geburtskanal und die Muttermilch auf ihr Kind übertragen wird.[231]

Studien deuten auch darauf hin, dass die Darmmikroben eines Kindes eventuell einen großen Einfluss auf dessen Persönlichkeit, Temperament und Gehirnentwicklung haben.[232, 233, 234] Man geht davon aus, dass Kleinkinder, die Schwierigkeiten haben, mit ihrer Stimmung umzugehen, kein Bakteriengleichgewicht in ihrem Darmmikrobiom aufweisen.[235] Beispielsweise ist ein Baby mit einem vielfältigeren Darmmikrobiom, das eine Fülle von *Bifidobacterium* enthält, ruhiger, verschmuster und lässt sich leichter beruhigen – und lächelt und lacht auch mehr.[236]

Eine mögliche Erklärung könnte sein, dass *Bifidobacterium* die Nervenverbindungen im Gehirn eines Babys prägt, da es den entspannenden Neurotransmitter GABA produziert und reguliert. Diese wichtige Darmmikrobe schützt auch vor Infektionen[237] und antibiotikaresistenten Bakterien sowie vor Entzündung[239, 240], die ein Risiko für die kindliche Entwicklung darstellen. Die Gesamtkonzentration von *Bifidobacterium* im Darm ist deutlich zurückgegangen, und die heutigen gestillten Babys haben weniger davon im Darm als die mit der Flasche gefütterten Babys vor einem Jahrhundert, was weitreichende Auswirkungen haben könnte.[241, 242]

Interessanterweise beeinflusst die Vielfalt der Bakterien im Darmmikrobiom auch die Geselligkeit bei Teenagern und jungen Erwachsenen; wer ein größeres soziales Netzwerk hat, hat meist ein reichhaltigeres Mikrobiom, während soziale Ängste und Stress mit einer geringeren Vielfalt und einer weniger gesunden Mikrobiomzusammensetzung verbunden sind.[243] Es kann schwer sein, sich mit der Vorstellung anzufreunden, dass eine blühende Mikrobengemeinschaft im Darm Einfluss auf die Entwicklung von Freundschaften und sozialen Fähigkeiten eines Kindes hat!

Zahlreiche andere Faktoren prägen das Mikrobiom in den ersten Lebensjahren eines Kindes. So kann die Einnahme von Antibiotika gegen Bakterieninfektionen[244] und Protonenpumpenhämmer[245] gegen Reflux ein gesundes Darmmikrobiom negativ beeinflussen.

Veränderungen der Verdauung und Stuhlgewohnheiten eines Kindes wie ockergelber Stuhl nach dem sechsten Monat oder unverdaute Nahrung im Stuhl weisen auf Maldigestion oder Malabsorption hin und führen leicht zu Nährstoffmangel. Häufige Magen- oder Virusinfektionen bedeuten ebenfalls, dass das Mikrobiom des Kindes besondere Pflege benötigt. Immerhin ist der Darm ein wichtiger Bestandteil unseres Immunsystems.

EIN GUTES DARMMIKROBIOM, ABER WIE?

▶ Viel Vollwertkost servieren: Obst, Gemüse, Nüsse, Samen und Kerne, Hülsenfrüchte, Vollkornprodukte.

▶ Nach Möglichkeit verarbeitete Lebensmittel wie Weißmehl und raffinierten Zucker vermeiden.

▶ Für gute Belüftung deines Zuhauses sorgen – die Fenster aufmachen und die Mikroben hereinlassen!

▶ Deine Kinder ermutigen, draußen in der frischen Luft zu spielen.

▶ Täglich buntes Obst und Gemüse in Regenbogenfarben essen. Kreative Smoothies mixen und Eis am Stiel selbst machen. Muffins und Pfannkuchen mit nahrhaften Zutaten anreichern – das merkt kein Kind!

▶ Vitamin D und Omega-3 können ein gesundes Mikrobiom unterstützen: In die Ernährung deines Kindes einbauen, z. B. in Form von Bio-Vollmilch, Fettfisch oder Nahrungsergänzungsmitteln – und raus in die Sonne (mit Sonnencreme geschützt)!

▶ So früh wie möglich eine Vielfalt von Nahrungsmitteln einführen, damit dein Kind lernt, verschiedene Lebensmittel zu akzeptieren.

▶ Kultivierte und fermentierte Lebensmittel beim Speiseplan in Erwägung ziehen: Lebendjoghurt, Kefir, Apfelessig und Miso.

▶ Wenn dein Kind zu früh oder durch Kaiserschnitt auf die Welt gekommen ist oder in den ersten sechs Monaten Antibiotika erhalten hat, eventuell ein probiotisches Nahrungsergänzungsmittel auf *Bifidobacterium*-Basis verabreichen.

▶ Wenn du und dein Kind keine oder nur wenige Milchprodukte essen, ein probiotisches, auf einem milchfreien Nährboden gezüchtetes *Lactobacillus*-Präparat in Betracht ziehen.

Es ist nie zu spät, die Essgewohnheiten deines Kindes zu verbessern. Das Darmmikrobiom kann in jedem Alter gepflegt und neu aufgebaut werden, was sich auf Stimmung, Lernen, Verhalten und allgemeine Entwicklung auswirken kann. Das Gehirn eines Kindes entwickelt sich bis Mitte 20 weiter und ist ein Leben lang formbar und »neuroplastisch«.

DAS MYKOBIOM – DAS HEFEMONSTER!

Außer Bakterien im Darm kann Hefepilz-Übersiedelung eine der größten Herausforderungen für neurodivergente Kinder sein. Wichtig ist, die Dynamik des »Hefemonsters« zu verstehen und sich zu informieren, wie Hefe im Darm Verhalten, Kognition, Lernen, Energie und Stimmung beeinflusst.

Das Mykobiom ist eine Gemeinschaft von Pilz- und Hefeorganismen, die normalerweise im Einklang mit dem Darmmikrobiom im Verdauungstrakt lebt, doch leicht aus dem Gleichgewicht geraten kann. Wie Bakterien können Zusammensetzung und Anzahl von Hefe- und Pilzarten enorm variieren. Die Forschung hat mindestens 200 unterschiedliche Pilzarten identifiziert, die in unserem Bauch leben können.

DER MILCHFREIE ANTIBIOTISCHE NEURODIVERSITÄTSZYKLUS

Lactobacillus ist ein wichtiger Baustein für die Herstellung von ausreichend Acetylcholin, das das Arbeitsgedächtnis, exekutive Funktionen, Selbstkontrolle und emotionale Regulation unterstützt. Es ist auch wichtig für die Produktion von GABA, das uns hilft, ruhig zu bleiben, emotional ausgeglichen zu sein und gut zu schlafen.

Es liegt daher auf der Hand, dass Eltern einen hohen Gehalt an *Lactobacilli* im Darm ihres Kindes begrüßen würden, damit es sich ohne allzu große Sorgen, Verhaltensauffälligkeiten oder Lernschwierigkeiten entwickeln kann. Allerdings zeigen Darmmikrobiomtests, dass Laktobazillen heutzutage recht selten sind. Hier ein typisches Szenario, das ich ständig sehe und das weitgehend erklärt, warum so viele Menschen niedrige *Lactobacillus*-Werte haben.

► Das Baby wurde durch Kaiserschnitt geboren und profitierte daher nicht von der natürlichen Flora seiner Mutter aus dem Geburtskanal.

► Das Baby wurde im Mutterleib oder kurz nach der Geburt Antibiotika ausgesetzt, wodurch die bis dahin im Darm angesiedelten *Lactobacilli* reduziert wurden.

► Eine der wichtigsten Aufgaben von *Lactobacillus* ist die Verdauung von Milchprodukten. Kinder mit einem *Lactobacillus*-Mangel zeigen oft starke Anzeichen einer Kuhmilchallergie oder -unverträglichkeit. Häufig wird empfohlen, auf Milchprodukte zu verzichten; dadurch fühlen sie sich kurzfristig besser, was sich zu diesem Zeitpunkt auch bei ihrer Immunität bemerkbar macht.

► Eine milchfreie Ernährung ist jedoch höchstwahrscheinlich frei von *Lactobacillus*, und ohne eine alternative Quelle für diesen Stamm ist es nicht nur viel schwieriger, ihn im Darm anzusiedeln, sondern auch die Neurotransmitter Acetylcholin und GABA zu produzieren.

► Das Kind erleidet dann anhaltende Hals-, Nasen- und Ohreninfektionen wie Mandelentzündung oder Mittelohrentzündung (MOE) und muss möglicherweise wiederholt Antibiotika einnehmen, wobei der *Lactobacillus*-Spiegel jedes Mal weiter sinkt.

► Ein paar Jahre später weist das Kind alle Symptome eines niedrigen Acetylcholin- und GABA-Spiegels auf – es ist ängstlich, überfordert, unorganisiert und hat Probleme mit dem Arbeitsgedächtnis und der kognitiven Verarbeitung.

Es hilft, Eltern diesen Teufelskreis zu erklären, damit sie verstehen, warum ihr Kind Schwierigkeiten hat, seine Stimmung zu regulieren oder zu lernen. Die gute Nachricht ist, dass sich der *Lactobacillus*-Spiegel mit der Zeit wieder aufbauen lässt. Es gibt mittlerweile milchfreie probiotische Joghurts und Wasserkefir, und die meisten probiotischen Nahrungsergänzungsmittel mit lebenden Bakterien enthalten *Lactobacillus*-Stämme. Und das Gute daran: Der zugesetzte *Lactobacillus* kann im Laufe der Zeit sogar dazu beitragen, die Milchverträglichkeit wiederherzustellen.

Candida albicans ist die am weitesten verbreitete und am besten erforschte Hefeart im Darm. Weitere häufig vorkommenden Hefen sind *Geotrichum*, *Penicillium* und *Cladosporium*, die alle verheerende Schäden verursachen können, wenn sie außer Kontrolle geraten.[246] Normalerweise werden diese Organismen durch die natürlich vorkommenden Hefen, Präbiotika und Probiotika im Darm gut kontrolliert, aber wenn es zu einer Übersiedelung kommt, verursachen sie systemische Probleme.

Antibiotika können im Darm ideale Bedingungen für die Vermehrung von Hefepilzen schaffen und Soor verursachen.[247] Kinder mit geschwächtem Immunsystem oder einer Neigung zu Autoimmunerkrankungen schaffen ein perfektes Umfeld für *Candida*.[248, 249] Manche Kinder können Kohlenhydrate nur eingeschränkt im Darm verdauen, was zur Fermentation der teilweise verdauten Zucker und Hefen führen kann. Darüber hinaus können manche autistische Menschen[250, 251, 252], diejenigen mit ADHS[253, 254] und andere mit psychischen Problemen besonders empfindlich auf die Auswirkungen einer Hefe-Übersiedelung reagieren.

Hefepilz-Übersiedelung lässt sich durch Stuhl- und Urintests nachweisen. Ein Arzt kann einfache Abstriche auf Pilzinfektionen an Haut, Ohren, Mund und im Genitalbereich durchführen. Im Zweifelsfall dein Kind daher testen lassen. Hier einige häufige körperliche Symptome, die auf eine Hefepilz-Übersiedelung hindeuten können:

▶ Weiße Zunge: ein dicker, weißer Belag auf der Zunge, häufig von Mundgeruch begleitet

▶ Hautausschläge und Scheideninfektionen: Hefepilz-Übersiedlung kann Fußpilz und Tinea wie auch Pilzkrankheit und Windelausschlag hervorrufen.

▶ Blähungen und Gase: Überschüssige Hefe kann das Gleichgewicht der Darmbakterien stören und zu Verdauungsstörungen, Blähungen und Völlegefühl führen. Manchmal treten auch Darmschmerzen auf.

▶ Juckende Haut: Ein häufiges Symptom einer Hefepilz-Übersiedelung ist anhaltendes Jucken und Hautreiz, meist ohne Ausschlag.

HEFEPILZ-ÜBERSIEDELUNG UND EIGENBRAUER-SYNDROM

Eine Überbesiedelung von *Candida albicans* und anderen Hefepilzinfektionen im Mund- und Darmbereich kann das sogenannte Eigenbrauer-Syndrom bei Erwachsenen und Kindern verursachen.[255, 256] Die Hefe fermentiert Kohlenhydrate im Verdauungssystem und produziert als Nebenprodukt Ethanol (Alkohol), das in den Blutkreislauf gelangt und einer Alkoholvergiftung[257] ähnliche Symptome verursacht: ein leichtes Katergefühl – leichte Übelkeit, Brain Fog und ein Jo-Jo-Energieniveau.

DIE WIRKUNG VON HEFEPILZ-ÜBERSIEDLUNG AUF NEURODIVERGENTE KINDER

Hefepilz-Übersiedelung zeigt bei Kindern unterschiedliche Symptome, und es ist manchmal schwierig, den Zusammenhang mit derselben Ursache zu erkennen.[258, 259] Das liegt daran, dass *Candida albicans* und andere Hefeinfektionen und das von ihnen produzierte Ethanol das zentrale Nervensystem beeinträchtigen können.[260] Diese Infektionen können auch die Blut-Hirn-Schranke (siehe S. 51)[261] überwinden und die »Haushälterzellen« des Gehirns, die Mikroglia[262], stören, die beim Bekämpfen von Entzündungen und Infektionen helfen. Wenn die Blut-Hirn-Schranke gefährdet ist und die Mikroglia unter Druck gesetzt werden, kann die Gehirnfunktion beeinträchtigt werden und mit einer Vielfalt von Verhaltensstörungen und neurologischen Symptomen einhergehen.

Hohe Ethanolwerte können bei Kindern mit neurologischen Störungen oft einige der bestehenden Symptome verschlimmern. Eltern berichten, dass die Symptome meist kurz nach einer Antibiotikabehandlung oder nach dem Verzehr von viel Zucker und weißen Kohlenhydraten stärker ausgeprägt sind, da Antibiotika und Zucker eine bestehende leichte Hefeinfektion verstärken können. Folgende Symptome können auftreten:

▶ Lachen/Kichern ohne Kontext: Ethanol kann mitten in der Nacht oder tagsüber aus heiterem Himmel zu plötzlichem unkontrollierbaren Gelächter führen.

▶ Brain Fog: Die Wirkung von Ethanol auf die kognitive Funktion führt zu Konzentrationsstörungen, Gedächtnisproblemen und Verwirrung.

▶ Schlechter Zuckerhaushalt: Hefepilz-Übersiedelung kann die Fähigkeit des Körpers, den Blutzuckerspiegel zu regulieren, beeinträchtigen; dies führt zu Schwankungen und damit verbundenen Symptomen einschließlich Heißhunger auf Süßes.

▶ Stimmungsschwankungen: Der Effekt von Ethanol auf die Neurotransmitterspiegel führt oft zu Stimmungsschwankungen und emotionaler Instabilität.

▶ Schlafstörungen und Bettnässen: Ethanol stört den Schlaf und erhöht nachts den Harndrang.

▶ Hyperaktivität und Klettern/Springen auf Dinge/von Dingen: Ethanol löst hyperaktives Verhalten aus und verursacht einen kurzen Dopaminschub.

KONTROLLE VON HEFEPILZ-ÜBERSIEDELUNG

Zur Bekämpfung von Hefepilz-Übersiedelung und Reduzierung ihrer Auswirkungen auf empfindliche Kinder hier meine Top-Tipps:

1 Eine zuckerarme Ernährung anstreben. Das Reduzieren von weißem Zucker und raffinierten Kohlenhydraten kann helfen, die Hefe auszuhungern und eine Übersiedelung zu vermeiden. Dein Kind muss nicht auf Obst verzichten: Die natürliche Fructose kann das *Candida*-Wachstum hemmen.[263]

2 Nützliche Bakterien durch Ernährung oder Nahrungsergänzungsmittel aufnehmen, z. B. täglich ein paar Löffel Lebendjoghurt oder Kefir. Probiotika können das Gleichgewicht der Darmflora wiederherstellen und Hefewachstum hemmen. Gute Hefen und lebende Bakterien wie *Saccharomyces Boulardii*, *Lactobacillus* und *Bifidobacterium*[264] einsetzen.

3 Prüfen, ob dein Kind unter Zink-[265, 266], Biotin-[267] oder Selenmangel[268, 269] leidet. Diese drei Nährstoffe sind wichtig bei der Kontrolle von Hefewerten.

4 Pflanzliche antimikrobielle Wirkstoffe in die Ernährung einbauen: Knoblauch, Zimt, Thymian und Kokosnuss; viele andere sind als konzentrierte Kräuterextrakte, Tees und Kapseln erhältlich, um eine Hefepilz-Übersiedelung zu kontrollieren.[270, 271, 272]

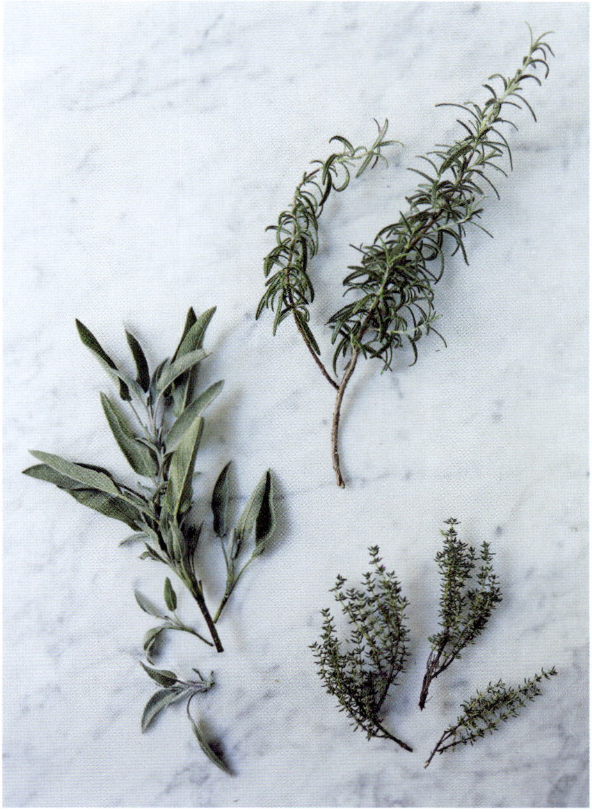

5 Wer Milchprodukte isst und verträgt, sollte auch Milchproteinpräparate erwägen. Colostrum[273] und Lactoferrin[274, 275] können bei *Candida*-Infektionen helfen. Beides ist in Reformhäusern, Apotheken und online erhältlich.

5 CHRONISCHE ENTZÜNDUNGN & IHRE AUSWIRKUNGEN AUF DAS GEHIRN

Ist dir schon einmal aufgefallen, wie plötzliche körperliche Schmerzen, z. B. eine schlimme Verbrennung oder ein verstauchter Knöchel, deine Stimmung drücken und du dich erschöpft und zurückhaltend fühlst? Und wenn die Schmerzen nachlassen, steigen auch deine Energie und Stimmung? Dieser Zusammenhang ist nicht nur anekdotisch: Es gibt eine wissenschaftliche Erklärung, die unseren körperlichen und geistigen Zustand verknüpft – Entzündung.[276] Dies kann auch deine Kinder betreffen.

Bei Verletzungen reagiert der Körper mit einer Entzündung der verletzten Stelle. Diese sogenannte akute Entzündung ist ein normaler Bestandteil des Heilungsprozesses. Wir erkennen eine akute Entzündung an Rötung, Hitze und Schwellung, und diese Symptome klingen ab, sobald die Verletzung zu heilen beginnt.

Wenn es aber wiederholt zu kleinen Entzündungen oder Zellschäden kommt, kontrolliert der Körper die Entzündung mit der wiederholen Freisetzung kleiner Proteine, den Zytokinen. Dies kann chronische Entzündungen und Autoimmunität sowie zahlreiche körperliche, geistige und neurologische Veränderungen im Körper verursachen.[277] Diese Gesundheitschäden können die Folge von Fehlernährung, Lebensweise und Umwelteinflüssen sein, u. a. Dehydration, Stress, Schlafmangel, Infektion, Umweltverschmutzung, Allergenbelastung oder ein hoher Histaminspiegel.

Infektionen sind die Hauptursache für Entzündungen. Während sich der Körper von einer Infektion erholt, kommt es zu aktiver Entzündung und Zellschaden – oxidativem Stress. Es kann Wochen dauern, sich von einigen Infektionen vollständig zu erholen, und wie wir vom Covid-19-Virus gelernt haben, kann ein Zytokinsturm zu oxidativem Stress führen und sich in Form anhaltender Symptome manifestieren: Long Covid oder Covid-Langzeitfolgen.

Gewöhnlich verbinden wir Entzündungen mit Schmerzen oder Erkrankungen wie Arthritis oder Fibromyalgie, aber auch Krankheiten wie Typ-1- und Typ-2-Diabetes[278], Fettleibigkeit, Herzerkrankungen[279, 280, 281], Asthma[282] und Ekzem[283] assoziiert man mit chronischen Entzündungen.

Diese Erkrankungen betreffen heutzutage viele Kinder, darunter neurodivergente, doch die Anzeichen einer Entzündung können subtil sein: Auf langfristige, aber geringgradige Entzündungssymptome achten wie Müdigkeit, Brain Fog, Konzentrationsschwierigkeiten, Schmerzen, vermehrtes Bauchfett, Akne und Hautausschläge, Fiepen und Verdauungsprobleme wie anhaltende Bauchschmerzen.

WIE KÖNNEN SICH CHRONISCHE ENTZÜNDUNGEN AUF DAS GEHIRN AUSWIRKEN?

Traditionell hat die medizinische Welt Gehirn und Körper als von der vermeintlich undurchlässigen Blut-Hirn-Schranke getrennte Einheiten betrachtet. Daher wurden körperliche und psychische Erkrankungen stets unabhängig voneinander behandelt – Ärzte für die körperliche Gesundheit, Psychiater für die psychische Gesundheit und Neurodivergenz. Allerdings gibt es in Fachrichtungen wie Neurologie und Immunologie wichtige Überschneidungen. Aktuelle Forschungsergebnisse deuten darauf hin, dass chronische Entzündungen Körper und Gehirn betreffen und die Durchlässigkeit der Blut-Hirn-Schranke beeinträchtigen können, was zu Stimmungs- und neurologischen Veränderungen führt.

Das Zusammenspiel von Entzündungen, Gehirn, Immunsystem und neurologischem System könnte erklären, warum Menschen mit langfristigen Behinderungen anfälliger für Stimmungsstörungen sind und warum so viele Menschen mit psychischen Erkrankungen auch an chronischen Schmerzen oder entzündungsbedingten Erkrankungen leiden. Werden chronische Entzündungen nicht durch einen gesunden Lebensstil in Schach gehalten, werden sie zu einer tickenden Zeitbombe, die eine Vielzahl von Problemen wie chronische Müdigkeit, Depressionen, Zwangsstörung und Angstzustände zur Folge hat.[284, 285]

Immer mehr Psychiater weltweit glauben, dass es einen bedeutenden wechselseitigen Zusammenhang zwischen chronischen Entzündungen und Depressionen gibt.[286, 287] Forschungsergebnisse deuten an, dass Depressionen bei manchen eher durch chronische Entzündungen und eine Dysregulation des Immunsystems[288] verursacht werden als durch ein Problem mit der Serotoninregulation. Dies könnte eine entscheidende Veränderung für die Kinder und Teens sein, die auf herkömmliche, auf die Serotoninbahnen wirkenden traditionellen Antidepressiva nicht ansprechen.[289]

Eine Studie in Großbritannien ergab, dass die Entzündungsmarker Serum-Interleukin-6 und C-reaktives Protein bereits bei 9-jährigen Kindern erhöht sind; diese erhöhten Marker deuten auf ein größeres Risiko für psychische Probleme wie Depressionen und Psychosen im Teenageralter hin.[290] Die Studie unterstreicht, wie wichtig es ist, unseren Kindern von Anfang an positive Ernährungs- und Lebensgewohnheiten beizubringen.

Das Gehirn beeinträchtigende Entzündungen können zu Brain Fog führen, einer verminderten Wahrnehmung mit Konzentrationsverlust und Multitasking-Unfähigkeit und einem gewissen Verlust des Kurz- und Langzeitgedächtnisses.[291] Wie nun bekannt ist, geht Long Covid mit chronischen Entzündungen einher, zu deren Hauptmerkmalen Brain Fog[292] gehört.

Menschen mit psychischen Problemen berichten häufig von entzündungsbedingten Schlafstörungen[293] und Abgeschlagenheit[294] im Vorfeld der Symptome. Wenn Entzündungen im Keim erstickt werden, liegt es nahe, dass psychische Probleme gar nicht oder nur vorübergehend auftreten. Ernährung und entzündungshemmende Maßnahmen daher ernst nehmen.

CHRONISCHE ENTZÜNDUNGEN UND NEURODIVERGENZ

Autismus und ADHS gehen oft Hand in Hand mit Entzündungen[295, 296], was mit einem fehlgeleiteten Immunsystem zusammenhängen kann.[297] Viele neurodivergente Kinder leiden unter chronischen Schmerzen[298, 299], einem weiteren Indikator für chronische Entzündungen. Sie können Schmerz auch ganz anders empfinden als neurotypische Menschen[300], ein Phänomen, das durchaus auf Veränderungen im neurologischen System zurückzuführen sein kann, die u. a. ihre Schmerzsignale verstärken. Einfache Routineaufgaben der Selbstpflege wie Zähneputzen, Nägelschneiden oder Haareschneiden können ein überwältigendes Gefühl von Schmerzen oder Unbehagen hervorrufen. Wenn neurodivergente Kinder Schmerzen haben, kommen ihnen alle anderen Anforderungen in ihrem Leben überwältigend vor, und sie zeigen Anzeichen von pathologischer Anforderungsvermeidung.[301]

Es gibt auch neurodivergente Kinder, die kaum Schmerzen spüren, und eine schwere Verletzung kann völlig unbemerkt bleiben. Geringe Schmerzwahrnehmung kann riskant sein, wenn sich ein Kind oder Teen unwissentlich z. B. einen Knochen gebrochen oder eine tiefe Schnittwunde erlitten hat und nicht erkennt, dass dringend ärztliche Hilfe notwendig ist.

Ein hoher Anteil der neurodivergenten Bevölkerung wird hyperflexibel und mit hypermobilen Gelenken geboren, was anfälliger für Verrenkungen und Gelenkschmerzen macht.[302] Hypermobilität kann u. a. Probleme beim Schlucken und bei Darmmotilität, Allergien, Schwindel und Blutdruckschwankungen verursachen. Kapitel 12 befasst sich eingehender damit und wie Ernährung helfen kann.

Neurodivergente Kinder leiden oft an anderen chronischen Entzündungskrankheiten, sogenannten Komorbiditäten. Dazu gehören chronisch entzündliche Darmerkrankungen (CED) wie Morbus Crohn oder *Colitis ulcerosa*[303], Migräne und Kopfschmerzen.[304, 305]

HOFFNUNGSGESCHICHTE – ENTZÜNDUNG

Meiner klinischen Erfahrung nach würde ich sagen, dass Entzündungen eine der Hauptursachen für viele der mit Neurodivergenz verbundenen Probleme sind. Axel, ein Kleinkind, ist einer meiner kleiner Helden, bei dem Entzündungen eine bedeutende Rolle gespielt haben. Zu Axels Symptomen gehörten höchst selektives Essen, und in der Kita stellte man bei ihm Schwierigkeiten mit Emotionsregulation und sozialen Fähigkeiten fest. Er reagierte überaus empfindlich auf die Konsistenz von Lebensmitteln und das Berühren bestimmter Texturen. Wir vermuteten, dass dies alles verhaltensbedingt war, und stellten fest, dass Axel nicht nur eine erhebliche Darmentzündung hatte, sondern auch verschiedene Entzündungsmarker, die auf eine geringgradige Gehirnentzündung hindeuteten. Da seine Ernährung so eingeschränkt war, führte ich Omega-3-Fettsäuren, Kurkuma und eine allgemein entzündungshemmende Behandlung ein (siehe rechts). Innerhalb weniger Wochen aß er viel besser und tolerierte mehr Texturen. Die Zeit in der Kita fiel ihm leichter, und er interagierte mehr mit anderen.

SO REDUZIERST DU ENTZÜNDUNGEN

Hier die wichtigsten Maßnahmen, die du zum Reduzieren von Entzündungen ergreifen kann. Wenn du diese täglichen Ernährungs- und Lebensgewohnheiten mit der Zeit übernimmst, kannst du Entzündungen besser eindämmen. Es kann eine Weile dauern, all dies zu integrieren, und jeder einzelne Schritt zählt.

- Die entzündungshemmenden Prinzipien der mediterranen Ernährung so weit wie möglich zu Hause übernehmen und sich auf die Rezepte in diesem Buch beziehen, die diese Kriterien erfüllen.[306]

- Hochverarbeitete Lebensmittel (UPFs) so weit wie möglich vermeiden, da sie Entzündungen verschlimmern können.[307]

- Die Vielfalt des Darmmikrobioms durch den Verzehr von kultivierten und fermentierten Lebensmitteln wie Kefir, Joghurt, eingelegten Gurken, Kimchi und Sauerkraut unterstützen.[308]

- Sich auf Omega-3-reiche Lebensmittel wie Fettfisch, Bio-Milch, mit Omega-3 angereicherte Eier und Walnüsse konzentrieren und ein Nahrungsergänzungmittel nehmen, wenn es schwerfällt, konsequent zu bleiben.

- Für Familiengerichte und -getränke entzündungshemmende Zutaten wie Kurkuma, Ingwer, Bockshornklee, Knoblauch und Rosmarin verwenden.[309]

- Deine Familie dazu ermutigen, viel gefiltertes Wasser zu verwenden: Dehydrierung ist entzündungsfördernd.

- Zum Reduzieren von Entzündungen an der Schlafqualität und -dauer arbeiten, um Entzündungen über Nacht zu reduzieren.

- Zeit in der Natur verbringen, denn viel frische Luft trägt dazu bei, das Darmmikrobiom zu stärken und entzündlichen Stress zu reduzieren.

- Maßnahmen zur Stressbewältigung ergreifen – es mit Atemtechniken, Yoga[310], Meditation oder Achtsamkeit[311] versuchen.

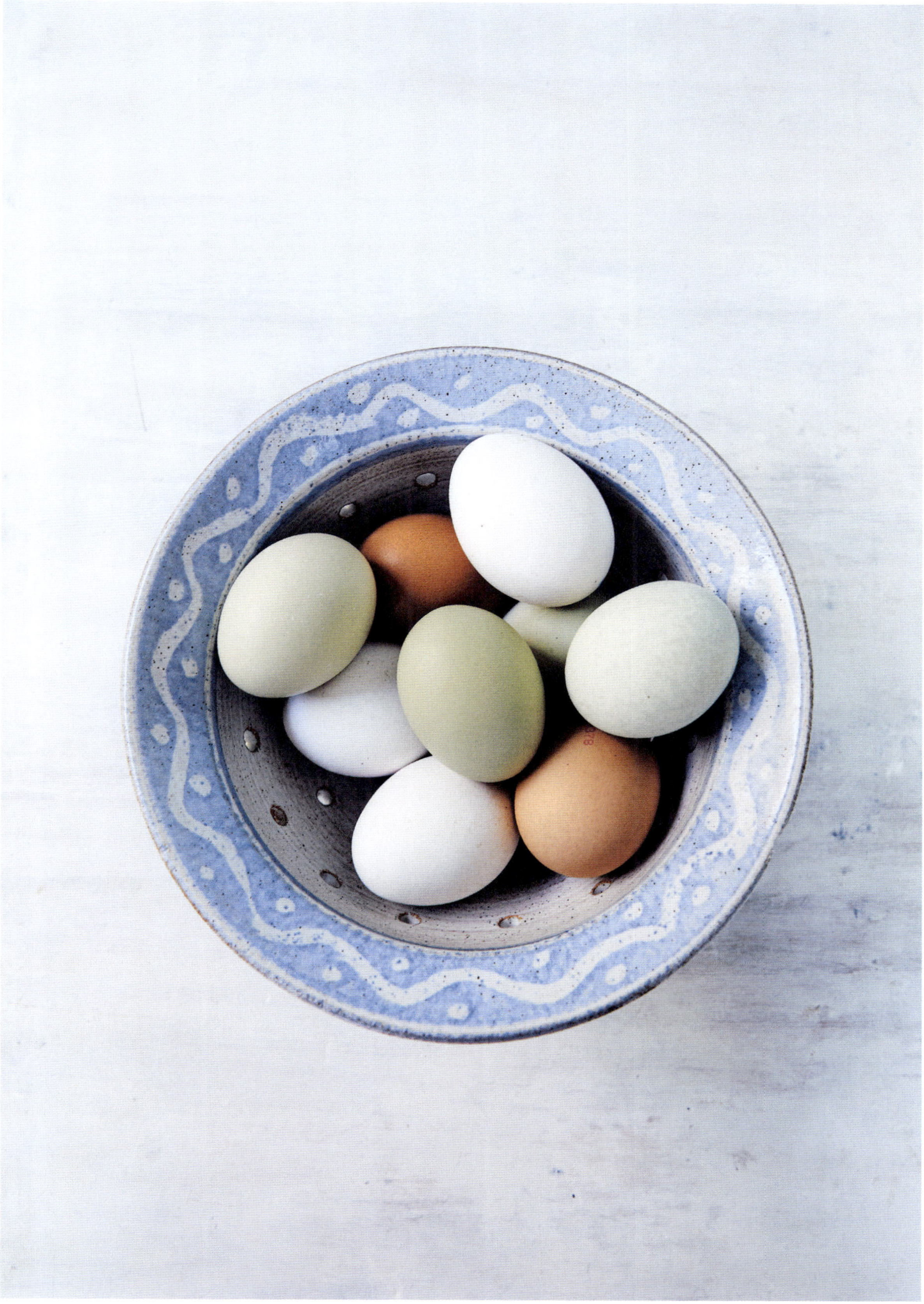

6 DAS IMMUNSYSTEM SPIELT VERRÜCKT

Das menschliche Immunsystem ist komplex und kann Neurodivergenz und psychische Gesundheit beeinflussen. Ein aus dem Takt geratenes Immunsystem wirkt sich nicht nur auf die körperliche Gesundheit aus, sondern auch auf unser Denken und Fühlen. Und genau hier macht die wachsende Wissenschaft der Immunpsychiatrie[312] Fortschritte, die Gründe dafür zu verstehen.

Die psychische Gesundheit[313] unserer Kinder wird beeinträchtigt, wenn wir an Autoimmunität[314] leiden, einen hohen Histaminspiegel[315, 316, 317] haben oder mit einer Virus-[318] oder Bakterieninfektion kämpfen.[319] Diese Autoimmun- und Entzündungserkrankungen gehen oft Hand in Hand mit Neurodivergenz und beeinflussen auch die Entwicklung des Gehirns.[320, 321, 322, 323]

Im letzten Kapitel habe ich die Mikroglia, die Immunzellen des Gehirns und des zentralen Nervensystems, erwähnt. Sie sind ständig auf der Suche nach beschädigten Zellen und Infektionen, halten unser Nervensystem im Gleichgewicht und schützen uns vor chronischen Gehirnentzündungen. Mikroglia reagieren empfindlich auf den Zustand des Immunsystems und können bei Neurodivergenz bisweilen dysfunktional oder überaktiv[325] werden, was zu geringem Schutz für Neuroinfektionen führt.[326, 327]

UNBEWÄLTIGTE INFEKTIONEN

Als wir aufwuchsen, wurde uns eingetrichtert, dass unser Immunsystem nach einer Infektion eine Erinnerung daran erzeugt und uns so davor schützt, erneut an derselben Krankheit zu erkranken. Wir wissen aber inzwischen, dass das Immunsystem vielleicht nicht immer so effizient funktioniert, wie uns lieb wäre, und dass sich Infektionen im Laufe der Zeit verändern, anpassen und die Abwehrkräfte unseres Körper kontinuierlich oder wiederholt herausfordern. Mein klinisches Team sieht z. B. Kinder, die nicht nur einmal, sondern mehrmals Windpocken hatten. Gürtelrose, die normalerweise erst später im Leben auftreten sollte, wenn man erschöpft ist, betrifft immer mehr Kinder und kann bei Erwachsenen in verschiedenen Phasen auftreten oder nie ganz verschwinden.

Wir sehen auch viele Kinder, die ständig geringgradige Virus- oder Bakterieninfektionen haben und nie ganz frei von Symptomen wie Schnupfen, verstopfter Nase, Halsschmerzen oder geschwollenen Drüsen sind. Natürlich sind derartige Symptome von Zeit zu Zeit unvermeidlich und können im Kindergarten oder in den ersten Schuljahren häufiger auftreten. Manche Kinder sind aber offenbar stärker betroffen als andere, und eine Infektion kann sich auf ihre Stimmung und Leistungsfähigkeit auswirken.

Werden diese Infektionen nicht wirksam behandelt, so sammeln sie sich Schicht für Schicht an. Dies kann ihre Vitalität verringern und wichtige Energie verbrauchen.

Wenn wir in meiner NatureDoc-Klinik eine umfassende Testreihe durchführen, stellen wir häufig fest, dass aktive virale, bakterielle, Hefe- oder parasitäre

Infektionen vorliegen. Bei der Arbeit, die Gesamtbelastung dieser Infektionen zu reduzieren und das Immunsystem bei der wirksamen Bekämpfung zu unterstützen, stellen wir oft fest, dass die Energie steigt, das Gehirn weniger benebelt und der Geist weniger dysreguliert wird.

Bestimmte Infektionen werden stärker mit einigen der ausgeprägteren Merkmale und Herausforderungen assoziiert, die neurodivergente Kinder erleben können. Beispielsweise werden entzündungsfördernde Bakterien wie *Streptococcus* und *Mycoplasma* langfristig mit Angstzuständen, Zwangsstörungen und Tics in Verbindung gebracht.[328, 329] Das Epstein-Barr-Virus (Drüsenfieber) und das Zytomegalievirus gelten als Auslöser von Autoimmunität[330, 331] und werden mit chronischer Müdigkeit verbunden.[332] Auf eine frühere Virusinfektion hindeutende erhöhte Antikörper kommen häufig bei Autisten vor.[333] Eine Übersiedelung des Dünndarms mit Bakterien wird mit Angstzuständen, Stress und Neurotizismus verknüpft.[334]

AUTOIMMUNITÄT

Autoimmunerkrankungen treten auf, wenn das Immunsystem körpereigene Zellen angreift. Neuere Studien deuten darauf hin, dass Autoimmunkrankheiten mit Neurodivergenz zusammenhängen können.

Bei Eltern und nahen Familienangehörigen autistischer Kinder kommen häufig mindestens eine diagnostizierte Autoimmunerkrankung oder Symptome autoimmuner Aktivität vor. Dazu zählen Typ-1-Diabetes, Hashimoto-Thyroiditis, rheumatische Arthritis, Colitis ulcerosa, multiple Sklerose und Zöliakie.[335, 336, 337] Wir sehen diese Theorien bei unseren neurodivergenten Klienten oft bestätigt, wenn wir Fragen zu ihrer familiären Krankengeschichte stellen.

Sonderbarerweise weisen viele Kinder mit Autoimmunität keine Krankheitssymptome wie Fieber oder Halsschmerzen auf. Statt körperlich krank zu werden, kann die Autoimmunreaktion auf die Infektion dazu führen, dass ihr Gehirn benebelt erscheint oder soziale Probleme verstärkt werden – sie fühlen sich vielleicht niedergeschlagen oder finden soziale Situationen schwieriger. Viele Eltern erklären, dass ihr neurodivergentes Kind nie einen Tag krank war, selbst wenn der Rest des Haushalts normale Infektionen auflas, haben aber bemerkt, dass sich seine Stimmung und sein Verhalten mehrere Wochen oder Monate danach verschlechterten.

PANDAS (Pädiatrische autoimmun-neuropsychiatrische Krankheiten mit Infektion durch Gruppe A-Streptokokken)[338, 339] kennzeichnet eine fehlgeleitete neuroinflammatorische autoimmune Reaktion auf eine Streptokokken-Infektion. PANS (Pädiatrisches akut-einsetzendes neuropsychiatrisches Syndrom) kann ähnlich Symptome wie PANDAS aufweisen, doch der Auslöser sind meist andere Infektionen wie Mycoplasmen oder Covid-19.

Bei diesen Erkrankungen bekämpft das Immunsystem nicht die Infektion, sondern greift das Gehirn an. Dies führt zu rasch auftretenden Symptomen wie Zwangsstörungen, Angstzuständen, Harninkontinenz und Nahrungsbeschränkungen oder Essstörungen – ähnlich wie *Anorexia nervosa*[340] oder die vermeidende/restriktive Störung der Nahrungsaufnahme (ARFID).[341, 342] Betroffene Kinder können auf einmal unreifer wirken und eine kindliche Stimme annehmen, oder ihre Fähigkeiten wie Handschrift und Zeichnen verschlechtern sich. Die Intensität der Symptome oder ein abrupter Beginn werden als PANDAS-Schub bezeichnet.[343, 344] Das Durchschnittsalter, in dem sich die Erkrankung entwickelt, beträgt etwa 9 Jahre; sie kann aber auch bei viel jüngeren Kindern auftreten.

Man darf nicht vergessen, dass PANS/PANDAS psychische Probleme und neurodivergente Erscheinungsbilder nachahmen oder verschlimmern. Wenn du das Gefühl hast, dass sich das Verhalten deines Kindes abrupt verändert oder dass es sich zurückentwickelt, lass dies untersuchen.

DER EINFLUSS VON ALLERGIEN AUF DIE GEHIRNFUNKTION

Frühling und Sommer sind im Allgemeinen schöne, angenehme Jahreszeiten, auf die sich die meisten von uns freuen. Doch für viele ist dies eine Zeit hoher Pollenbelastung und damit verbundenen Allergien: Niesen, laufende, juckende Nase und gereizte Augen, aber auch Kopfschmerzen, Übelkeit, Husten und Halsschmerzen.

Saisonale Allergien treten auf, wenn das Immunsystem auf Pollen in der Umwelt, meisten von Bäumen und Gräsern (daher der Name Heuschnupfen), überreagiert. Manche Menschen leiden jedoch im Herbst und Winter stärker unter Allergiesymptomen, da sie empfindlich auf Schimmel reagieren, der sich vermehrt, wenn es kalt und feucht ist und wenn die Blätter fallen und sich zersetzen.[345, 346, 347]

HOFFNUNGSGESCHICHTE – PANS/PANDAS

Elena, 16, ist eine liebenswerte junge Dame mit ruhigem Gemüt. Sie hat globale Entwicklungsverzögerung (siehe S. 11), strahlt aber jeden Tag voller Positivität und Freude. Wenn sie einer Virus- oder Bakterieninfektion ausgesetzt ist, bekommt sie selten Halsschmerzen oder Fieber. Stattdessen verschlechtert sich ihre allgemeine Stimmung rapide – sie schläft nicht mehr, und ihre Gedanken wiederholen sich ständig; sie bleiben ihr so im Kopf stecken, dass sie weder ihre Schularbeiten machen noch ihren Hobbys nachgehen kann. Außerdem weint sie den ganzen Tag.

Elena ist bei einem Immunologen in Behandlung und mit PANS/PANDAS diagnostiziert worden. Durch eine ganzheitliche, entzündungshemmende Ernährung und die Abschwächung der Autoimmunreaktion mit Nahrungsergänzungsmitteln wie Omega-3, Kurkuma und Palmitoylethanolamid (PEA) kann Elena gewöhnlich wieder ihren Ausgangszustand erreichen.

Ihre Eltern haben gelernt, die Situation unter Kontrolle zu halten und zu handeln, bevor ein Schub überhandnimmt.

Offensichtliche Umweltallergien sind nicht die einzige Ursache dieser Symptome. Es gibt Immunzellen, die sogenannten Mastzellen, die ebenfalls eine Schlüsselrolle bei allergischen Reaktionen und Entzündungen spielen und Histamin freisetzen. Beim Mastzellenaktivierungssyndrom (MCAS) setzt der Körper als Reaktion auf eine Vielfalt von Nahrungsmitteln und Umweltchemikalien wie Inhaltsstoffe von Seifen, Shampoo und Haushaltsreinigern, Tabakrauch und künstlichen Duftstoffe allergieähnliche Substanzen frei. Diese Überaktivität der Mastzellen geht oft mit Hypermobilität[348] sowie chronischen Schmerzen und Müdigkeit einher.[349]

Bei einer Histaminintoleranz kann der Körper Histamin (naturgemäß in Lebensmitteln enthalten) im Darm nicht abbauen. Es sammelt sich im Laufe des Tages im Körper an und führt zu einer Reihe allergieähnlicher Symptome wie Hautausschlägen, Niesen, juckenden Augen, Schlaflosigkeit, Hitzegefühl und Schweißausbrüchen sowie Brain Fog.[350] Zu Lebensmitteln mit hohem Histamingehalt gehören Tomaten, Spinat, Avocados, Bananen, Orangen und Erdbeeren.

Histamin, Mastzellen und Allergien sind für viele unserer jungen NatureDoc-Klienten mit Long Covid wichtige Faktoren[351, 352]; seit der Pandemie sehen wir auch bei unseren neurodivergenten Klienten mehr histaminbedingte Probleme. Es ist zu früh, um genau zu sagen, warum das so ist, aber ich weiß, dass Kinder mit hohem Histaminspiegel und neurodivergenter Erkrankung oft besser schlafen, sich ruhiger fühlen und sich besser konzentrieren können, wenn ich bei ihnen einen ganzheitlichen Ansatz mit Antihistaminika verfolge. Mir wurde mehrfach beschrieben, dass das Gehirn aufgehört hat, umherzuspringen, sodass Gedanken besser verarbeitet und organisiert werden können.

Zum Glück können viele natürliche Heilmittel helfen, durch Histamin und Mastzellaktivität ausgelöste Entzündungen zu lindern. Hier meine natürlichen Methoden, Histamin fernzuhalten:

1

Zuerst dafür sorgen, dass dein Kind genügend Vitamin C und Magnesium durch Ernährung und Nahrungsergänzungsmittel zu sich nimmt. Diese Nährstoffe tragen zur Stabilisierung der Histaminwege im Körper bei.

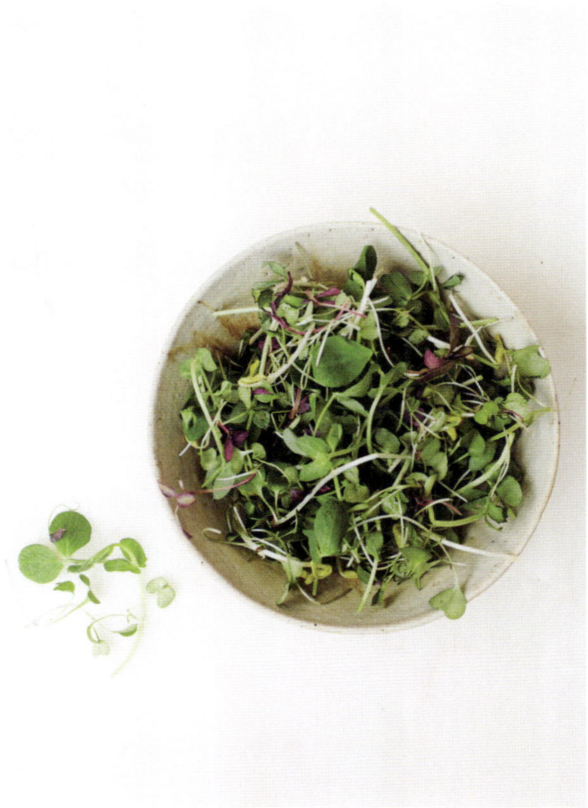

2

Es gibt zahlreiche Belege dafür, dass Quercetin, ein in Erbsensprossen, roten Zwiebeln, roten Paprika und Äpfeln natürlich vorkommendes Pigment, antioxidative und entzündungshemmende Eigenschaften hat. Als Nahrungsergänzungsmittel wird es aus den Blüten des Japanischen Schnurbaums (*Sophora japonica*) gewonnen.

3

Ocimum tenuiflorum, besser bekannt als indisches Basilikum oder Tulsi, ist in Indien heimisch und ein beliebtes ayurvedisches Kraut, das auch bei Entzündungen hilft, die durch einen hohen Histaminspiegel verursacht werden. Man kann es als Nahrungsergänzungsmittel einnehmen oder als Tee trinken.

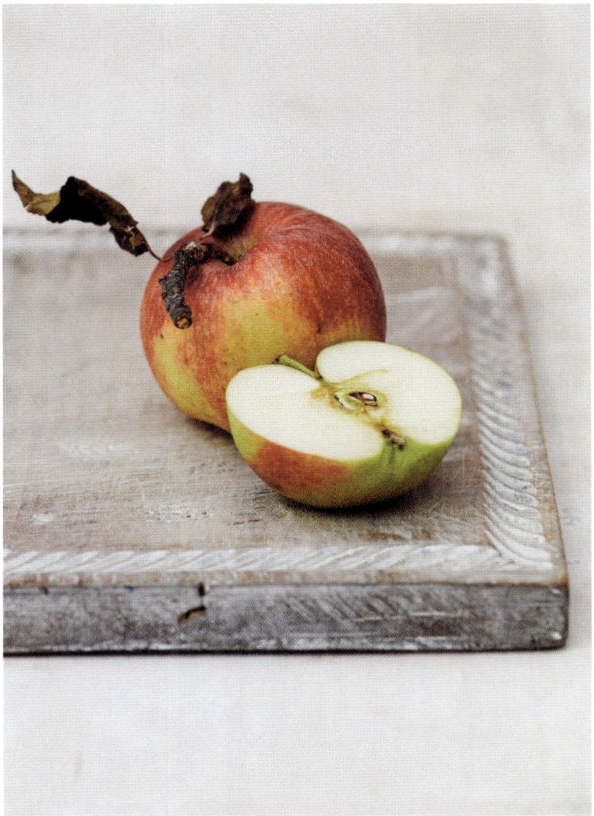

4

Palmitoylethanolamid (PEA), das in Eigelb und Erdnüssen vorkommt, ist eines der wichtigsten Nahrungsergänzungsmittel, das bei Nervenentzündungen im Zusammenhang mit hohem Histaminspiegel oder Mastzellreaktionen eingesetzt wird. Es kann für diejenigen mit chronischen Schmerzen hilfreich sein.

7 GESTÖRTE BLUTZUCKER-REGULATION

Fühlst du dich manchmal hungrig, gereizt und nicht ganz bei der Sache? Das Essen kommt zu spät auf den Tisch oder du hast vergessen, dich zwischendurch mit einem Snack zu stärken. Fühlst du dich besser, nachdem du etwas gegessen hast? Wenn dies oft vorkommt, ist es ein Zeichen, dass du eventuell an einer Blutzuckerstörung leidest. Dies kommt auch bei neurodivergenten Kindern häufig vor.

Eine Blutzuckerdysregulation, also ein schlechter Blutzuckerspiegel, betrifft uns alle in gewissem Maße; sie beeinflusst Stimmung, Konzentration, Energie und Schlafmuster, und es stellt sich sofort ein positiver Unterschied ein, wenn ein Kind anfängt, Nahrungsmittel zu essen, die ihm zu optimalem Blutzucker verhelfen. Ich würde sagen, dass die Umstellung auf eine Ernährung, die den Blutzuckerspiegel ausgleicht, der wichtigste, positivste Schritt in Sachen Ernährung ist, den man für seine Kinder machen kann, wenn sie mit ihrer körperlichen, geistigen oder emotionalen Gesundheit zu kämpfen haben oder ihre Widerstandsfähigkeit stärken müssen.

Es ist bekannt, dass Kinder mit ADHS[353, 354] dazu neigen, übermäßig viel raffinierten Zucker zu konsumieren und empfindlich darauf reagieren. Zuckerempfindlichkeit wird mit Hyperaktivität, Impulsivität und Unaufmerksamkeit in Verbindung gebracht. Bei Kindern mit Legasthenie kann auch ein gestörter Glukosewechsel im Gehirn vorliegen, was ihre Fähigkeit beeinträchtigt, Laute zu verarbeiten und automatisch Wörter zu finden; dies kann dazu führen, dass sie Schwierigkeiten haben, einen guten mentalen Wortschatz zu entwickeln und Wörter schwer buchstabieren können.[355] Man nimmt an, dass viele Legastheniker Gene in sich tragen, die auch bei Menschen mit Typ-2-Diabetes vorkommen, einer Krankheit, die mit schlechter Glukosetoleranz zusammenhängt.[356]

Neurodivergente Kinder können Probleme mit Impulsivität und Selbstbeherrschung haben, was zu Aggression führen kann. Eigenkontrolle ist eine begrenzte Ressource, und wenn Menschen einmal Selbstkontrolle üben, lässt diese bei nachfolgenden Aufgaben nach. Der Grund: Selbstbeherrschung verbraucht viel Energie und Blutzucker sowie Glykogen, das dem Gehirn Energie für anhaltende Anstrengungen liefert.[357] Ein Kind, das sich große Mühe mit der Eigenkontrolle gibt, z. B. im Unterricht still zu sitzen, kann aggressiv werden, wenn es nichts gegessen hat, oder wütend, wenn sein Blutzuckerspiegel zu weit sinkt. Episoden von Hypoglykämie (extrem niedriger Blutzucker) in frühen Jahren ist einer der Risikoindikatoren für die Entwicklung von Autismus bei Kindern.[358]

Fast alle anderen, mit chronischen Entzündungen verbundenen Erkrankungen schleichen sich ein, wenn die Blutzuckerdysregulation weiterhin aus dem Gleichgewicht gerät. Es ist besonders wichtig, dies behandeln zu lassen, da neurodivergente Kinder, wie bereits erwähnt, oft empfindlicher auf raffinierten Zucker und Stärke reagieren, aber ein Verlangen darauf haben, weil diese für einen Dopamin-Kick sorgen.

INSULINRESISTENZ

Insulinresistenz entsteht, wenn die Körperzellen nicht richtig auf Insulin reagieren, das für die Regulierung des Blutzuckers verantwortliche Hormon. Dadurch kann der Blutzuckerspiegel aus dem Gleichgewicht geraten, was die Symptome einer Fehlregulation verstärken kann. Hier einige wichtige Indikatoren für Insulinresistenz oder eine schlechte Blutzuckerregulierung.

- Müdigkeit: Du hast das Gefühl, dein Kind sei ständig am Ende und erschöpft.

- Hunger: Wenn dein Kind gerade eine Mahlzeit gegessen hat, aber fast sofort den Kühlschrank nach einem Snack plündert oder plant, was es bei der nächsten Mahlzeit essen möchte. Wenn es innerhalb von 2 Stunden nach einer Mahlzeit hungrig oder träge wird, ist dies wahrscheinlich Insulinresistenz und weist darauf hin, dass es bei der vorherigen Mahlzeit zu viele Kohlenhydrate (Zucker oder Stärke) zu sich genommen hat.

- Konzentrationsschwierigkeiten: Dein Kind kann sich nur schwer konzentrieren oder ist diffus.

- Gewichtszunahme: besonders um die Mitte herum – die bekannten »Rettungsringe«!

- Dunkle Hautflecken/Hautanhängsel: Diese finden sich häufig am Hals, in den Achselhöhlen, an den Ellbogen, Knien und Fingerknöcheln.

- Häufiges Wasserlassen: Wenn dein Kind häufiger als sonst auf die Toilette muss, kann das daran liegen, dass sein Körper versucht, überschüssigen Zucker loszuwerden.

Bitte bedenken, dass diese Symptome nicht ausschließlich mit der Regulierung des Blutzuckerspiegels, sondern auch mit anderen Erkrankungen oder einfach nur mit Alltagsstress zusammenhängen können. Wenn du aber eines dieser Anzeichen bemerkst, vor allem, wenn es neu auftritt, frage deinen Arzt um Rat und mache einen Termin für Tests für Insulinresistenz und Prädiabetes.

HOFFNUNGSGESCHICHTE – AUSGEGLICHENER BLUTZUCKERSPIEGEL

Ich habe Ollie und Jack als reizende sechsjährige Zwillinge kennengelernt. Beide waren mit Legasthenie diagnostiziert worden; sie waren schlecht in Mathe und Englisch und konnten sich nur schwer konzentrieren. Ich schlug ihrer Mutter vor, ihr Frühstück von Müsli (Kohlenhydrate) auf Eier (Eiweiß) umzustellen. Dies machte einen so großen Unterschied für beide Jungen, dass wir nicht viel mehr tun mussten. Ziemlich schnell verbesserten sich ihre Leistungen dramatisch; ihr Selbstvertrauen wuchs, und beiden fiel die schulische Arbeit viel leichter. Einer von ihnen wurde sogar zum Schulsprecher ernannt – und bis heute (er ist inzwischen 18) isst er immer noch mindestens zwei Eier zum Frühstück!

BESSERE REGULIERUNG DES BLUTZUCKERSPIEGELS

1. Den Tag mit einem eiweißreichen, idealerweise herzhaften Frühstück[359] mit Eiern, Käse, griechischem Joghurt, Nussbutter, Samen, Pute, Hähnchen oder Fisch beginnen. Protein kann helfen, den Blutzuckerspiegel von Anfang an zu stabilisieren und so das Verlangen nach Süßigkeiten später am Tag zu verringern.

2. Deine Kinder ermutigen, ihr Gemüse am Anfang einer Mahlzeit zu essen, das Protein in der Mitte und die Kohlenhydrate oder etwas Süßes am Ende. Dies kann dazu beitragen, den glykämischen Index der Mahlzeit zu senken und Blutzuckerspitzen zu reduzieren.[360]

3. Wenn möglich, Apfelessig oder Zitronensaft an Gerichte und in Getränke geben. Diese Säuren verlangsamen die Aufnahme von Zucker und reduzieren so Blutzuckerspitzen.[361, 362]

4. Zu jeder Mahlzeit und zu jedem Snack Eiweiß und gesunde Fette servieren, um den Blutzuckerspiegel auszugleichen, was die Verdauung und Aufnahme von Kohlenhydraten verlangsamt.[363] Ich schlage vor, einen Apfel mit Käse, Cracker mit Nussbutter und Karotten mit Hummus zu kombinieren.

5. Dein Kind an leichte körperliche Bewegung nach dem Essen gewöhnen – ein gemütlicher Spaziergang oder ein paar gute Dehnübungen –, um den Blutzuckerspiegel nach einer Mahlzeit zu senken.[364]

6. Als Nahrungsergänzungsmittel Vitamin B1, Vitamin B2, Chrom, Magnesium, Zink[365] und Biotin[366] in Erwägung ziehen. Diese Mineralstoffe können dazu beitragen, die Insulinempfindlichkeit zu verbessern und den Blutzuckerspiegel zu regulieren.

KANN NICHT ESSEN, WILL NICHT ESSEN 8

Nach der bisherigen Lektüre denkst du vielleicht, dass sich das in der Theorie alles gut anhört, aber »mein Kind ist so wählerisch beim Essen, und ich kann mir nicht vorstellen, dass es Veränderungen akzeptiert«. Du bist auf keinen Fall allein. Wenn man mit den Eltern neurodivergenter Kinder spricht, stellt man fest, dass sie überaus wählerisch sind, was sie essen wollen und was nicht. Das liegt nicht daran, dass sie stur oder aufsässig sind –weit gefehlt. Bei Neurodivergenz funktioniert die alte Erziehungsmethode »Lass sie hungern, bis sie essen« einfach nicht – es kann eher nach hinten losgehen, und sie weigern sich tagelang, etwas zu essen.

SENSORISCHE PROBLEME IM ZUSAMMENHANG MIT NAHRUNG ERKENNEN

Viele Essstörungen laufen auf sensorische Probleme mit der Nahrung in Bezug auf Textur, Geruch und Geschmack hinaus und darauf, wie Gehirn und Nerven die Nahrung wahrnehmen. Sensorische Probleme ordnen Kinder einem von zwei Lagern zu: knusprig oder weich. Wenn dein Kind nur Lebensmittel isst, die es kauen und mampfen kann wie Chips, Cracker, Grissini und Toast, gehört es zur Knusper-Kategorie. Kinder, die nur »schlürfbare«, pürierte Lebensmittel wie Brei, Joghurt und Fruchtbeutel wählen, gehören eher zur »Schön weich«-Kategorie.

Im Folgenden findest du einige Strategien zum Bewältigen von sensorischer Nahrungsmittelaversion und schlechtem oralen Muskeltonus bei deinem Kind:

► Bei den Lebensmitteln, mit denen dein Kind bereits vertraut ist, schrittweise minimale, aber konsistente Veränderungen vornehmen: Wenn es fertig gekaufte Waffeln mag, selbst gebackene Waffeln ausprobieren. Eine Tomatensauce mit roten Linsen anreichern oder gemahlene Samen unter Brei rühren.

► Zum Zähneputzen eine vibrierende Zahnbürste verwenden. Deinem Kind helfen, vorsichtig die Seiten und Oberseite der Zunge sowie das Innere der Wangen zu bürsten. Dadurch gewöhnt es sich an unterschiedliche Gefühle im Mund.

► Zum Trinken einen spiralenförmigen Strohhalm anbieten – das fördert den Mundtonus.

► Dein Kind ermutigen, so oft wie möglich mit Lebensmitteln zu interagieren, um es an unterschiedliche Texturen zu gewöhnen – mit Berühren anfangen. Das muss nicht in der Küche sein – es berührt, riecht und probiert etwas Neues zum Essen vielleicht lieber im Garten oder auf einem Spaziergang.

► Lass dein Kind beim Kochen mithelfen. In dieser lockeren, stressfreien Umgebung fühlt sich dein Kind eventuell mutig genug, etwas Neues zu probieren.

► Nimm dein Kind zum Einkaufen mit: Super- und Wochenmarkt, Hofladen, Selbstpflückfelder. Durch neue Gerüche erfährt es andere Sinneseindrücke.

NAHRUNG VERKETTEN

Manchmal muss man Veränderungen noch langsamer angehen. Dieses sogenannte »Verketten« bedeutet, nach und nach kleine, schrittweise Veränderungen an einem Lebensmittel, das dein Kind kennt und akzeptiert, vorzunehmen, um den Speiseplan zu erweitern und nährstoffreichere Varianten einzuführen. Nehmen wir als Beispiel Chicken Nuggets. Viele Kinder sind geradezu süchtig danach, und ich würde daher versuchen, sie zu verbessern und insgesamt nahrhafter zu machen (siehe auch mein Rezept auf S. 138):

Schritt 1: Auf Chicken Nuggets mit weniger Zusatzstoffen aus dem Supermarkt umsteigen; wenn diese akzeptiert werden, Nuggets selbst zuzubereiten.

Schritt 2: Für selbst gemachte Chicken Nuggets die fertig gekaufte Version genau nachahmen und dieselben Zutaten verwenden, die auf der Packung angegeben sind. Pürierte Hähnchenbrust (wenn's geht, Bio) und für die Knusperpanade eine Kombination aus Kichererbsenmehl, Reismehl und Speisestärke verwenden. So vermeidest du Backtriebmittel, Aromastoffe sowie zusätzliche Stärke und Glukose.

Schritt 3: Statt Brust Hähnchenschenkel verwenden, die mehr Eisen und andere Mineralstoffe enthalten.

Schritt 4: Zum Panieren Hähnchenfleisch als Erstes in Kichererbsenmehl wenden.

Schritt 5: Bemehltes Hähnchenfleisch in verquirltes Ei tauchen.

Schritt 6: Für die Panade gemahlene Linsen nehmen.

Verketten eignet sich auch für Smoothies: Die Zutaten eines fertigen Smoothies zu Hause verwenden und ihn dann nach und nach aufpeppen – vielleicht mit ein oder zwei Spinatblättern, etwas Joghurt, gemahlenen Samenkernen oder Nussbutter.

MEDIZINISCHE UND KÖRPERLICHE GRÜNDE FÜR SELEKTIVES ESSEN

Ein weiterer wichtiger Punkt ist die Suche nach Komorbiditäten, also anderen medizinischen oder körperlichen Störungen, die die Ernährung deines Kindes einschränken könnten. Hier einige Beispiele:

MUNDPROBLEME

Wenn dein Kind Schwierigkeiten beim Essen hat, ihm in den Mund schauen.

Muskelhypotonie oder geringer oraler Tonus (siehe Kapitel 12) kann Kauen und Schlucken von Nahrung erschweren und die Sprachentwicklung verzögern. Wenn dein Kind Fleischstücke, Nüsse und Samen ablehnt, fehlt ihm möglicherweise die Muskelkraft, um effizient zu kauen und zu schlucken.

Zahn-oder Zahnfleischentzündungen verursachen erhebliche Schmerzen, und eng stehende Zähne, ein hoher Gaumen oder sogar ein Zungen- oder Lippenbändchen können beim Essen hinderlich sein. Bei chronisch geschwollenen Mandeln tut Schlucken weh, und schmerzhafte Aphthen können die Lust am Essen ganz verderben. Zahnspangen können für Teenager schmerzhaft sein und in diesem Alter zu plötzlichem selektiven Essen führen.

DARMPPROBLEME

Aus meiner klinischen Erfahrung weiß ich, dass Kinder lieber nichts essen, als Magenschmerzen zu haben. Wenn dein Kind nur ein oder zwei Bissen isst und dann abrupt aufhört, hat es vielleicht auf einer gewissen Ebene eine Verbindung zwischen dem, was es isst, und den Magenschmerzen, die es verspürt, hergestellt.

Säurereflux oder der Rückfluss von Nahrung oder Milch kommt bei Babys häufig vor, und man nimmt oft an, dass ein Kind diese Beschwerden von selbst überwindet. Hals- und Speiseröhrenschmerzen durch Reflux und Allergien können jedoch ein Leben lang belastend sein und Appetit und Nahrungswahl beeinträchtigen. Die Schmerzen durch Reflux können so stark sein, dass sie die Ursache für viele aggressive Ausbrüche sowie Unruhe, Angst, Selbstverletzung und Schlafstörungen sind, vor allem, wenn das Kind nicht spricht und seine Schmerzen nicht ohne weiteres ausdrücken kann.[367]

Wenn dein Kind regelmäßig unter Verstopfung leidet, hast du vielleicht ein Muster erkannt: geringer Appetit bei Verstopfung – Riesenappetit nach dem Stuhlgang. Bauchschmerzen sind meist auf einen durch Kotstauung verstopften Darm zurückzuführen und wirken sich darauf aus, wie viel und was ein Kind isst. Dünner, übelriechender Stuhl mit unverdauter Nahrung ist ebenfalls ein Anzeichen für Darmprobleme und geht Hand in Hand damit, wenig zu essen.

Wenn dein Kind fast täglich über Bauchschmerzen klagt oder nachts davon aufwacht, sind diese wahrscheinlich die Ursache für sein wählerisches Essverhalten. Wenn es die Angewohnheit hat, zusammengerollt zu schlafen oder tagsüber mit dem Bauch gegen Möbel oder auf den Boden gedrückt zu liegen, teilt es dir damit eventuell mit, dass es Bauchschmerzen hat.

Wenn du den Verdacht hast, dass wählerisches Essen bei deinem Kind mit Magenproblemen zusammenhängt, hier einige Tipps, die bei Rückfluss, Bauchschmerzen und trägem Darm helfen können:

- Bei Entzündungen oder Darmschmerzen Kräuter wie Rotulme, Eibischwurzel oder Aloe vera unter ein wenig Obstpüree oder einen Smoothie rühren.

- Gekochtes und püriertes Obst und Gemüse, das leicht verdaulich ist, probieren – Apfelmus, Wurzelgemüsepüree und Suppe oder einfach zerdrückte Banane oder Avocado.

- Smoothies und Milchshakes mit vielen leckeren Zutaten anreichern (siehe S. 212–218).

- Die Magensaftproduktion anregen: einen Schuss Apfelessig in Hackfleischsauce oder in Apfelsaft geben. Eine Zitronen- oder Limettenhälfte über Gerichte auspressen oder den frisch gepressten Saft in Getränke geben. Verdauungsenzyme verabreichen; diese Nahrungsergänzungsmittel kann man in Wasser geben oder kauen.

- Der Geruchs- und Geschmackssinn eines Kindes kann durch Zinkmangel beeinträchtigt werden. Zur Förderung von Darm- und Mundsäften deinem Kind Zinktropfen geben.

- Folsäure- und B12-Mangel kann das Nervensystem eines Kindes und dadurch seinen Geruchs- und Geschmackssinn beeinträchtigen. Nahrungsergänzungsmittel gibt es in Tropfenform, die du mühelos zu Gerichten und Getränken hinzufügen kannst.

- Präparate mit lebenden Bakterien zur Stärkung des Darmmikrobioms und zur Linderung von Residualentzündungen probieren. Probiotika sind geschmacklos als Tropfen und Pulver erhältlich.

LEBENSMITTELUNVERTRÄGLICHKEITEN?

Zu den häufigsten Ursachen für wählerisches Essen zählen unentdeckte geringgradige Lebensmittelallergien und -unverträglichkeiten sowie andere nahrungsmittelbedingte Darmreaktionen. Statt der klassischen IgE-Allergien, die Hautausschläge und Schwellungen der Lippen und des Rachens auslösen, gibt es andere Lebensmittelunverträglichkeiten, sogenannte Nicht-IgE-Allergien[368], die den Magen-Darm-Trakt reizen können.

Viele neurodivergente Kinder leiden an ernährungsbedingten Darmproblemen. Dazu gehören Zöliakie (Weizen, Gluten), Laktoseintoleranz (Milch, Joghurt, Sahne, Eiscreme), Fruktoseintoleranz (hauptsächlich Obst, Honig), eosinophile Ösophagitis (häufig Weizen, Milchprodukte, Eier, Soja), Nahrungsmittelprotein-induziertes Enterokolitis-Syndrom (FPIES)[369] (Weizen, Milchprodukte, Eier, Soja) oder Histaminintoleranz (Tomaten, Zitrusfrüchte, Spinat, Avocados). Sie alle können von einem Allergieberater oder Gastroenterologen diagnostiziert werden.

Die oben genannten Nahrungsmittelunverträglichkeiten können zu Magenbeschwerden und folglich wählerischem Essen führen. Und ich stelle gewöhnlich fest, dass Kinder mit einem gestörten Darm ihre Ernährung auf das beschränken, was ihnen bekommt. Lässt man die Lebensmittel weg, die den Darm reizen, so nimmt ihr Appetit zu und sie erweitern ihr Lebensmittelrepertoire mehr erwartet. Und das dürfte daran liegt, dass sich ihr Magen wohler fühlt.

IMMUNITÄT

Wenn selektives Essen nach einer schweren Krankheit oder einer Reihe leichterer Infektionen auftritt, kann ein schwaches Immunsystem eine Rolle spielen. Auch eine Antibiotikatherapie stört das Gleichgewicht der Darmflora: Ich stelle manchmal fest, dass ein Mangel an nützlichen Darmbakterien der Grund für eine Verschlechterung des Essverhaltens ist. Antibiotika können eine leichte Hefeinfektion auslösen, die Mundsoor oder *Candida albicans* im Darm hervorruft. Meines Erachtens führt dies zu einer Fixierung auf Kohlenhydrate und Gier auf Süßes (siehe Kapitel 4), was erklärt, warum die guten Essgewohnheiten eines Kindes verschwinden, wenn es nur auf Süßes aus ist. Probiotika und fermentierte Lebensmittel z. B. ersetzen die verlorenen Bakterien, die der Darm zur Wiederherstellung von Immunität benötigt.

Scharlach und andere *Streptococcus*-Infektionen wie Halsentzündungen können das Essen zu schmerzhaft machen, sodass nur noch bestimmte Nahrungsmittel angenehm zu schlucken sind. In den meisten Fällen kann man wieder normal essen, sobald die Entzündung abgeklungen ist. Wenn die Nahrungseinschränkung aber über die Dauer der Infektion hinausgeht und mit einer plötzlichen Persönlichkeitsveränderung, Tics, Zwangsgedanken, häufigem Harndrang oder einer Verschlechterung schulischer Leistungen einhergeht, sollte man unbedingt prüfen, ob es sich bei der zugrundeliegenden Ursache um PANDAS[370] handelt (siehe Kapitel 6).

NÄHRSTOFFMANGEL

Kapitel 2 hat gezeigt, dass Zinkmangel Appetitlosigkeit verursacht und dass niedrige Zinkspeicher den Geschmacks- und Geruchssinn beeinträchtigen können. Daher empfehle ich bei Essstörungen jeglicher Art Zinkpräparate. Bauchschmerzen und Appetitlosigkeit sind Symptome von Eisenmangel (ebenfalls in Kapitel 2 behandelt). Die B-Vitamine sind von entscheidender Bedeutung für das neurologische System, wenn Texturen oder bestimmte Gerüche/Geschmäcke das Problem sind.

GLUTEN- UND MILCHSUCHT

Manche neurodivergente Kinder haben eine Vorliebe, ja sogar ein starkes Verlangen nach gluten- und kaseinhaltigen Lebensmitteln, den Hauptproteinen in Weizen-/Gluten- und Milchprodukten – sie sind quasi süchtig danach und essen oft ausschließlich weizen- und milchhaltige Lebensmittel – Müsli mit Milch zum Frühstück, ein Käsebrot zum Mittagessen und Pizza zum Abendessen –, und das immer wieder. Dies ist auf einen »opioidähnlichen Effekt« der Peptide oder Miniproteine in diesen Lebensmitteln zurückzuführen, der empfindliche Menschen betreffen kann.[371] Bei diesen Peptiden handelt es sich um Gluteomorphin (Gliadorphin) in Gluten und um Casomorphin in Milchprodukten (außer Ghee, geklärter Butter). Forschungen mit autistischen Kindern legen nahe, dass dieser Effekt zu weniger Augenkontakt, geringerer Aufmerksamkeit, reduzierter Lernfähigkeit, hoher Schmerzgrenze und Selbstverletzungen sowie zu stereotypen, repetitiven Verhaltensweisen führt.[372, 373]

Ich habe diesen Effekt auch bei Kindern beobachtet, die nicht autistisch sind. Die Peptide können Nervosität und Angst hervorrufen und das Einschlafen erschweren. Manche Kinder leiden unter Schwindelgefühlen, Desorientierung und Ungeschicklichkeit. Weitere Anzeichen sind geistige Verwirrung, Unproduktivität und Schwierigkeiten beim Lernen, Arbeitsgedächtnis und bei der Informationsverarbeitung.

Diese Peptidtheorie besagt, dass manche Kinder nicht genügend Enzyme im Darm zum Abbau von Gluten und Kaseinpeptiden produzieren, die dadurch nur teilweise verdaut werden. Bei Darmdurchlässigkeit gelangen die unverdauten Peptide vom Darm in den Blutkreislauf und dann ins Gehirn, was zu erheblichen Schäden führt.

Wenn man Gluten und Milchprodukte aus dem Speiseplan eines Kindes streicht, verschwinden die Symptome häufig. Wenn du es ausprobieren möchtest, lasse für 4–6 Wochen alle gluten- und kaseinhaltigen Lebensmittel weg und versuche, während dieser Zeit auch Weizen und Milchprodukte zu vermeiden. Wenn die Umstellung funktioniert und dein Kind ruhiger und aufmerksamer ist, setze die Umstellung langfristig fort. Treten keine positiven Veränderungen ein, so kannst du Gluten und Kasein als Hauptproblem ausschließen und mit einer normalen Ernährung fortfahren.

Wenn du mit der Umstellung weitermachen willst, ist es wichtig mit einem Ernährungsberater zusammenarbeiten, damit dein Kind die richtigen Nährstoffe erhält, vor allem, wenn es beim Essen wählerisch ist. Zumindest solltest du alternative Nahrungsquellen für Nährstoffe wie Kalzium, Jod und B-Vitamine in Betracht ziehen. Nährstoffreiche, selbst zubereitete Nahrung ist besser als industriell hergestellte Produkte ohne Zusatz von Gluten und Milchprodukten. Da kommen meine köstlichen, gesunden Rezepte wie gerufen!

Eine gluten- und kaseinfreie Ernährung macht nicht bei jedem neurodivergenten Kind einen Unterschied. Es ist jedoch erwähnenswert, dass einige Eltern berichtet haben, dass diese Ernährungsweise ihr Leben verändert hat, auch wenn Metastudien dies nicht belegt haben. Es muss keine dauerhafte Veränderung sein, aber der Verzicht auf Gluten und Milchprodukte hilft, bis die Darmdurchlässigkeit geheilt ist, und es ist möglich, dein Kind dabei zu unterstützen, Gluten und Milchpeptide mit der Zeit leichter zu verdauen und abzubauen, sodass du sie wieder einführen kannst.

DIE PROBLEME VON ESSANFÄLLEN UND ZWANGHAFTEM HEISSHUNGER

Binge-Eating-Störungen sind ein großes Problem für viele divergente ältere Kinder, Teens und junge Menschen und kommen häufiger vor als *Anorexia nervosa* (eingeschränktes Essen) und *Bulimia* (Ess-Brechsucht) zusammen.[374, 375] Essanfälle sind mit Suchtverhalten verbunden, das mit dem Verlangen nach stark verarbeiteten Lebensmitteln einhergeht, die Fett, Zucker und Zusatzstoffe wie Glukose-Fruktose-Sirup kombinieren.[376] Mit diesem Verlangen drückt der Körper sein Bedürfnis nach mehr Vitaminen und Mineralstoffen aus. Ich habe festgestellt, dass Heißhungerattacken und Binge-Eating-Muster drastisch abnehmen, wenn ein Kind die wichtigsten Vitamine und Mineralstoffe in ausreichenden Mengen erhält.

Wenn ein Kind vom Essen besessen ist und ständig daran denken muss, isst es wahrscheinlich zu viele Kohlenhydrate und nicht genügend Eiweiß und gesunde Fette. Essanfälle und Heißhunger sind meist Anzeichen dafür, dass der Blutzuckerspiegel eines Kindes durcheinander geraten ist.[377] Wenn sein Blutzuckerspiegel schnell sinkt, greift es eher zu Junkfood, um sich nicht weiter unkonzentriert und gereizt zu fühlen (siehe Kapitel 7).

Interessanterweise haben viele Kinder und Teens mit Binge-Eating-Störungen auch ADHS, was auf deren impulsive Natur zurückzuführen ist. Ein anderer Grund ist, dass sie durch den Verzehr dieser »glückseligen« Lebensmittel mit hohem Salz-, Zucker- und Ölgehalt einen kurzen Dopaminschub erleben.

ADHS-Medikamente unterdrücken den Appetit tagsüber, was bei Kindern zu starkem Hunger führt und die Wahrscheinlichkeit erhöht, dass sie am Ende des Tages oder sogar nachts Essanfälle haben. Ein reichhaltiges Frühstück und Abendessen mit gesunden Proteinen und Fetten hilft, dieses Verlangen nach ständigem Naschen zu lindern, wenn ein Kind stimulierende Medikamente gegen ADHS einnimmt.

Stress ist ein Hauptfaktor für Essanfälle und Heißhunger. Er kann beide Extreme auslösen: zu viel oder zu wenig essen. Stressoren wie hohe Anforderungen in der Schule, übermäßig intensives Training oder Schlafmangel wirken sich auf jedes Kind anders aus. Ältere Kinder können achtsames Essen praktizieren, indem sie jeden Bissen gut kauen und kurz darüber nachdenken, welche Lebensmittel ihren Blutzuckerspiegel stabil halten und welche sie satt machen.

HOFFNUNGSGESCHICHTE – AUTISMUS UND SELEKTIVES ESSEN

Bei Sarah wurde im Alter von 2 Jahren Autismus diagnostiziert. Sie aß nur zwei Nahrungsmittel: eine Art süßer Joghurt und eine Art Cracker. Sie weinte den ganzen Tag; sie litt unter Verstopfung; und sie hatte außer ihren Eltern nie jemanden wahrgenommen und nur mit ihnen interagiert. Die Ärzte, die die Diagnose stellten, meinten, sie würde nie sprechen oder in eine normale Schule gehen.

Ich vermutete, dass Sarah Probleme mit der Verdauung von Milchprodukten und Gluten hatte, beides in den beiden einzigen Nahrungsmitteln enthalten, die sie damals aß! Ich stellte außerdem fest, dass ihre Bauchspeicheldrüse nicht genügend Enzyme zur Verdauung der komplexen Proteine in diesen Nahrungsmitteln produzierte. Ihre Eltern stellten sie auf milchfreien Joghurt und glutenfreie Cracker um, die sie gut verdaute, und fügten ihrem Trinkwasser dann Enzyme als Nahrungsergänzungsmittel zu. Diese Maßnahmen öffneten Sarahs Welt, und bald begann sie, ganze Mahlzeiten zu essen – sogar Fleisch und dreierlei Gemüse!

Sarah begann auch, mit der Welt um sie Kontakt herzustellen, und fing an zu sprechen, als ihr Darm wieder normal funktionierte und ihre Nahrungsaufnahme ihr Gehirn mit der Ernährung, die es benötigte, versorgte. Sie ging während ihrer gesamten Schulzeit an eine Regelschule und lernt jetzt fürs Abitur – und sie redet wie ein Wasserfall!

9 EMOTIONALE DYSREGULATION

Wir alle wissen, wie es ist, vom Alltagsstress überwältigt zu werden, und wie leicht man aufgrund von ständiger Anspannung und Leistungsdruck einen Nervenzusammenbruch bekommen kann. Es ist völlig normal, dies von Zeit zu Zeit zu erleben. Neurodivergente Kinder aber agieren viel sensibler auf Stress und Veränderungen, was leichter zu emotionaler Dysregulation führen kann. [378, 379]

Dysregulation ist die Unfähigkeit, emotionale Reaktionen zu kontrollieren, und zeichnet sich durch Ausbrüche sogenannter emotionaler Labilität oder sprunghafter Stimmungsschwankungen aus, die sich in Sekundenbruchteilen ändern können. Stimmungsdysregulation kann bedeuten, dass man Gefühle wie Traurigkeit, Reizbarkeit, Angst oder Wut nur unzureichend kontrollieren kann. Dies führt wiederum zu Streit, extremen Zusammenbrüchen, Wut, Aggression oder Selbstverletzung. Es ist wichtig, die Grundursache von emotionaler Dysregulation zu identifizieren und Wege zu finden, neurodivergenten Kindern zu helfen, Widerstandsfähigkeit gegenüber unvermeidlichen alltäglichen Veränderungen und Störungen aufzubauen.

Emotionale Dysregulation ist manchmal auf vergangenes Trauma, den Druck sozialer Medien oder darauf zurückzuführen, dass die derzeitige Schule eines Kindes, Therapien oder seine Lebenssituation seinen Bedürfnissen nicht ausreichend gerecht werden. Auch biochemische und hormonelle Prozesse spielen eine Rolle, worauf ich in diesem Kapitel eingehe.

PYRROLURIE

Pyrrolurie oder Kryptopyrrolurie (KPU) ist eine erbliche Stoffwechselstörung. Das davon betroffene Kind hat einen wesentlich höheren Bedarf an Zink und Vitamin B6 als ein durchschnittliches Kind. Die typischen Symptome sind Stimmungsschwankungen, sozialer Rückzug, zwanghaftes Verhalten und emotionales Essen. (Siehe S. 35 für weitere Einzelheiten)

CORTISOL-UNGLEICHHEIT

Neurodivergente Kinder erleben häufig eine leichte bis mittelschwere Kampf-oder-Flucht-Stressreaktion der Nebennieren; schließlich ist es nicht einfach, mit einem anders gepolten Gehirn in einer neurotypischen Welt zu leben. Cortisol, ein von den Nebennieren (zwei walnussgroße Drüsen direkt über den Nieren) produziertes Steroidhormon, sorgt dafür, dass wir morgens aufstehen und tagsüber wach bleiben.

Ein Ungleichgewicht des Cortisols ist besonders in Familien ausgeprägt, die erhebliche psychische oder soziale Belastungen erlebt haben. Kinder mit starker Trennungsangst weisen oft einen erhöhten Cortisolspiegel auf. Zu viel Cortisol beeinflusst u. a. den Blutzuckerspiegel und die Schlafqualität.

EIN ERHÖHTER CORTISOLSPIEGEL

Ein klassisches Schlafmuster für Menschen mit chronisch erhöhtem Cortisolspiegel ist, dass sie Schwierigkeiten haben, einzuschlafen; gegen 4 Uhr wachen sie für ein paar Stunden auf und verfallen dann in dem Moment, in dem der Wecker klingelt, in einen Tiefschlaf. Dein Kind wacht also spät auf und fühlt sich tagsüber erschöpft und müde.

Zucker (sogar natürlich süßes Obst) und kohlenhydratreiche Nahrungsmittel führen bei Kindern mit hohem Cortisolspiegel meist zu schlechterem Wohlbefinden, während proteinreiche Lebensmittel für ein besseres Gefühl sorgen. Einige Teenager reagieren empfindlich auf das Koffein in Kaffee, Kakao oder Schokolade, Tee und grünem Tee sowie in einigen Energy-Drinks und Nahrungsergänzungsmitteln.

Zu den Kennzeichen eines Kindes mit hohem Cortisolspiegel gehören u.a. Gereiztheit, Hyperaktivität und Nervosität – es ist die Art Kind, dessen Stimmung im Nu umschlagen kann. Manchmal erkennt man einen hohen Cortisolspiegel an der Erweiterung der Pupillen wie »Disney-Augen«.[380]

Zur Senkung eines hohen Cortisolspiegels gibt es natürliche Heilmittel, darunter Kräuter wie Kamille, Magnesium und Omega-3 sowie Safran und Reishi-Pilze für ältere Kinder und Teens.

EIN NIEDRIGER CORTISOLSPIEGEL

Nach längeren Phasen eines erhöhten Cortisolspiegels und dem damit verbundenen Kampf-oder-Flucht-Zustand besteht bei neurodivergenten Kindern, Teens und jungen Erwachsenen die Gefahr eines Nebennieren-Burnouts: Der Cortisolspiegel sinkt, und die Cortisolausschüttung aus den Nebennieren ist geringer als optimal. Ein niedriger Cortisolspiegel kann auch auf eine posttraumatische Belastungsstörung (PTBS) hinweisen, einen psychischen Zustand, der durch das Erleben eines schrecklichen Ereignisses, Stress oder Trauma ausgelöst wird.

Kinder mit niedrigem Cortisolspiegel können Erschöpfungs- und Burnout-Gefühle verspüren, und es fällt ihnen oft schwer, Infektionen zu bekämpfen. Sie können eine eingeschränkte Exekutivfunktion mit vermindertem Arbeitsgedächtnis und eingeschränkter kognitiver Flexibilität aufweisen.[381] Eine abgeschwächte Cortisol-Stressreaktion kommt auch bei jungen Menschen mit Verhaltensproblemen wie ODD vor (siehe S. 11).[382]

Kennzeichen eines niedrigen Cortisolspiegels sind u.a. Abgeschlagenheit, Trübseligkeit und Geistesabwesenheit. Kinder und Teens brauchen regelmäßige Snacks, um ruhig und ausgeglichen zu bleiben. Wer morgens mit niedrigem Cortisolspiegel aufwacht, fühlt sich oft kalt, schwach und wacklig und hat Heißhunger auf Zucker, Kohlenhydrate und Koffein; der Körper neigt in diesem Fall nämlich zu niedrigem Blutzuckerspiegel (Hypoglykämie) und niedrigem Blutdruck. Studien haben ergeben, dass Menschen mit der Diagnose einer unaufmerksamen Form der Aufmerksamkeitsdefizitstörung (ADS) tagsüber oft einen niedrigeren Cortisolspiegel haben.[383, 384]

Vitamin C, ein Vitamin-B-Komplex-Präparat sowie der Verzehr von etwas Salz, Lakritze oder Grapefruit können den Cortisolspiegel vorübergehend erhöhen.

DIE VIELEN ROLLEN DES VAGUSNERVS

Der vom Gehirn bis zum Darm verlaufende Vagusnerv sendet ständig Informationen vom Darm zum Gehirn und hilft uns beim Bewältigen von Stress, Angst und Furcht. Er ist der Grund für Herzrasen und dafür, dass wir ein Kribbeln im Bauch haben, wenn wir nervös sind oder uns in Gefahr und bedroht fühlen.

Dieser lebenswichtige Nerv sorgt dafür, dass sich unsere Atmung verlangsamt und unser Körper entspannt, wenn Freunde und Familie uns umarmen und uns ein Gefühl der Sicherheit geben. Er hilft unserem Körper, eine gesunde Stressreaktion zu entwickeln und widerstandsfähiger zu werden, und ermöglicht unserem Kind von Geburt an, der Kampf-oder-Flucht-Reaktion der Nebennieren entgegenzuwirken.

Jedes Mal, wenn das Gehirn eines Kindes eine Bedrohung wahrnimmt, kann der Sympathikus die Kampf-oder-Flucht-Cortisolreaktion auslösen. Ist der Vagusnerv jedoch gesund und durchtrainiert, so aktiviert er den Parasympathikus, der das Gegenteil bewirkt: Er beruhigt das Kind. Der Vagusnerv hilft einem Kind, in einer Stresssituation ruhig und gelassen zu bleiben, und signalisiert ihm, wann die Gefahr vorüber ist.

Bei niedrigem Vagustonus hat das Nervensystem Mühe, sich Veränderungen anzupassen, und ist weniger flexibel. Je höher der Vagotonus, desto größer ist das Toleranzfenster einer Person, um sich Stresssituationen zu stellen. Bei niedrigem Vagotonus ist das Toleranzfenster eines Kindes eng, und es kann in einen emotional dysregulierten Zustand geraten: Entweder wird das Kind schnell übererregt, was sich in Wut, Angst und Reizbarkeit äußern kann, oder es wird untererregt, erstarrt emotional, fühlt sich empfindungslos und distanziert sich.

Der Vagotonus kann bereits im frühen Alter, sogar bei Babys, beobachtet werden und ist Gegenstand umfangreicher Forschungen. Babys mit stärkerem Vagotonus haben offenbar mehr Interesse und Freude an der Begegnung mit neuen Menschen. Babys mit niedrigem Vagotonus neigen dazu, in sozialen Situationen vorsichtiger zu sein, und bevorzugen Einsamkeit, wenn sie älter sind.[385, 386]

Ein höherer Vagotonus ist auch mit stärkerem Mitgefühl und Empathie verbunden. Kinder mit gesünderem Vagotonus neigen dazu, mit anderen Kindern mehr Mitgefühl zu haben, sie zu trösten, wenn sie betrübt sind, und lernen eher, mit anderen zu teilen.[387] Menschen mit größerer Vagotonusflexibilität fällt es leichter, soziale und emotionale Signale anhand von Gesichtsausdrücken[388, 389] zu erkennen, und können sich leichter an die Gesichter von Menschen erinnern.[390] Darüber hinaus unterstützt ein gut trainierter Vagusnerv die Verdauung, unsere Fähigkeit zur Erholung und bessere Schlafqualität.[391] Ein niedriger Vagustonus kann dagegen dazu beitragen, dass Kinder mehr Albträume haben.[392]

Zusammenfassend lässt sich sagen, dass ein gesunder Vagotonus eine bessere emotionale Regulierung, eine stärkere Verbindung zu anderen Menschen und der Umwelt und eine bessere körperliche Gesundheit bedeutet.

WEGE ZUR VERBESSERUNG DES VAGUSTONUS

Man kann den Vagusnerv auf einfache Weise »trainieren« und kräftigen. Hier einige Beispiele dafür:

KÄLTEEINWIRKUNG

Studien zeigen, dass sich regelmäßiger Aufenthalt in kalter Luft oder kaltem Wasser durch Aktivieren des Vagusnervs positiv auf das parasympathische Nervensystem auswirkt und gleichzeitig die sympathische Kampf-oder-Flucht-Reaktion verringert, also an einem kühlen Tag mit deinem Kind spazieren gehen, gemeinsam im Meer schwimmen, sein Gesicht mit kaltem Wasser bespritzen oder kurz kalt duschen.

TIEFES, LANGSAMES ATMEN

Tiefes, langsames Atmen lindert Ängste und steigert die Aktivität des parasympathischen Nervensystems. Typisch sind 10–14 Atemzüge pro Minute. Wenn ältere Kinder und Teens dies auf 6 Atemzüge pro Minute reduzieren, wird der Vagusnerv gekräftigt.

SINGEN, SUMMEN, »CHANTEN« UND GURGELN

Die Stimmbänder und Muskeln im hinteren Rachenraum sind mit dem Vagusnerv verbunden. Singen, Summen, Sprechgesänge (Chanten) oder Gurgeln mit Wasser trainieren diese Muskeln und stimulieren den Vagusnerv.

GESELLIGKEIT UND LACHEN

Gute soziale Kontakte können den Vagustonus beeinflussen und positive Emotionen fördern. Es kann von Vorteil sein, einfach mehr mit Freunden zu lachen.

YOGA UND MEDITATION

Yoga-Haltungen und Atemtechniken sollen den Vagotonus durch das Stimulieren der Entspannungsreaktion im Körper erhöhen. Meditation ist ein bewährtes Mittel zur Beruhigung des sympathischen Nervensystems und kann ebenfalls wirksam sein, den Vagusnerv zu stimulieren und den Vagotonus zu erhöhen.

BEWEGUNG

Sport und Bewegung stimulieren den Vagusnerv, was die positiven Auswirkungen auf das Gehirn und die geistige Gesundheit weiter verstärken kann. Dazu gehören einfache Dinge wie Gehen, Laufen, Fußballspielen, Felsklettern oder Trampolinspringen.

MASSAGE

Massage und Reflexzonenmassage können Vagoaktivität und -tonus steigern. Viele neurodivergente Kinder profitieren von einer sanften Fußmassage vor dem Schlafengehen.

PROBIOTIKA

Darmbakterien beeinflussen den Vagusnerv und verbessern die Gehirnfunktion. Studien zeigen, dass die Einnahme der Probiotika *Lactobacillus*[393] und *Bifidobacterium*[394] Stress, Angstzustände und depressionsähnliches Verhalten reduzieren kann.

NAHRUNGSERGÄNZUNGSMITTEL

Ein Mangel an Vitamin B1, B6, B9 und B12 kann zu Fehlfunktionen des Nervensystems und einem niedrigeren Vagotonus führen. Neuere Forschungen deuten darauf hin, dass Omega-3-Fettsäuren Vagoaktivität und -tonus stärken können.[395]

SO LASSEN SICH AUSRASTER NACH DER SCHULE VERMEIDEN

Hast du ein Kind, das in der Schule ein Engel ist, und sich dann total wandelt, wenn es nach Hause kommt?

Viele Kinder müssen nach der Schule Dampf ablassen, und Eltern und Geschwister sind gewöhnlich die Leidtragenden! Jedes Kind rastet gelegentlich voll aus, wenn es übermüdet und unter Druck ist oder sich unwohl fühlt. Wenn dieses Verhalten aber zu einem regelmäßigen Muster wird und sich verschärft, erschwert es das Familienleben.

Explosives Verhalten nach der Schule kommt häufiger bei neurodivergenten Kinder vor; sie versuchen, ihre Unterschiede während des stressigen Schulalltags zu verbergen, und reagieren sich dann ab, wenn sie es nicht länger unterdrücken können. Dieses dysregulierte Verhalten ist bei Kindern mit sensorischen Problemen üblich, die mit dem Lärm und der Intensität der Schule zurechtkommen, anschließend aber überfordert sind.

Meistens läuft dies auf eine Kombination von einem Kampf-oder-Flucht-Cortisolzustand und Gereiztheit und Hunger, durch einen äußerst niedrigen Blutzuckerspiegel verursacht, hinaus. Zusammenbrüche nach der Schule können ein Warnsignal dafür sein, dass das Nervensystem und die Nebennieren besser unterstützt werden müssen. Hier einige Möglichkeiten, wie du helfen kannst:

► Deinem Kind ein reichhaltigeres Frühstück mit viel Eiweiß und gesunden Fetten geben – Eier, Erdnussbutter, gemahlene Samenkerne, Puten-/Schinken- oder Käsescheiben. Das hilft, Ausrasten wegen Heißhunger und Gereiztheit am Ende des Schultags zu mildern.

► Powersnacks nach der Schule anbieten – auch hier darauf achten, dass sie etwas Eiweiß und gesunde Fette enthalten, nicht einfach nur Kohlenhydrate und Zucker. Das verbessert Stimmung und Konzentration in der zweiten Tageshälfte.

► Nach der Schule für genügend Auszeit sorgen – vielleicht hat dein Kind Lust auf ein Hörbuch oder Musik; oder es möchte, in eine Decke gekuschelt, mit einer Tasse beruhigendem Kamillentee entspannen. Einige Kinder reagieren positiv auf einen Diffuser oder Vernebler mit beruhigenden ätherischen Ölen.

► Schlaf ist wichtig – Magnesium wirkt erdend und verhilft Kinder zu einem tieferen, erholsameren Schlaf. Es hilft auch bei der Regulierung des Blutzuckerspiegels. Magnesium ist reichlich in grünem Gemüse, Nüssen, Samen und dunkler Schokolade enthalten. Magnesiumflocken in ein Bad geben, da Magnesium über die Haut aufgenommen wird.

► Pflanzliche Unterstützung – die Kampf-oder-Flucht-Reaktion deines Kindes beruhigen, bevor es den Kipppunkt erreicht. Nahrungsergänzungsmittel mit Theanin, Passionsblume und Zitronenmelisse in Betracht ziehen.

10 ANGSTZUSTÄNDE, ZWANGSSTÖRUNG & TICS

Angstzustände, Besessenheit und zwanghafte Rituale sowie Tics gehen oft mit Neurodivergenz einher. Angst berührt uns alle irgendwann im Leben, vor allem, wenn wir mit neuen Erfahrungen konfrontiert werden. Neurodivergente Kinder reagieren oft anders auf Angstauslöser: Autistische Kinder etwa haben eine erhöhte Empfindlichkeit gegenüber Sinneseindrücken wie lauten Geräuschen und hellen Lichtern, die Angst auslösen können. Ebenso erleben Kinder mit ADHS aufgrund von Problemen mit exekutiven Funktionen, etwa Schwierigkeiten beim Organisieren von Aufgaben oder Zeitmanagement, erhöhte Angstzustände, die wiederum zu einem Gefühl der Überforderung und zu Stress führen.

ANGST AUSPACKEN

Angst steckt hinter vielen tief sitzenden Charakterzügen und Verhaltensweisen neurodivergenter Kinder. Sie ist oft die Grundursache für Schüchternheit, selektiven Mutismus, pathologisches Vermeidungsverhalten und oppositionellen Trotz (siehe S. 11) sowie Schulverweigerung und Nervenzusammenbrüche. Angst lähmt, wenn sie ein Kind stark erfasst und seine Lebensbereiche beeinträchtigen.

Angst und Aufregung wirken ähnlich im Körper. Beide lösen einen schnelleren Herzschlag und einen Adrenalinstoß aus – und Gefühle der Aufregung können leicht in Angst umschlagen und viele Systeme im Körper beeinträchtigen. Hier einige der Symptome:

- Gefühl der Überwältigung
- Phobien
- Gereiztheit
- Konzentrationsschwierigkeiten
- Darmprobleme einschließlich Schmerzen, Verstopfung oder Durchfall
- Schwindelgefühl
- Atemprobleme
- Ständige Sorgen
- Trennungsangst
- Obsessionen und Zwänge
- Selbstverletzendes Verhalten
- Übererfüllung
- Tics und unwillkürliche Bewegungen
- Kopfschmerzen
- Schlafstörungen

WAS IST OCD?

Angst wird häufig von einer zwanghaften Verhaltensstörung (OCD) begleitet und tritt dann auf, wenn jemand in ein Muster von Besessenheit und Zwang gerät. Besessenheit besteht aus unerwünschten, störenden Gedanken, Bildern oder Impulsen, die Disstress auslösen – und sich im Gehirn ständig wiederholen. Zwänge dagegen sind Handlungen oder Rituale, die die Qual dieser Besessenheit abschwächen: mehrmals mit dem Fuß auf den Boden klopfen, bevor man durch eine Tür geht, oder sich die Hände waschen, bis sich die Haut rötet, rau wird und blutet.

Jeder Mensch erlebt irgendwann in seinem Leben zwanghafte Gedanken oder zeigt zwanghaftes Verhalten, besonders bei Angstzuständen. Das bedeutet jedoch nicht, dass jeder an einer Zwangsstörung leidet. Damit die OCD-Diagnose bestätigt werden kann, muss dieser Teufelskreis aus Besessenheit und Zwängen so stark ausgeprägt sein, dass er einen erheblichen Teil von Zeit in Anspruch nimmt, großen Stress verursacht oder wichtige Aktivitäten des Kindes beeinträchtigt, die es normalerweise gern ausübt. Ein Psychologe oder eine andere Fachkraft für psychische Gesundheit kann bei Angstzuständen und Zwangsstörungen erfolgreich helfen. Manchmal reicht dies aber nicht aus. Viele Menschen wenden sich dann der Ernährung zu und suchen nach den zugrundeliegenden metabolischen Ursachen und Auslösern.

TICS UND TOURETTE-SYNDROM

Tics und Zuckungen sind unwillkürliche, wiederholte Bewegungen, die die Betroffenen nicht kontrollieren können: Augenblinzeln, Räuspern, Schulterzucken oder das Ausstoßen ungewöhnlicher Laute. Das Tourette-Syndrom weist dieselben Tics und Zuckungen auf und wird gewöhnlich diagnostiziert, wenn die Tics seit mindestens 12 Monaten häufig und kontinuierlich auftreten.

WAS TREIBT DIESES TRIO AN?

Die Ursachen für diese Erkrankungen können genetisch bedingt sein oder durch Traumen, Krankheiten oder Mangelerscheinungen ausgelöst werden. Hier einige Stoffwechsel- und Ernährungsungleichgewichte, die man untersuchen sollte, wenn man das Gefühl hat, dass Angstzustände, Zwangsstörungen, Tics und Zuckungen schwer zu bewältigen sind und man zusätzliche Unterstützung benötigt:

PANDAS

PANDAS ist eine neuropsychiatrische Autoimmunerkrankung, die bei Kindern auftritt und meist durch eine Streptokokkeninfektion wie Mandelentzündung, Halsschmerzen oder Scharlach ausgelöst wird. Da der Körper des Kindes die Infektion nicht angemessen bekämpft, greift die Krankheit die Basalganglien im Gehirn an. Dies führt zu fast über Nacht auftretenden Symptomen für u. a. Zwangsstörungen, Tics, Angstzustände und Harninkontinenz (siehe Kapitel 6).

Darm aus dem Gleichgewicht?

Wir wissen, dass unser Darm und die darin lebenden Bakterien eine entscheidende Rolle für die Funktionsweise unseres Gehirns spielen. Aus der Balance zwischen nützlichen und weniger erwünschten Bakterien, die unser Darmmikrobiom bilden, kann eine Imbalance werden. Neue Forschungsergebnisse zeigen, dass die Vielfalt der Darmbakterien eine entscheidende Rolle bei der Entstehung von Angstzuständen und OCD spielen kann. Kapitel 4 erklärt ausführlicher, wie das Darmmikrobiom das Gehirn beeinflussen kann.[396, 397]

B-Vitamine oder Eisenmangel?

B-Vitamine und Eisen sind entscheidend für die Gehirngesundheit; sie sind vorrangige Nährstoffe, wenn Angstzustände und Zwangsstörungen zu einem Problem werden. Mangelerscheinungen dieser Vitamine und Mineralstoffe sind dank moderner Ernährungsgewohnheiten (weißes statt rotes Fleisch, kaum grünes Gemüse) weitverbreitet (siehe Kapitel 2).

Inositol

Inositol oder Myo-Inositol, früher als Vitamin B8 bekannt, ist kein echtes Vitamin, sondern eine Zuckerart, die im Gehirn reichlich vorhanden ist und als Nahrungsergänzungsmittel bei Panikstörungen, Depressionen und OCD eingesetzt wird.[398, 399, 400] Inositol eignet sich außerdem hervorragend zum Ausgleichen weiblicher Geschlechtshormone sowie Serotonin und Dopamin. Es ist zwar eine Zuckerform, hilft aber, die Insulinreaktion und damit den Blutzuckerspiegel zu regulieren. Zu Lebensmitteln, die natürliches Inositol enthalten, gehören Mandeln, Walnüsse, Paranüsse, Haferflocken, Bohnen, Erbsen, Cantaloupe-Melonen, Orangen und Limetten. Wichtig: Wegen seiner Wirkung auf Serotonin dürfen Kinder, die ein Antidepressivum mit selektiven Serotonin-Wiederaufnahmehemmern (SSRI) nehmen, Inosital nicht als Nahrungsergänzungsmittel einnehmen.

FÜNF NAHRUNGSERGÄNZUNGSMITTEL ZUR UNTERSTÜTZUNG DIESES TRIOS

1 Theanin in schwarzem und grünem Tee enthält den Neurotransmitter GABA (siehe Kapitel 2). Es hilft bei Angstzuständen,[401] OCD[402] und Tics und kann als koffeinfreies Nahrungsergänzungsmittel sogar Kleinkindern gegeben werden.

HOFFNUNGSGESCHICHTE – TICS

Wie die meisten in seiner Schulklasse erkrankte Ethan an Scharlach. Er erholte sich zwar recht schnell von der Infektion, entwickelte aber kurz darauf Tics – er blinzelte ständig und verzog das Gesicht. Er wurde deswegen in der Schule gehänselt und gemobbt, was verheerend für sein Selbstwertgefühl war.

Ethan begann, Magnesium und Theanin einzunehmen, was seine Tics so weit linderte, dass sie niemandem auffielen außer seinen Eltern, wenn er müde war. Mit der Zeit verschwanden die Tics ganz und kamen nicht wieder, sodass er die Einnahme von Magnesium und Theanin beenden konnte. Auch sein Selbstvertrauen wuchs in dieser Zeit enorm.

Wir alle erleben Ängste, aber für neurodivergente Kinder kann dies eine tägliche Herausforderung sein, die sich neurologisch meist in Tics und Zwangsstörungen äußern kann. Es ist schwierig sein, diese Ängste ständig unter Kontrolle zu halten, doch Ernährung, Nahrungsergänzungsmittel und die Stärkung des Immunsystems machen viel aus und können einem Kind helfen, diese belastenden Phasen zu überwinden.

2 Magnesium wird seit Langem als Mittel gegen Angstzustände, Zwangsstörungen und Tic-Störungen eingesetzt und fördert Ruhe und Schlaf.[403, 404, 405, 406] Laut Studien braucht der Körper bei extremem Stress oft seine Magnesiumspeicher auf.[407]

3 Vitamin B6 wird oft in Verbindung mit Magnesium oder Theanin[408] zur Beruhigung des Nervensystems und bei verallgemeinerten Angstzuständen[409], Tic-Störungen[410] und OCD[411] verabreicht (siehe Kapitel 2).

4 Ausreichend Vitamin D ist entscheidend für die Linderung von Angstzuständen.[412] Bei Menschen mit OCD und Tic-Störungen hat man niedrige Vitamin-D-Spiegel im Blut festgestellt.[413, 414] Verschlimmern sich Angstzustände oder OCD bei wenig Sonnenexposition wie im Winter, so ist mehr Vitamin D notwendig.[415]

5 OCD und Tics können frühe Anzeichen eines Mangels an wichtigem Vitamin B12 sein, das zur Bildung von Serotonin und Dopamin beiträgt. Wenn sich dein Kind pflanzlich ernährt oder selten tierische Produkte wie Fleisch, Fisch und Eier isst, ein Vitamin-B12-Nahrungsergänzungsmittel in Erwägung ziehen.[416, 417, 418]

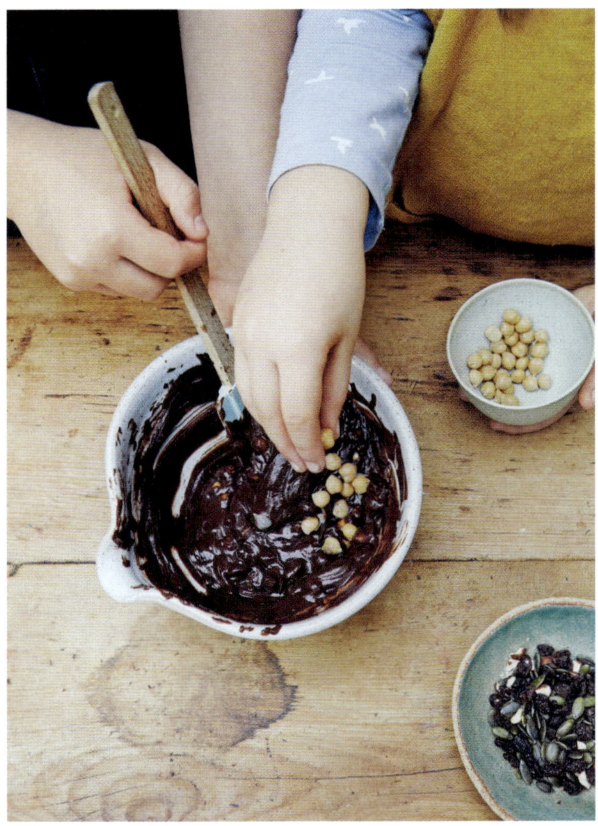

DER SCHLAFRÄUBER 11

Regelmäßige Schlafmuster und erholsamer Schlaf können für neurodivergente Kinder eine der größten Herausforderungen sein. Kinder brauchen oft lange, um zur Ruhe zu kommen und einzuschlafen, während Teens und junge Erwachsene leicht zu Nachteulen werden. Ihr Schlaf ist häufig leicht und unruhig, und manche wachen in aller Frühe auf und können nicht wieder einschlafen. In unserer NatureDoc-Klinik sehen wir nicht selten Kinder, die um 19 Uhr ins Bett gebracht werden, aber um 22 oder 23 Uhr noch wach sind, und Teens, deren Gehirn erst am späten Abend aufwacht und die dann erst um 3 Uhr morgens schlafen können.

Wir wissen, dass wir am nächsten Tag leistungsfähiger sind, wenn wir gut geschlafen haben, und dass wir uns müde und benommen fühlen und unser Blutzuckerspiegel aus dem Lot ist, wenn wir schlecht oder kaum geschlafen haben.[419] Als meine Kinder klein waren, war meine ADHS weitaus schlimmer, und das lag wohl teils daran, dass ich nur leicht schlief und oft nachts aufstehen musste.

DIE BEDEUTUNG VON MELATONIN

Einer der Hauptgründe, warum neurodivergente Kinder Schlafprobleme haben, ist, dass sie nicht genügend Melatonin produzieren, ein Hormon, das uns beim Einschlafen hilft. Die Melatoninsynthese und -freisetzung wird durch Dunkelheit angeregt und durch Licht unterdrückt; daher bezeichnet man es oft als »Dunkelhormon«. Melatonin ist in einem kürzlich zugelassenen Medikament enthalten, dass Ärzte in Deutschland autistischen Kindern mit Schlafstörungen verschreiben können.

Melatonin spielt eine entscheidende Rolle bei der Regulierung des natürlichen Schlaf-Wach-Rhythmus des Körpers, der in einem sich wiederholenden 24-Stunden-Zyklus auf Licht und Dunkelheit reagiert. Es ist unsere innere Uhr, reguliert unsere täglichen Gewohnheiten und bestimmt, wann wir wach oder müde sind, wann wir Hunger haben und sorgt sogar für unsere Körpertemperatur. Melatonin beeinflusst auch die Schlafphasen, besonder die REM (Rapid Eye Movement)-Phase, in der wir träumen, und die Tiefschlafphase, die für kognitive und körperliche Gesundheit wesentlich sind.

Die Melatoninproduktion setzt bei Sonnenuntergang und während der ersten Stunden der Dunkelheit ein. Wenn die Sonne aufgeht und die Helligkeit zunimmt, sinkt die Melatoninproduktion und signalisiert, dass es Zeit zum Aufwachen ist. Wenn man völlig wach ist, ist der Melatoninspiegel kaum noch nachweisbar. Melatonin wird in erster Linie im Körper produziert und ist beispielsweise in Kirschen enthalten. Hier meine Tipps, damit dein Kind abends mehr Melatonin produzieren kann:

► Ausreichend natürliches Morgenlicht genießen. Dein Kind aber auch tagsüber natürlichem Licht aussetzen, das die Melatoninproduktion reguliert und den Schlaf-Wach-Rhythmus verbessern kann.

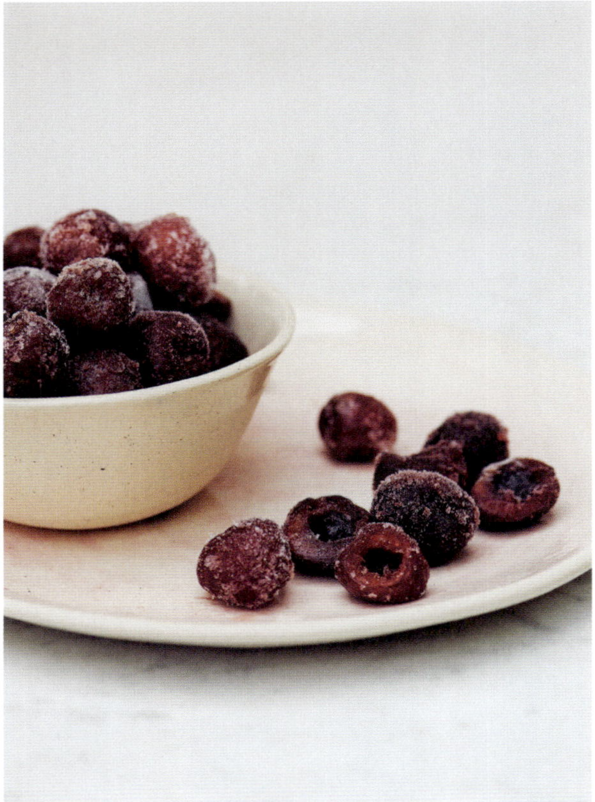

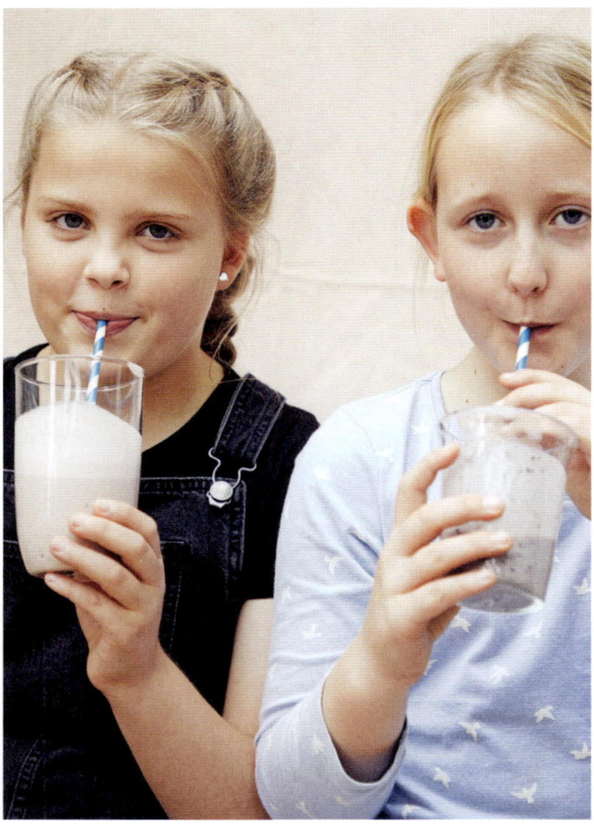

▸ Abends das Licht zu Hause dimmen. Dies signalisiert dem Körper, dass es Zeit fürs Bett ist.

▸ Nahrungsmittel anbieten, die reich an Tryptophan sind, das dann in Serotonin und bei Dunkelheit in Melatonin umgewandelt wird: Pute/Truthahn, Hähnchen, Bananen, Avocados und Cashewnüsse.

▸ Die Magnesiumzufuhr[420] erhöhen, besonders durch Bittersalzbäder (Magnesium wird durch die Haut aufgenommen) sowie magnesiumreiche Lebensmittel oder Nahrungsergänzungsmittel.

▸ Abends Kirschen,[421] Kirschsaft oder Ergänzungsmittel mit Montmorency-Sauerkirschen anbieten.

GABA (GAMMA-AMINOBUTTERSÄURE)

GABA ist ein weiterer Neurotransmitter, der Kindern hilft, gut zu schlafen, und eine beruhigende Wirkung auf das zentrale Nervensystem hat. Während des Schlafs sorgt GABA dafür, dass Körper und Geist zur Ruhe kommen und sich vom Tag erholen. Sie beeinflusst die tieferen Schlafphasen, insbesondere die REM-Phase, die für einen erholsamen Schlaf unerlässlich ist. Hier meine besten Schlaftipps:

▸ Eine Schlafenszeitroutine einführen. Eine beruhigende Routine vor dem Schlafengehen entwickeln, die Körper und Geist aufs Zubettgehen vorbereitet. Dazu können ein warmes Bad und Vorlesen gehören.

▸ Es vermeiden, deinem Kind am späten Nachmittag und abends raffinierten Zucker in Form von Keksen, Süßigkeiten und Schokolade/Kakao zu geben.

▸ Die Haut mit Magnesiumlotion einreiben. Das beruhigt und fördert die Magnesiumaufnahme.

▸ Elektronische Geräte mindestens eine Stunde vor dem Schlafengehen ausschalten. Vorschlagen, Musik oder einen Podcast zu hören, aber darauf achten, dass es auch wirklich dabei bleibt.

▸ Eine schlaffreundliche Umgebung schaffen und dafür sorgen, dass das Kinderzimmer dunkel, ruhig und kühl ist. Eventuell Verdunkelungsvorhänge oder eine White-Noise-Maschine (siehe Kapitel 13) verwenden. Manche Kinder mögen eine Gewichtsdecke.

▶ Regelmäßige körperliche Bewegung tagsüber kann die Schlafqualität verbessern.

▶ Entspannungstechniken üben. Tiefes Atmen, Yoga oder Meditation helfen, den Geist zu beruhigen und den Körper auf den Schlaf vorzubereiten.

▶ Je länger dein Kind morgens im Bett bleibt, desto mehr verschiebt sich sein Schlaf-Wach-Rhythmus. Also früh aus den Federn!

SCHLAFFÖRDERNDE SNACKS

Ein Abfall des Blutzuckerspiegels kann einen Adrenalinschub auslösen, der den Schlaf zwischen 2 und 4 Uhr morgens stört. Eine Möglichkeit, dem vorzubeugen, besteht darin, deinem Kind vor dem Schlafengehen einen ausgewogenen Snack zu geben, der komplexe Kohlenhydrate und Eiweiß enthält, um eine langsame, gleichmäßige Verdauung und Resorption zu fördern und den Blutzuckerspiegel während des Schlafens stabil zu halten.

Beispiele für Snacks vor dem Zubettgehen: Tiefkühlkirschen mit Haferflocken und Milch oder Haferkekse mit Hüttenkäse, Nussbutter oder Fischpastete. Oder meinen Schlaf-Smoothie mit Kamille und Kirschen (siehe S. 218) versuchen.

Wenn dein Kind bereits um 4 oder 4.30 Uhr aufwacht, kann dies an einem Cortisol-Anstieg liegen (siehe Kapitel 9). Passionsblumen- oder Melissentee und -kapseln werden wegen ihrer beruhigenden, schlaffördernden Wirkung verwendet. Sie können bei Angstzuständen und Schlafstörungen helfen und längeren, erholsameren Schlaf fördern. Safran hat ähnliche Wirkungen.

Hinweis für Teens und junge Erwachsene: Koffein und Alkohol – selbst in kleinen Mengen – können den Schlaf unterbrechen. Es ist besonders wichtig, Koffein nachmittags und abends zu meiden, da beides überstimulieren kann. Alkohol dagegen kann zunächst Schläfrigkeit verursachen, aber bereits ein einziges Glas kann die Schlafqualität beeinträchtigen. Am Tag nach dem Alkoholkonsum kann das Gehirn deutlich benebelter sein.

HOFFNUNGSGESCHICHTE – ENDLICH SCHLAF

Emilia, 9 Jahre alt, wurde mit ADHS und Legasthenie diagnostiziert. Sie hatte schon immer Schwierigkeiten, einzuschlafen – ihre Eltern brachten sie um 20 Uhr ins Bett, und an den meisten Abenden war sie bis 23 Uhr hellwach. Kein Wunder, dass sie morgens mürrisch und müde war und ihre Eltern das Gefühl hatten, dass der Schlafmangel ihre Lernfähigkeit und Konzentration tagsüber beeinträchtigte.

Emilia stimmte zu, eine Stunde vor dem Schlafengehen nicht mehr auf einen Bildschirm zu schauen und sich stattdessen ein Hörbuch anzuhören. Sie gewöhnte sich auch an, vor dem Schlafengehen ein Bittersalzbad zu nehmen, das sie toll fand – es entspannte sie und machte sie schläfrig. Da ihre ADHS-Medikamente tagsüber ihren Appetit unterdrückten, begann sie, zur Melatoninstimulation jeden Abend einen Smoothie mit Kirschen und Kamille zu trinken. Bald schlief Emilia fast jeden Abend um 21 Uhr ein, was ihre Konzentration und Leistung in der Schule enorm verbesserte.

12 HYPERMOBILITÄT, MUSKELHYPOTONIE & SCHMERZEN

Hypermobilität (überaus biegsame Gelenke), Hypotonie (niedriger Muskeltonus) und chronische Schmerzen gehen oft mit Neurodivergenz einher. Schätzungsweise haben neurodivergente Menschen mehr als doppelt so häufig ungewöhnlich flexible Gelenke und damit verbundene Symptome.[422, 423] Teens und junge Erwachsene leiden möglicherweise auch häufiger unter chronischen Schmerzen wie tiefen Muskelschmerzen (Fibromyalgie).[424, 425]

Die genauen Gründe für die höhere Prävalenz von Hypermobilität, Hypotonie und Schmerzen in der neurodivergenten Bevuolkerung sind zwar noch nicht klar, doch Theorien deuten darauf hin, dass sie eine gemeinsame Genetik und überlappende neurologische, metabolische und entzündliche Wege im Körper teilen.

HYPERMOBILITÄT

Hypermobilität kann deinem Kind große Gelenkflexibilität verleihen, die man als Doppelgelenkigkeit bezeichnen kann. Spagat fällt ihm leicht, und es ist vielleicht sein Partytrick, den Daumen so zu beugen, dass dieser den Vorderarm berührt. Bei Kleinkindern ist Hypermobilität leicht zu erkennen und kann sich in biegsamen, langen und schlanken »Klavierfingern« oder schlaffen Armen oder Beinen äußern. Hypermobilität kann einer der Gründe sein, warum dein Kind immer nur auf dem Po herumgerutscht und nie gekrabbelt ist oder warum es als Kleinkind die Bauchlage nicht gemocht hat.

Ein beweglicher Körper hat einige echte Vorteile, und angeborene Flexibilität hilft Kindern, gut im Turnen und Tanzen zu sein. Hypermobilität oder überflexible Gelenke aber können manchmal zu einer Reihe von gesundheitlichen Problemen führen wie erhöhtem Risiko für Sportverletzungen, Auskugelungen, langfristigen Schmerzen und damit verbundenen weitreichenderen Problemen, etwa Darmproblemen und Abgeschlagenheit. Ernährung kann dazu beitragen, die mit Hypermobilität verknüpften Probleme zu verhindern.

Außer überflexiblen Gelenken führt Hypermobilität auch zu einer höheren Wahrscheinlichkeit empfindlicher Blutgefäße oder weicher, dehnbarer Haut, und ein Kind kann leicht blaue Flecke bekommen. Auch eine schlechte Wundheilung und leichte Narbenbildung können mit dieser Krankheit in Verbindung gebracht werden. Man geht davon aus, dass dies auf genetische Variationen in der Produktion von Kollagen, Elastin und Fibrillin zurückzuführen ist, die Haut, Gelenke, Knorpel und Muskeln zusammenhalten. Man stelle sich diese als das Gerüst vor, das dem Körper Struktur und der Haut Festigkeit und Elastizität verleiht.

Unter dem Ehlers-Danlos-Syndrom (EDS) versteht man eine Gruppe von erbbedingten Bindegewebsstörungen.[426] EDS-Symptome ähneln Hypermobilität, sind gewöhnlich aber systemischer und betreffen nicht nur die Gelenke; dazu gehören Erschöpfung, Magenprobleme[427] wie Gastroparese, Verstopfung[428] und Reflux sowie Herzklappenprobleme[429], Harninkontinenz und Prolaps. Posturales Tachykardiesyndrom (POTS) – Schwindel oder schnellere Herzfrequenz beim Aufstehen – kommt bei Menschen mit EDS ebenfalls häufig vor.

HYPOTONIE

Leidet dein Kind an Hypotonie oder geringer Muskelspannung? Viele neurodivergente Menschen stellen fest, dass sie eine geringe Muskelspannung haben, was Kauen, Schlucken und Sprechen sowie Hüpfen, Springen, Gehen und Laufen erschweren kann. Auch die Darmmotilität wird beeinträchtigt, was zu langsamer Verdauung und Verstopfung führt. Manchmal wird Hypotonie durch Probleme mit den Mitochondrien[430] verursacht, den »Batterien« in jeder Zelle, die Energie und Zellerneuerung kontrollieren. Mitochondriale Dysfunktion muss von einem Kinderarzt oder Ernährungsberater untersucht werden und lässt sich mit Nahrungsergänzungsmitteln wie Carnitin, Coenzym Q10 und B-Vitaminen unterstützen, die Muskeltonus und Kraft allmählich verbessern können.[431, 432] Sich dessen bewusst zu sein, ist der erste Schritte, um die Probleme mit speziellen Übungen und eiweißreicher Ernährung in den Griff zu bekommen.

ERNÄHRUNGSUNTERSTÜTZUNG BEI HYPERMOBILITÄT UND SCHMERZEN

Neben medizinischen Eingriffen und Physiotherapie helfen Ernährungsveränderungen und Nahrungsergänzungsmittel Kindern und Jugendlichen mit Hypermobilität oder EDS bei Schmerzbekämpfung, Entzündungen und Mobilität.[434, 435] Hier die wichtigsten Nährstoffe, die du einzeln in die Ernährung einbauen solltest, bis sich die Situation verbessert:

- Vitamin C ist wesentlich für die Produktion von Kollagen, einem Protein, das zur Erhaltung der Integrität von Haut, Blutgefäßen und Bindegewebe beiträgt.[436] In Orangen, Zitronen, Limetten, Erdbeeren und Petersilie enthalten.

- Magnesium unterstützt die Muskel- und Nervenfunktion. Es ist eines der wichtigsten Nahrungsergänzungsmittel für Menschen mit Schmerzen und Hypermobilität.[437] Deinem Kind reichlich Nüsse, Samen und grünes Blattgemüse geben und eventuell ein Ergänzungspräparat verabreichen.

EIN SCHWACHER RUMPF UND EIN PINZETTENGRIFF

Die inneren Rumpfmuskeln im Bauchbereich halten unseren Rücken gerade. Anzeichen dafür, dass diese Muskeln stark sind, sind eine gute Körperhaltung und ein gut funktionierender Beckenboden! Ein schwacher Rumpf beeinträchtigt die Koordination und die Rückengesundheit. Er kann den Tonus der Schultermuskulatur verringern, was wiederum den Pinzettengriff beeinträchtigt, der für feinmotorische Fähigkeiten wie gute Handschrift, Zeichnen, den Umgang mit einer Schere und das Auf- und Zubinden von Schnürsenkeln bzw. das Auf- und Zuknöpfen von Knöpfen entscheidend ist.[433] Dies ist häufig bei Kindern mit Entwicklungsstörungen der Koordination wie Legasthenie der Fall.

Ergotherapieübungen können die Rumpfmuskulatur stärken – viele beginnen mit Trampolintraining oder sitzen während des Unterrichts und zu Hause beim Essen oder Fernsehen auf einem Gymnastikball (oder, praktischer, einer flachen Version, einem Wackelkissen). Mein Mann schwört auf sein Minitrampolin. Regen oder Zeitmangel sind keine Ausrede für Bewegung, wenn man sie direkt zu Hause hat.

► Palmitoylethanolamid (PEA) ist eine natürlich vorkommende Fettsäureverbindung, die nachweislich entzündungshemmende Wirkungen hat und bei der Schmerzbekämpfung helfen kann.[438, 439] In Eiern, Sojabohnen, Erdnüssen und Milch enthalten.

► Quercetin, ein Pflanzenpigment mit starker antioxidativer und entzündungshemmender Wirkung[440, 441], kann auch die Gesundheit empfindlicher Blutgefäße unterstützen. Reichlich Äpfel, rote Zwiebeln und rote Paprika essen.

► Wie gut dokumentiert ist, hat Curcumin, der aktive Wirkstoff von Kurkuma, entzündungshemmende Eigenschaften und kann Schmerzlinderung unterstützen.[442] Gemahlene Kurkuma oder frisch geriebene Kurkumawurzel zu Currys und Dals geben oder Kurkuma-Latte zubereiten.

► Omega-3-Fettsäuren können zu gesunden Gelenken beitragen und reduzieren Entzündungen und Muskelschäden.[443, 444] Die besten Quellen sind Fettfische wie Lachs, Makrele und Sardinen.

HOFFNUNGSGESCHICHTE – SCHMERZEN

Tabitha ist 16 Jahre alt und wurde während ihrer Zeit in der Grundschule als autistisch diagnostiziert. In ihrer frühen Jugend entwickelte sie erhebliche psychische Probleme, die zu Selbstverletzungen und einem Krankenhausaufenthalt führten. Ihr Test für Kryptopyrrolurie war positiv. Sie ist psychisch stabiler, seitdem sie Zink und Vitamin B6 nimmt (siehe Kapitel 2).

In letzter Zeit hat Tabitha auch unter tiefen Muskelschmerzen und Abgeschlagenheit gelitten, die als Fibromyalgie diagnostiziert wurden. Sie wollte unbedingt lernen, mit den Schmerzen umzugehen, und ernährt sich nun nach der Mittelmeerdiät. Außerdem nimmt sie Magnesium, Kurkuma, PEA und Omega-3-Fettsäuren ein und fühlt sich inzwischen deutlich besser: Sie ist vitaler, hat weniger Schmerzen und fühlt sich gestärkt, ihre Symptome auch in Zukunft zu bewältigen.

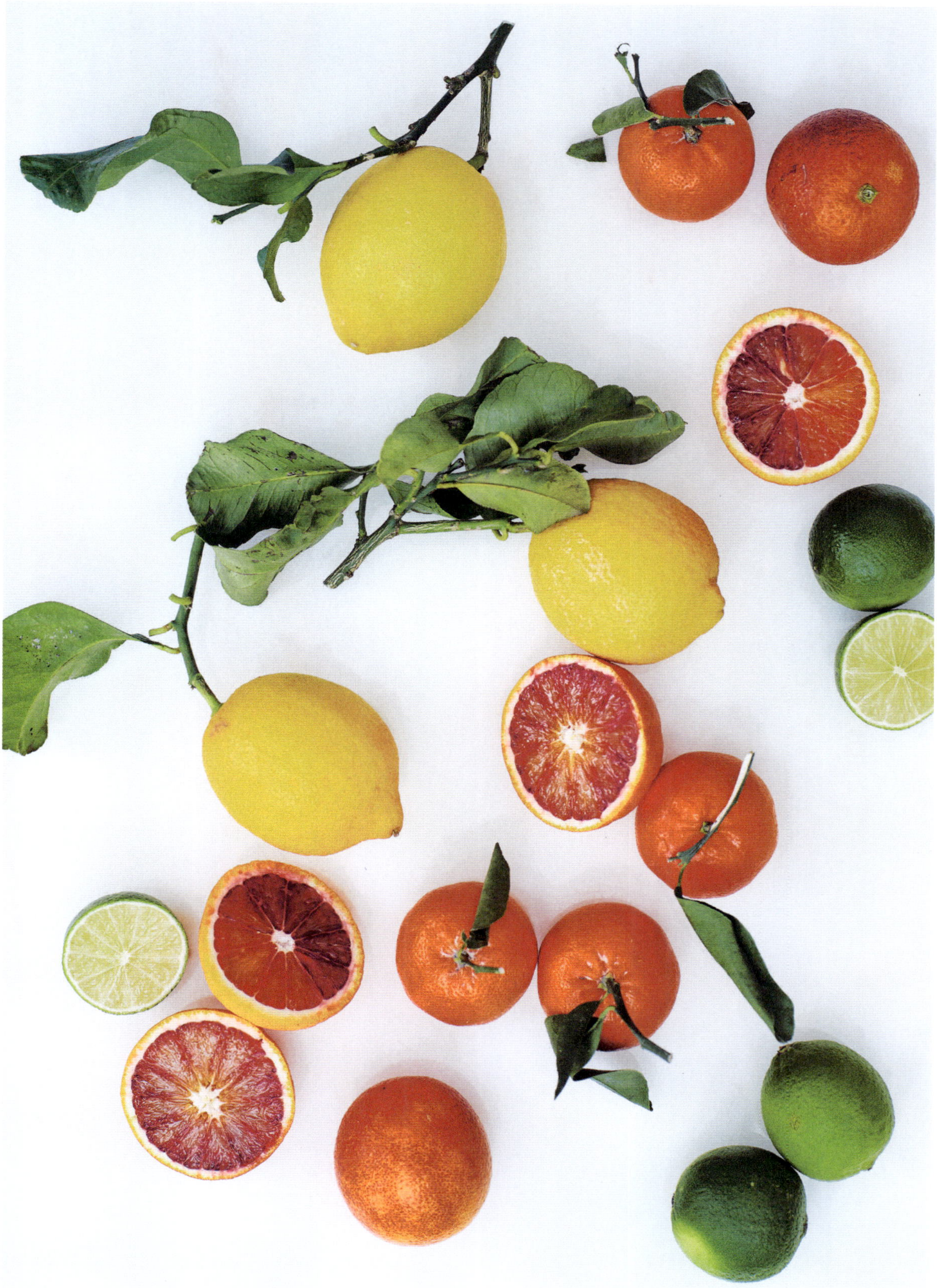

13 LÄRMEMPFINDLICHKEIT MÄSSIGEN

Wenn laute Geräusche wie Feuermelder, Haartrockner, Staubsauger, Rasenmäher oder der Lärm vieler gleichzeitig sprechenden Personen dein Kind wirklich beunruhigen, ist es nicht allein. Lärmempfindlichkeit ist ein häufiges Problem für viele neurodivergente Kinder, und manche Geräusche können überwältigend oder ablenkend sein. Dies führt dazu, dass sie sich wirklich unbehaglich fühlen oder aufgelöst sind und dass normale Aktivitäten wie Schularbeiten oder Herumhängen mit ihren Freunden darunter leiden.

Kinder, die nicht sprechen oder denen es schwerfällt, ihre Gefühle in Worte zu fassen, reagieren auf zu laute Geräusche möglicherweise mit Ohrenzuhalten, Zappeln, Reizbarkeit, Wut oder Überdrehtheit, Abschalten oder Konzentrationsschwäche. Einige dieser Reaktionen können andere Ursachen haben. Hören sie jedoch auf, wenn sie Kopfhörer tragen oder sich an einen ruhigen Ort begeben, so ist es wahrscheinlich, dass sie unter Lärmempfindlichkeit leiden.

Viele Kinder finden, dass ein ruhiges Zuhause, das Vermeiden belebter öffentlicher Orte und das Tragen von Ohrschützern unterwegs ihnen hilft, die Ruhe zu bewahren. Diskrete Ohrstöpsel und -schlingen zum Ausblenden ablenkender oder dysregulierender Geräusche sind ebenfalls erhältlich.

Zahlreiche neurodivergente Kinder fühlen sich ruhiger, wenn sie leise Geräusche wie weißes Rauschen hören. Dabei handelt es sich um ein Geräusch, das durch die Kombination von Tönen aller Frequenzen entsteht und so ein ruhiges, angenehmes Geräusch erzeugt. Es sorgt für eine gleichmäßige, konstante Klangumgebung, die störendere Geräusche überdeckt. Beispiele für weißes Rauschen sind Geräte wie elektrische Ventilatoren, Klimaanlagen und Waschmaschinen und natürliche Geräusche wie Regen, Wasserfälle und das Gesäusel von Blättern. Geräte mit weißem Rausch verwendet man oft, um Schlaf und Konzentration zu verbessern und um eine ruhige Atmosphäre zu schaffen. Lärmempfindlichkeit lässt sich auch durch eine spezifische Schalltherapie (auditive Integrationstherapie; AIT) behandeln, bei der über Kopfhörer besondere Musikklänge zum Ausbalancieren der Hörschaltkreise eingespielt werden.

ASPEKTE DER LÄRMEMPFINDLICHKEIT

Viele Kinder leiden häufig unter verschiedenen Arten von Geräuschempfindlichkeit, die Stress und große Angst verursachen können. Dazu gehören:

- Phonophobie – wenn normale Geräusche wie Autos auf der Straße, ein kochender Kessel oder eine zuschlagende Tür übermäßige Angst auslösen.
- Hyperakusis – wenn normale Geräusche wie Reden als laut und schmerzhaft empfunden werden.
- Misophonie – wenn gewöhnliche Geräusche wie Kauen beim Essen oder Gähnen Aggression, Wut und Abscheu auslösen.

▶ Tinnitus – dabei handelt es sich um ein Klingeln oder Summen in den Ohren. Bei Kindern kann es gleichzeitig zu Schwindelgefühlen und Übelkeit kommen, oder sie haben das Gefühl, als würde sich der Raum drehen. Der Zustand kommt und geht.

▶ »Leimohr« oder häufige Ohrenentzündungen können das Gehör beeinträchtigen und dazu führen, dass Kinder laute Geräusche noch schlimmer wahrnehmen.

▶ Krankheiten können Lärmempfindlichkeit verschlimmern. Covid-19 hat bei einigen zu verstärktem Hörverlust und Tinnitus geführt, auch wenn sie durch das Virus nicht allzu stark erkrankt waren.[445]

Praktische Änderungen des Lebensstil helfen, Lärmempfindlichkeit zu kontrollieren. Es gibt jedoch Ernährungsfaktoren, die die Wahrnehmung von Geräuschen deutlicher spürbar machen. Hier einige Punkte, die zu beachten sind, wenn die Geräuschempfindlichkeit Teil einer allgemeinen Überreaktion des Nervensystems ist:

▶ Magnesium unterstützt die Nervenfunktion, reguliert den Blutdruck und hilft dem Gehirn sogar, die Signale unserer Sinne zu verstehen. Magnesiummangel kann allerdings dazu führen, dass bestimmte Medikamente eine Imbalance im Ohr verursachen, die zu Hörstörungen und Tinnitus führen kann.[446, 447]

▶ Auch Vitamin B6 kann bei Lärmempfindlichkeit eine Rolle spielen, wenn es zusammen mit Magnesium verabreicht wird.[448, 449]

▶ Igelstachelbart (auch Löwenmähne), ein Pilz, soll als Nahrungsergänzungsmittel Hörverlust vorbeugen und die Spracherkennung verbessern.[450, 451, 452]

HOFFNUNGSGESCHICHTE – LÄRMEMPFINDLICHKEIT

Noah, 6 Jahre alt, entwickelte sich neurotypisch, bis seine Eltern feststellten, dass er bei Familientreffen und auf Partys ziemlich durcheinander war. Außerdem hatte er Angst vor Staubsaugern und Handtrocknern. Als er eingeschult wurde, ging es bergab. Er tat sich im Unterricht schwer, hielt sich ständig die Ohren zu und hatte Wutanfälle. Es stellte sich heraus, dass er überaus empfindlich auf den Lärm in einem geschäftigen Klassenzimmer reagierte.

Er begann, in der Schule Ohrschlingen zu tragen, die überwältigenden Lärm ausblendeten. Er fing auch an, zur Ergänzung seiner Ernährung Magnesium- und Vitamin-B6-Präparate einzunehmen. Schon bald konnte er die meiste Zeit im Klassenzimmer bleiben und lernte leicht, weil er den Lehrer viel besser hören konnte.

14 UNTERSTÜTZUNG BEIM SEHEN, LESEN & SCHREIBEN

Eine Welt mit eingeschränkter, verzerrter oder gar keiner Sicht ist für viele neurodivergente Kinder Realität. Es gibt auch genetische Erkrankungen, die dazu führen können, dass sich das Sehvermögen mit der Zeit verschlechtert; dies kann in der Kindheit und im Teenageralter passieren.

Manchmal wird eine Sehbehinderung bei der Vorsorgeuntersuchung eines Neugeborenen festgestellt, doch häufig treten Sehprobleme erst später auf. Wenn Eltern den Verdacht haben, dass sich ihr Kind anders entwickelt, sollten sie seine Augen zunächst von einem Optiker oder Augenarzt untersuchen lassen. Werden Sehstörungen festgestellt, so kann eine Brille zur Korrektur der Sehkraft verschrieben werden; eventuell sind auch Augenklappen oder Augenoperationen erforderlich, damit das Kind besser sehen kann. Manche Kinder mit Legasthenie und alle Kinder mit Lese- und Sehproblemen profitieren von einer Untersuchung durch einen Verhaltensaugenoptiker, der anhand visueller Hinweise nach weiteren Auffälligkeiten sucht, die die Lese- und Lernfähigkeit beeinträchtigen können.

Nicht alle Sehstörungen sind auf körperliche oder mechanische Sehprobleme zurückzuführen. Einige werden durch neurologische Unterschiede im Gehirn und durch die Stärke und Spannung des Sehnervs verursacht, der das Auge mit dem Gehirn verbindet. Sehnervprobleme können sich in Form von Kopfschmerzen, Farbenblindheit, Augenschmerzen und Sehbehinderungen äußern. Sie können angeboren sein oder durch Entzündungen oder Schäden durch Viren und andere Infektionen erworben werden. Ernährung kann eine wichtige Rolle bei der Entwicklung der Augen, des Sehvermögens, Nervensystems und der Immunität sowie bei der Verarbeitung visueller Signale durch das Gehirn spielen.

Viele Kinder und Jugendliche mit Legasthenie und anderen Formen von Neurodivergenz haben Probleme, Buchstaben und ihre Reihenfolge klar zu erkennen – manche sagen, dass die Wörter auf der Seite umherspringen. Dies kann durch eine abnormale Entwicklung der visuellen »magnozellulären« Nervenzellen verursacht werden, die es uns ermöglichen, die Ausrichtung und Position von Objekten im Raum zu erkennen.[453] Sie helfen dabei, Buchstaben und ihre Reihenfolge schnell zu erkennen, da sie unsere natürliche visuelle Orientierung steuern. Untersuchungen haben ergeben, dass sich diese Zellen im Laufe der Zeit besser entwickeln können, wenn Kinder reichlich Omega-3-Fettsäuren zu sich nehmen. Ich gehe im Folgenden mehr darauf ein.

Außer Sehproblemen haben Menschen mit Legasthenie, Dyspraxie und ADHS oft auch Probleme mit dem Arbeitsgedächtnis, was sich auf Lesen und Schreiben auswirken kann.[454, 455] Arbeitsgedächtnis bezeichnet die Fähigkeit, Informationen lang genug im Gehirn zu speichern, um sie zu verarbeiten. Für ein Kind mit schlechtem Arbeitsgedächtnis ist es schwer, mehr als einer Anweisung gleichzeitig zu folgen, und es verliert den Überblick, was es tun soll.

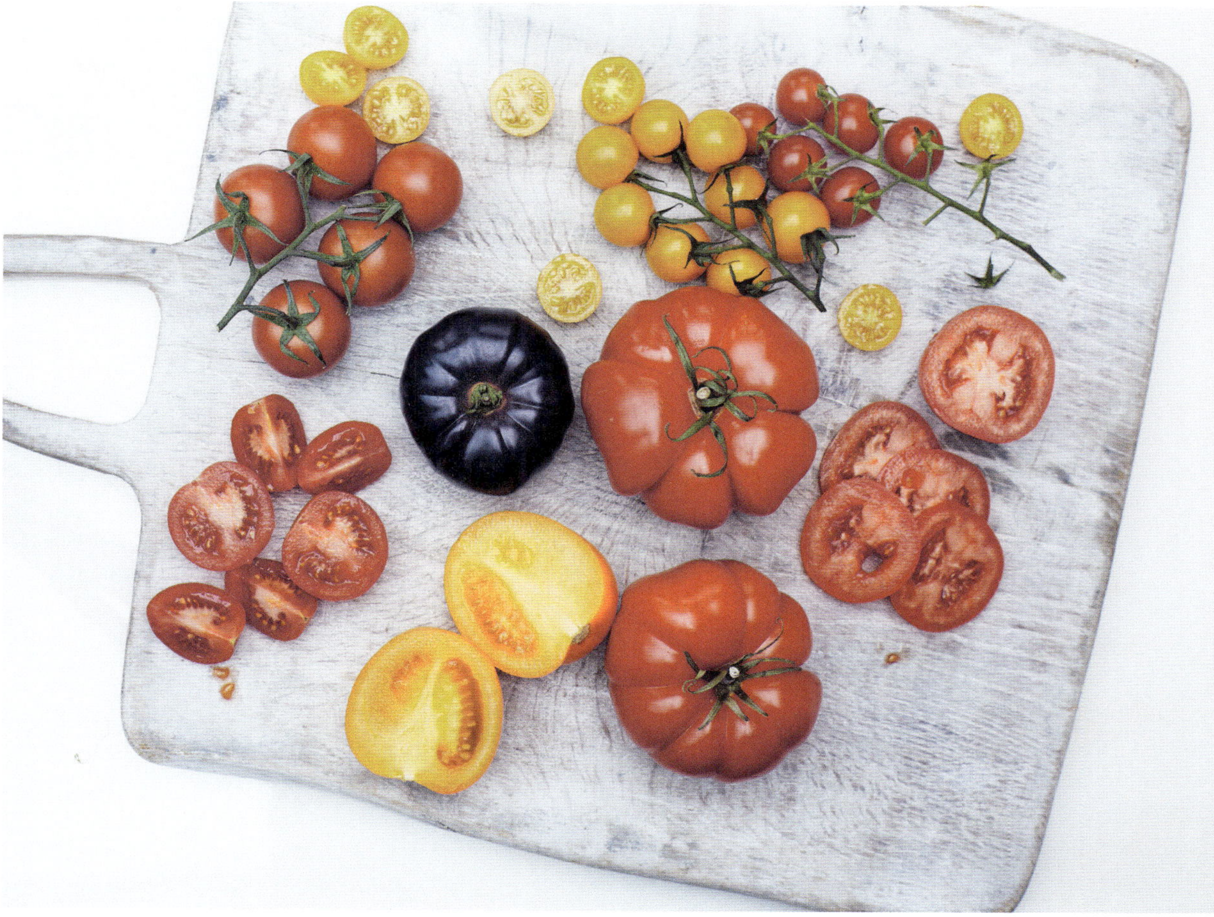

Legasthenie ist stark vererbbar, und mehrere Familienmitglieder weisen über verschiedene Generationen hinweg wahrscheinlich Anzeichen der Erkrankung auf. Man hat verschiedene Gene entdeckt, die zu Legasthenie beitragen und vor allem die Lese- und Sprachfähigkeiten beeinträchtigen. Die Ursachen von Legasthenie sind jedoch komplex und umfassen verschiedene genetische und ernährungs- und umweltbedingte Faktoren.

GUTER MINERALSTOFFAUSGLEICH

Eines der interessanten Muster aus der Legasthenieforschung ist der Zusammenhang mit dem Ungleichgewicht bestimmter Nährstoffe. Studien haben gezeigt, dass Kinder, die mit ihren schulischen Leistungen Schwierigkeiten haben, oft schon empfindlich auf eine leichte Imbalance ihres Kupfer- und Zinkspiegels – der Kupferspiegel ist zu hoch, der Zinkspiegel zu niedrig – reagieren.[456, 457, 458, 459] Andere Untersuchungen deuten darauf hin, dass die Belastung mit Umweltgiften wie Blei (meist aus Farbsplittern) und Kadmium (gewöhnlich durch Passivrauchen oder die Verbrennung fossiler Brennstoffe) ebenfalls mit der Entwicklung von Legasthenieanzeichen in Verbindung stehen könnte.[460] Blei- und Kadmiumbelastung hat man auch zusammen mit niedrigen Zinkwerten festgestellt.[461]

Eisen ist ein weiteres wichtiges Mineral für die Gehirnfunktion, und es hat den Anschein, dass Kinder mit Legasthenie nicht genug davon bekommen. Laut Forschungen sind viele Legastheniker entweder anämisch oder haben einen niedrigen Eisenspiegel[462], was auf selektives Essen oder den Mangel an eisenhaltigen Lebensmittel zurückzuführen sein könnte.

DIE RICHTIGEN FETTE

In Kapitel 2 habe ich eine Reihe gesunder Fette und Öle aufgelistet und insbesondere ein spezielles Hirnfett namens Docosahexaensäure (DHA) hervorgehoben, die wichtigste essenzielle Omega-3-Fett-

HOFFNUNGSGESCHICHTE – LEGASTHENIE UND LESEN

Lucas war ein aktiver Junge, der nie still bei seiner Mutter sitzen blieb, um Bücher zu lesen. Er wollte lieber spielen, wenn sie ihm vorlas. In der Schule reagierte er nicht so aufs Lesen wie seine Mitschüler und war offenbar nicht bei der Sache, wenn es Aktivitäten mit Wörtern gab. Mit 7 Jahren wurde bei ihm Legasthenie diagnostiziert; dabei stellte sich heraus, dass er Probleme beim Verfolgen von Wörtern in einer Zeile und ein schlechtes Arbeitsgedächtnis hatte.

Seine Eltern beschlossen, seine Ernährung mit viel Fettfisch, Eier, Milchprodukten und rotem Fleisch aufzuwerten. Da er Hühnerhaut (siehe S. 23) auf den Oberarmen und im Gesicht hatte, gaben sie ihm auch ein hochkonzentriertes Omega-3-Fischölpräparat. Im nächsten Schulhalbjahr hatte Lucas zwei Lesestufen aufgeholt und konnte sich Rechtschreibungen viel leichter merken.

säure für die Entwicklung von Augen und Gehirn. Selbst kleine Defizite können die Lesefähigkeit und das Verfolgen von Wörtern in einer Textzeile beeinträchtigen.[463] Niedrige DHA-Werte schaden auch dem Arbeitsgedächtnis und der Fähigkeit zur Verarbeitung visueller Reize.[464]

Ein Mangel an bestimmten Hirnfetten wurde vor allem beim Meares-Irlen-Syndrom,[465] einer Form von Legasthenie, beobachtet; dabei führen schwache Signale zwischen Auge und Gehirn zu Fehlinterpretationen von Wörtern oder Schwierigkeiten beim Verfolgen von Wörtern in einer Zeile sowie zu einer Unverträglichkeit hellem Licht gegenüber. Außer unzureichender DHA haben Menschen mit Meares-Irlen-Syndrom häufig einen niedrigen Cholesterinspiegel.[466] Und wenn dieser zu niedrig ist, funktioniert der Transport von Omega-3-Fettsäuren zum Auge weniger gut (siehe Kapitel 2; die Bedeutung von ausreichend Cholesterin).

VITAMINE UND ANTIOXIDANTIEN

Bestimmte Vitamine sind auch für die Augengesundheit und die visuelle Verarbeitung wichtig. Untersuchungen haben ergeben, dass die Optimierung der Spiegel von Vitamin A, C, D und E die Augengesundheit beträchtlich unterstützen kann.[467] Ein Mangel an diesen wichtigen Vitaminen führt zu Lichtempfindlichkeit und Sehschwäche.

Carotinoide z. B., natürliche Pigmente mit antioxidativen Eigenschaften, fördern Augengesundheit und kognitive Leistungsarbeit, indem sie zusammenwirken. Sie kommen in Obst und Gemüse in Rot, Gelb und Orange wie Tomaten, Karotten, Paprika, Orangen und Mangos vor.

Weitere Antioxidantien, die die Augengesundheit fördern können, sind Lutein[468] und Zeaxanthin[469, 470], die daher auch bei Menschen mit Legasthenie hilfreich sind. Man nimmt an, dass sie vor Schäden durch blaues Bildschirmlicht schützen.[471] Sie sind in Spinat, Grünkohl, Erbsen und Brokkoli sowie in Eigelb enthalten.

ERNÄHRUNG ZUM VERBESSERN VON SPRECH- & SPRACH-VERZÖGERUNGEN

15

Viele Kinder erreichen das Schulalter, ohne sprechen zu können oder mit erheblicher Sprachverzögerung. Aktuelle Statistiken zeigen, dass Sprach-, Sprech- und Kommunikationsförderung mittlerweile die häufigste Form von sonderpädagogischem Förderbedarf ist – und dass die Zahl ständig steigt.

Sprachentwicklung kann durch verschiedene Faktoren beeinflusst werden, darunter mechanische Ursachen für Sprachverzögerungen wie Zungen- und Lippenbändchen sowie Gaumenspalten. Stillen soll die Sprachentwicklung fördern, da es die Mundmotorik verbessert. Nahrung gut kauen zu können, ist eine wichtige motorische Fähigkeit zur Entwicklung des Mundtonus, der wiederum die Sprache fördert – dies ist einer der Gründe, warum es wichtig ist, Kindern abwechslungsreiche Nahrung zu geben und nicht nur weichen Brei und auf der Zunge zergehende Snacks. Zu den Übungen, die den Muskeltonus fördern, gehören Blasen von Pfeifen, Rohren und Luftballons und Trinken mit einem Strohhalm.

Ohrenentzündungen und Leimohr sind häufige Kinderkrankheiten, die Gehör und Sprachverständlichkeit stark beeinträchtigen und zur Sprachverzögerung führen können.[472] Das Verbessern der Immunität eines Kindes und das Erkennen von Lebensmittelallergien kann solche Infektionen verhindern.

Es gibt auch seltene medizinische Begleiterkrankungen, etwa Anfälle, die von einem Neurologen untersucht werden sollten. Man sollte auch auf zerebralen Folatmangel (zu wenig Folsäure gelangt ins Gehirn) und mitochondriale Dysfunktion achten (Mitochondrien sind die »Batterien« in unseren Körperzellen, die Energie, Sprache und Schlucken steuern).[473]

NÄHRSTOFFE FÜR SPRACHERWERB UND KOMMUNIKATION

Das Erlernen von Sprache ist eine komplexe Aufgabe, und ein Kind mit einer Sprachverzögerung oder einem Sprachrückschritt braucht viel Unterstützung durch Sprachtherapeuten und Ernährungsberater. Es kann länger dauern als erwartet, und ich sage immer, dass man Verbesserungen in dieser Phase der kindlichen Entwicklung wie einen Marathon und nicht wie einen Sprint angehen muss! Die kleinen Meilensteine feiern – ein neues Wort nach dem anderen.

Glutenfreie/kaseinfreie Ernährung kann für einige Kinder umformend sein, und manchmal wird die Stimme eines Kindes erst dann laut, wenn es sich gut an diese Ernährung gewöhnt hat (siehe Kapitel 8).

Hier einige essenzielle Nährstoffe, die du berücksichtigen solltest. Sie alle tragen nachweislich zur Sprachförderung bei autistischen Kindern bei[474] und sollten auch in Betracht gezogen werden, wenn dein Kind eine Sprech-, Sprach- oder Kommunikationsverzögerung hat:

- Omega-3 ist gut dokumentiert für die Unterstützung der Entwicklung verbaler und non-verbaler Kommunikation[475, 476] (siehe Kapitel 2).

► B-Vitamine, besonders B6, Folat und B12, sind wichtig für die Unterstützung von Sprache und Kommunikation. Eine Studie, bei der man autistischen Kindern über einen Zeitraum von drei Monaten zweimal wöchentlich eine Kombination von Folsäure und Vitamin B12 verabreichte, zeigte eine Verbesserung der Ausdrucksfähigkeit und einen durchschnittlichen Zuwachs an Gesamtfähigkeiten, der 7,7 Monaten Entwicklung entspricht.[477] Vitamin B12 trägt auch zum Verbessern der Gestalt-Sprachverarbeitung bei autistischen Kindern bei, die als »Skripting« oder »Echolalie« bekannt ist; dabei spricht ein Kind mit auswendig gelernten Sätzen, Liedern oder Wörtern.[478]

► Vitamin D mit seiner entzündungshemmenden Wirkung[479, 480] hilft bei Sprech-, Sprach- und Kommunikationsverzögerungen, wenn ein Kind Defizite hat.

► Palmitoylethanolamid (PEA), eine entzündungshemmende Fettsäure, hilft bei der Unterstützung ausdrucksreicher Sprache.[481] In Eiern, Sojabohnen, Erdnüssen und Milch enthalten.

► Die Flavonoide in nativem Olivenöl extra und andere Flavonoide wie Luteolin, Quercetin und Rutin haben antioxidative und antiinflammatorische Eigenschaften, die Sprache und Kommunikation unterstützen können: Eine viermonatige Studie mit Kindern, die eine Mischung dieser Flavonoide einnahmen, ergab, dass 10 Prozent der Kinder mit regressivem Autismus das Sprachniveau wiederherstellten, das sie verloren hatten.[482] Sellerie, Petersilie, Thymian, und grüne Paprika enthalten Luteolin (ein Schuss Olivenöl über ein Gericht ist ein guter Start!). Quercetin kommt in roten Zwiebeln, roten Paprika und Äpfeln vor, und Rutin ist von Natur aus in Buchweizen, Zitrusfrüchten, Feigen und Äpfeln enthalten.

IM FOKUS: STOTTERN

Stottern ist eine weitere häufige Sprachstörung, die oft im Vorschulalter beginnt. Entwicklungsbedingtes Stottern, die vorherrschende Form bei Kindern, tritt auf, wenn sich die Sprech- und Sprachentwicklung verzögert oder wenn das Gehirn schneller arbeitet, als der Mund artikulieren kann. Bisweilen wird Stottern auch durch Stress oder Angst ausgelöst.

Auch *Streptococcus*-Infektionen können zu Stottern führen.[483, 484] Wenn Stottern also plötzlich nach einer Halsentzündung oder Scharlach auftritt, unbedingt einen Arzt aufsuchen, um festzustellen, ob eine Streptokokkeninfektion eine neuroinflammatorische Autoimmunreaktion ausgelöst hat. Interessant ist, dass zu den Symptomen, die bei aktiven Covid-19- und Long-Covid-Fällen berichtet wurden, Stottern[486] und andere neurologische Veränderungen[487] gehörten, vermutlich aufgrund der vom Virus verursachten chronischen Entzündung und des oxidativen Stresses.

Ernährungsstudien haben ergeben, dass stotternde Kinder oft einen niedrigeren Gehalt an wichtigen Mineralstoffen wie Kalzium, Magnesium, Zink, Kalium, Chrom und Molybdän aufweisen.[488, 489] Wenig Vitamin B1 (Thiamin) wird ebenfalls damit in Verbindung gebracht.[490, 491]

HOFFNUNGSGESCHICHTE – STOTTERN

Matteo sprach relativ früh, aber etwa zu der Zeit, als sein kleiner Bruder geboren wurde und er in den Kindergarten kam, begann er zu stottern. Anfangs hielten seine Eltern dies für eine emotionale Reaktion auf die Veränderung. Matteos Stottern hielt jedoch lange an. Seine Eltern hatten gelesen, wie sich Magnesium und Vitamin B1 positiv auf die Entwicklung eines Kindes auswirken können, und begannen, Matteos Fußsohlen mit einer Magnesiumlotion einzureiben. Nicht nur das: Sie reicherten Matteos Ernährung mit Lebensmitteln an, die viel Magnesium und Vitamin B1 enthielten, und verabreichten auch Nahrungsergänzungsmittel mit beidem. Matteos Stottern ließ schnell deutlich nach, und im darauffolgenden Schuljahr fiel es seinen Lehrern gar nicht mehr auf.

WIE DU FOKUS, KONZENTRATION & IQ VERBESSERST

16

Konzentration kann für uns selbst in den besten Zeiten eine Herausforderung sein. Unsere Kinder leben in einer Welt voller Ablenkungen, sind einer Flut von Informationen ausgesetzt und können sich kaum vom Bildschirm fernhalten. Für viele Kinder mit ADHS ist Konzentration ein echtes Problem. Ablenkungen von alltäglichen Aufgaben wie Anziehen und Frühstück zubereiten führen zu Kontrollverlust, da diese Aufgaben nicht oder nur schusslig erledigt werden.

Lehrer und Eltern können das enttäuschend finden. Sie wissen, dass ihre Schüler und Kinder superschlau sind und in der Schule glänzen würden, wenn sie sich nur konzentrieren könnten. Mangelnde Konzentration ist auch für die Schüler selbst enorm frustrierend (auch wenn sie es nicht immer zugeben) und kann der Hauptgrund dafür sein, dass sie nicht ihre besten Leistungen erbringen.

IM FOKUS: DOPAMIN

Einer der Gründe, warum sich Kinder nicht konzentrieren können, ist die unzureichende Produktion des Neurotransmitters Dopamin oder die Schwierigkeit, ihren Dopaminspiegel im Gleichgewicht zu halten. Dopamin fördert nicht nur die Konzentration, sondern motiviert auch, Aufgaben in Angriff zu nehmen, und sorgt für ein gutes Gefühl, wenn man sie bewältigt hat. Hier die wichtigsten Nährstoffe für die Bildung und Synthese von Dopamin:

- Tyrosin ist eine Aminosäure und der Baustein von Dopamin. Kinder erhalten es hauptsächlich durch den Verzehr von Eiweiß, das in Geflügel und Fleisch, Fisch, Meeresfrüchten, Eiern, Hülsenfrüchten, Nüssen und Samen reichlich vorhanden ist.

- Eisen ist einer der wichtigsten Nährstoffpartner für die Umwandlung von Tyrosin in Dopamin. Ein niedriger Eisenspiegel kann ein Grund dafür sein, warum sich dein Kind unkonzentriert, unmotiviert und impulsiv fühlt (siehe Kapitel 2).

- Vitamin D ist ein weiterer wichtiger Bestandteil der Dopaminproduktion und -versorgung. Im Winter, wenn die Sonne relativ wenig scheint, kann die Einnahme eines Vitamin-D-Präparats bei Unaufmerksamkeit und Konzentrationsschwäche helfen.[492, 493]

- Magnesium und Zink produzieren zwar nicht direkt Dopamin, helfen aber bei dessen Regulierung. ADHS-Patienten haben oft niedrige Dopaminwerte. Beides eignet sich auch als Nahrungsergänzungsmittel zusätzlich zu den jeweiligen ADHS-Medikamenten wie Methylphenidat, da sie dessen Wirkung offenbar verstärken.[494, 495]

NATÜRLICHE DOPAMIN-HIGHS

Dopamin kann auf viele überraschende Arten produziert werden, meist durch angenehme Aktivitäten und Erlebnisse. Dazu gehören Folgende:

► Natürliches Licht ist wichtig für die Dopaminproduktion, besonders, wenn man sich frühmorgens im Freien aufhält.[496, 497] Wenn das Licht auf die Netzhaut des Auges trifft, erweitert es die Pupille und löst so eine erhöhte Dopaminproduktion aus. Und noch besser: Der Effekt verstärkt sich anscheinend, wenn dein Kind mehrere Tage lang ausreichend Licht ausgesetzt ist. Dies lässt sich bereits durch 20 Minuten jeden Morgen an der Luft erreichen. Ein guter Grund, täglich zumindest einen Teil des Schulwegs zu Fuß zurückzulegen!

► Körperliche Bewegung ist eine der besten Möglichkeiten zum Erhöhen des Dopaminspiegels. Kinder mit ADHS sind nach Sport oft konzentrierter und weniger impulsiv.[498] Der Zusammenhang zwischen Bewegung, besserer Konzentration und verbesserter Stimmungsregulierung bleibt auch im Erwachsenenalter[499] bestehen und dürfte der Grund dafür sein, dass viele Menschen Sport als einen so wichtigen Teil ihres täglichen Lebens ansehen.

► Musikhören macht Spaß und ist bereichernd. Musik kann ungemein motivierend sein[500], und man nimmt an, dass Musikhören, Singen oder das Spielen eines Instruments den Dopaminspiegel von Kindern erhöhen kann.[501]

► Eine entspannende Meditationssitzung baut Stress ab und stimuliert Dopamin im Gehirn, was zu Gefühlen der Freude und des Wohlbefindens führt.[502] Es ist hilfreich, deinem Kind Meditations- und Achtsamkeitstechniken beizubringen, wenn du denkst, dass es dafür empfänglich ist.

► ADHS-Betroffene empfinden Veränderungen gewöhnlich aufbauend, da neue Erfahrungen und der Besuch neuer Orte die Produktion und Freisetzung von Dopamin anregen. Also etwas unternehmen, wenn dein Kind niedergeschlagen ist!

HOFFNUNGSGESCHICHTE – ADHS

Lily ist eine kluge 14-Jährige, bei der kürzlich ADHS diagnostiziert wurde, da sie sich in der Schule nur schwer konzentrieren konnte und schlechte Leistungen erbrachte. Sie hatte die Grundschule mit links geschafft, und diese Diagnose war für sie und ihre Eltern überraschend. Im Jahr vor der Diagnose hatte sie sich für eine überwiegend pflanzliche Ernährung entschieden und hatte auch ihre Regel bekommen, die jeden Monat sehr stark war. Sie wurde müde, sah blasser aus als sonst und hatte Akne entwickelt, die ihr lästig war.

Dies führte allem Anschein nach auf Eisen- und Zinkmangel zurück, was durch Bluttests bestätigt wurde. Lily stimmte zu, mehr Lebensmittel mit diesen Mineralien zu essen und einige Nahrungsergänzungsmittel einzunehmen. Sie spürte fast sofort einen Energieschub und konnte sich viel besser konzentrieren und bei der Sache bleiben. Ihre Haut verbesserte sich ebenfalls, was sie freute.

WAS FÖRDERT UND BEHINDERT DEN IQ UND LERNEN?

Der Intelligenzquotient (IQ) ist ein Maß für das relative Leistungsvermögen in verschiedenen geistigen Bereichen. Es wird seit Langem darüber diskutiert, ob der IQ angeboren, erzogen oder eine Mischung aus beidem ist. Bereits kleine Unterschiede im IQ können einen riesigen Unterschied bei Noten und Leistungen in der Schule und beim Aufgreifen und Verstehen intellektuellerer Themen machen.

Im 20. Jahrhundert kam es zu einem allgemeinen Anstieg des globalen IQs, der seit 1975 aber in einigen Ländern eine rückgängige Tendenz gezeigt hat.

Der IQ wurde von dem in Amerika geborenen Neuseeländer James R. Flynn untersucht, der ihn auf

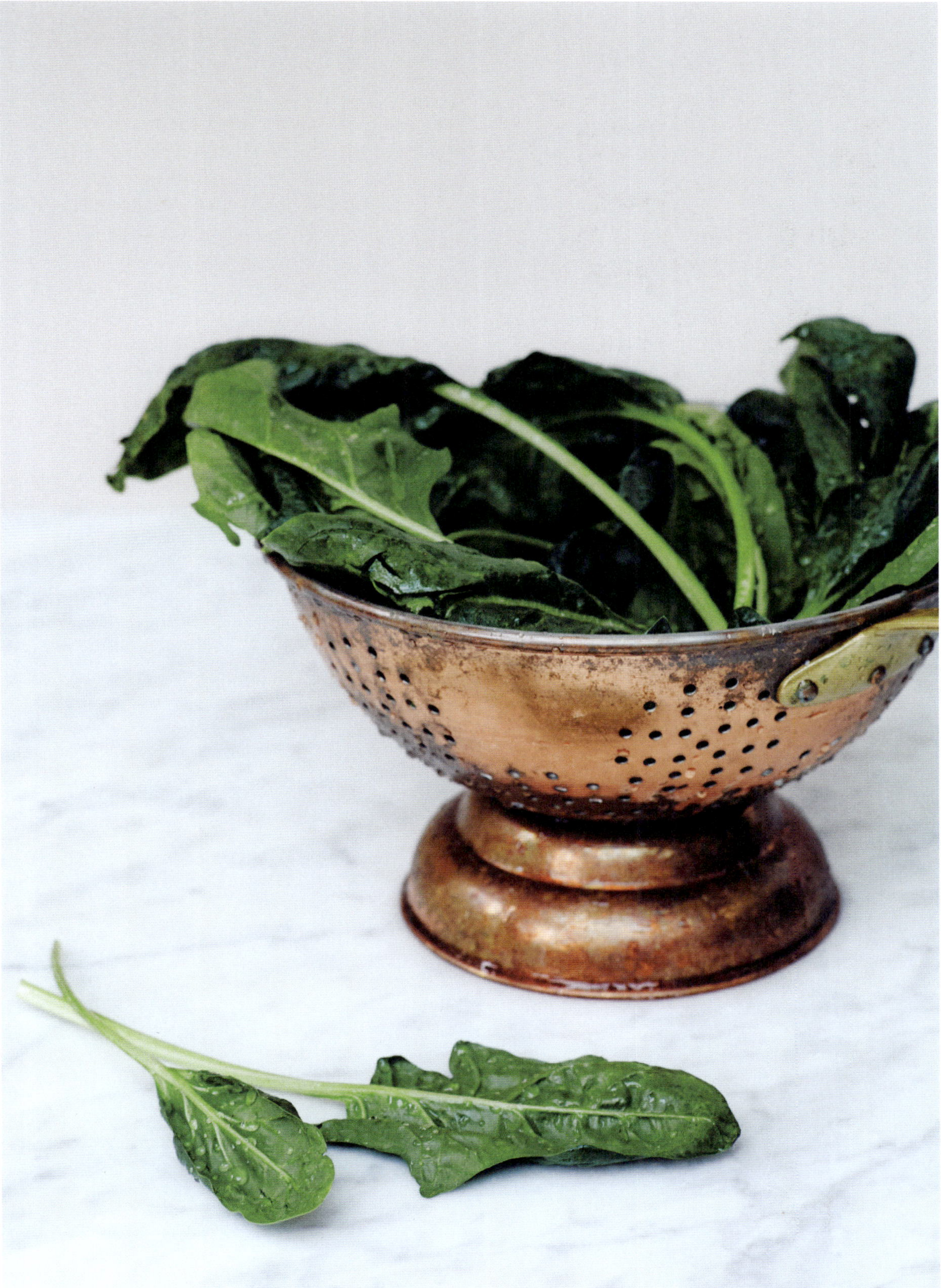

bessere Ernährung zurückführte.[503] Das Jahr 1975 markierte den Höhepunkt des IQs, was als »Flynn-Effekt« bekannt wurde. Seitdem ist der Gesamt-IQ gesunken. Wir wissen nicht genau, warum, doch genetische Gründe werden ausgeschlossen. Es können daher hauptsächlich Ernährungs- und Umweltfaktoren in Frage kommen.

GENÜGEND MINERALSTOFFE

Während der Schwangerschaft ist es wichtig, dass eine Frau ausreichend Eisen aus rotem Fleisch, grünem Gemüse und Hülsenfrüchten sowie Jod aus Fisch oder Algen zu sich nimmt – zwei Mineralstoffe, die für die Entwicklung des IQ des ungeborenen Kindes entscheidend sind. Daher lautet die Ernährungsempfehlung für Eltern, die ihr Baby auf feste Nahrung umstellen, ihm ab dem 6. Monat zweimal täglich eisenreiche Nahrung geben. Zu diesem Zeitpunkt beginnt der Eisenspiegel im Blut zu sinken, besonders, wenn das Baby ausschließlich gestillt wurde. Das liegt daran, dass Muttermilch nur geringe Spuren von Eisen enthält, wenn überhaupt.

HOCHVERARBEITETE LEBENSMITTEL

Eine Studie mit 7000 Kindern in Großbritannien hat gezeigt, dass der Verzehr von zu vielen verarbeiteten Lebensmitteln in jungen Jahren zu einem leicht niedrigeren IQ führt; umgekehrt erhöht der Verzehr von mehr Obst, Gemüse und selbst gekochten Gerichten den IQ offenbar leicht, wenn ein Kind 8 Jahre alt ist.[504, 505] Es lohnt sich also wirklich, mehr wertige, nährstoffreiche Lebensmittel zu essen!

UMWELTGIFTE

Ein Anstieg der Luftverschmutzung kann teilweise den Rückgang des IQs erklären. Eine Studie ergab, dass die Installation eines tragbaren HEPA-Filters (Hochleistungs-Partikelluft-Filter) in Haus oder Wohnung während der Schwangerschaft zu einem höheren IQ der Babys führte, selbst wenn die werdende Mutter keine Schwangerschaftsvitamine einnahm, stark gestresst und weniger gebildet war.[506, 507]

Blei ist ein bekanntes, äußerst verbreitetes Neurotoxin[508], das die Wahrnehmung und den IQ[509] selbst bei relativ geringer Belastung beeinträchtigen kann.[510] Heute geht man davon aus, dass es keinen unbedenklichen Bleigehalt im Blut gibt[511] und dass wir alle Vorsichtsmaßen treffen müssen, um eine Bleibelastung zu verhindern. Vor den 1970er-Jahren gebaute Häuser weisen oft alte, bleihaltige Farbschichten an Wänden, Türen und Fußleisten auf. Wenn diese Schichten abblättern oder wenn sich Farbpartikel als Staub auf dem Boden ansammeln und ein Kind diese versehentlich in den Mund nimmt, wird sein Gehirn dem giftigen Schwermetall ausgesetzt. In den USA und in Europa benötigen alle Haushalte ein Bleiprüfzertifikat (in Großbritannien ist dies nicht der Fall, und auch bei Kindern mit niedrigen IQ führt man keine routinemäßigen Bleitoxizitätstests durch).

Die beste Möglichkeit, Bleibelastung zu reduzieren, besteht darin, häufig mit einem HEPA-Staubsauger zu reinigen und Böden, Fenster und Fensterbänke regelmäßig mit einem feuchten Tuch abzuwischen. Herkömmliches Kinderspielzeug kann ebenfalls Blei enthalten.[512, 513]

Ein Kind mit vollem Magen nimmt weniger Blei auf, und ein Kind, das genügend Nahrungsmittel mit Eisen, Kalzium, Vitamin C und Eiweiß zu sich nimmt, absorbiert ebenfalls weniger Blei.[514] Wenn du glaubst, dass du oder dein Kind Blei ausgesetzt gewesen seid, ist es wichtig, viele pektinhaltige Nahrungsmittel wie Äpfel, Birnen und Zitrusfrüchte zu sich zu nehmen.[515, 516] Blei verdrängt Kalzium in den Knochen, und ich empfehle daher kalziumreiche Nahrungsmittel, um eine Knochenschädigung durch Blei zu verhindern.[517, 518]

VON AUFSCHUB & APATHIE ZUM HANDELN

17

Für dieses Kapitel habe ich lange gebraucht, da ich selbst oft Dinge aufschiebe! Wenn auch du dazu neigst oder wenn dein Kind sich unmotiviert fühlt und kein großes Interesse am Leben zeigt, dürfte es bei dir Widerhall finden.

DIE KUNST DES AUFSCHIEBENS

Prokrastination ist der natürliche Versuch, körperlichem und emotionalem Unbehagen zu entkommen. Dieses Zurückschrecken vor oder das Aufschieben von Aufgaben ist oft tief im Verlangen unserer Kinder, verankert, in ihrer Komfortzone zu bleiben. Zaudern hindert sie daran, ihre Absichten zu verfolgen und ihre Ziele zu erreichen. Aufschieben ist meist ein Weg, unangenehmen inneren Emotionen zu entkommen – Angst, die Verlegenheit, etwas falsch zu machen, oder die Aufgabe nicht ausreichend zu verstehen, um sie zu erledigen.[519] Zögern tritt ein bei Frustration, Verzweiflung, Langeweile oder mangelnder mentaler Ausdauer, bei Wut und Groll, aber auch, wenn wir den sofortigen kleinen Dopaminschub von etwas Aufregendem der Unbequemlichkeit vorziehen, uns anzustrengen und mit der Aufgabe anzufangen. Denn die größere Dopaminbelohnung für das Erledigen dieser Aufgabe ist zu weit entfernt und daher nicht attraktiv.

Durch Aufteilen von Aufgaben in kleinere, überschaubare Abschnitte und durch das Identifizieren und Entwickeln von Strategien zur Regulierung dieser emotionalen Auslöser können wir unseren Kindern zu einem besseren Selbstwertgefühl verhelfen, ihnen zeigen, wie man die inneren Ablenkungen loswird und die Gewohnheit des Aufschiebens überwindet.

APATHIE UND MANGEL AN MOTIVATION

Apathie ist ein Mangel an Interesse, Begeisterung oder Motivation für alltägliche Aktivitäten[520] und tritt immer häufiger auf, besonders bei neurodivergenten Kindern. Dies kann sich als Gleichgültigkeit gegenüber Schularbeiten, Sozialkontakten, Hobbys oder selbst Routineaufgaben wie Körperpflege und Anziehen äußern. Wer kennt nicht den Ausruf von seinen Kindern: »Das ist mir egal! Es ist soooo langweilig …«

Dies führt oft zu mangelnder Motivation, Aufgaben zu erledigen oder etwas zu erreichen. Wenn unsere Kinder apathisch sind, beenden sie zwar eine Aufgabe, oft aber nur widerwillig. Mehrere Faktoren können Apathie verursachen, darunter Depressionen, Angstzustände und geringes Selbstwertgefühl.

Apathie kann auch ein Teil von Neurodivergenz wie Legasthenie, Dyspraxie und ADHS sein. Diese Faktoren erschweren es, Aufgaben zu beginnen und zu Ende zu bringen, da es erfordert, sich zu konzentrieren und Ablenkungen auszublenden – Fähigkeiten, die vielen Kindern schwerfallen.

Apathie ist mit Inaktivität im Frontalkortex und in den Basalganglien des Gehirns verbunden, den Teilen des Gehirns, die u. a. bei Fähigkeiten im Zusammenhang mit Lernen, Gedächtnis und Verhalten sowie Bewegung, Planung und Organisation helfen.[521, 522, 523, 524]

WICHTIGE NÄHRSTOFFE FÜR MEHR MOTIVATION UND LEISTUNG

Nährstoffe, die Bereiche des Gehirns wie geistige Ausdauer und Motivation unterstützen:

- Omega-3-Fettsäuren – entscheidend für Gehirnentwicklung und -funktion. Vermehrt Fettfisch und andere Omega-3-reiche Lebensmittel essen. Untersuchungen zeigen, dass Nahrungsergänzungsmittel die Motivation steigern können.[525, 526]

- Cholin – wichtig für die Synthese von Neurotransmittern, die mit Motivation und exekutiven Funktionen verbunden sind.[527, 528] Reichlich Eier, Leber, Sonnenblumenkerne und Erdnüsse essen.

- Zinkergänzungsmittel verbessern Motivation und Lernfähigkeiten und verringern Apathie.[529] Zink ist in Meeresfrüchten, Fleisch, Milchprodukten, Nüssen und Samenkernen enthalten.

- Vitamin-B12-Präparate reduzieren u. a. Apathie und Depression.[530] B12 kommt in Fleisch, Fisch, Eiern vor.

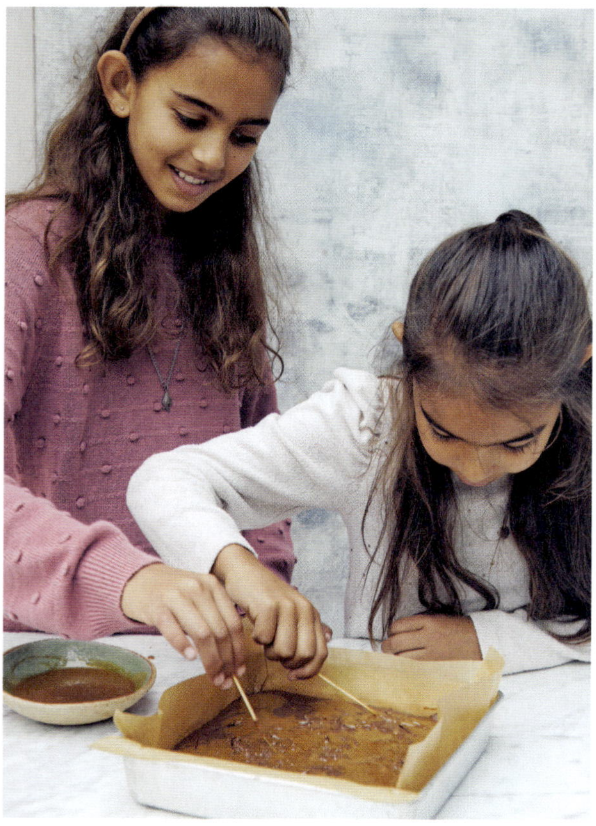

HOFFNUNGSGESCHICHTE – MOTIVATION

Es war ein Kampf, Billy, 14, morgens aus dem Bett zu bekommen. Er weigerte sich, zur Schule zu gehen, und schien apathisch und unmotiviert, viel zu unternehmen, außer Computerspiele zu spielen. Es war sogar schwierig, ihn zum Spazierengehen oder Fußballspielen zu bewegen. Seine besorgten Eltern vermuteten, dass dies der Beginn einer Depression war.

Billys Ernährung war typisch für Teenager: hochverarbeitete Lebensmittel und viel Zucker. Deshalb beschlossen seine Eltern, einen mutigen Schritt zu wagen und keine UPFs mehr zu kaufen. Außerdem sorgten sie dafür, dass die Obstschale immer gefüllt war. Anfangs war Billy mürrisch, weil er ohne seine Lieblingssnacks auskommen musste, stellte aber bald fest, dass dies eine bleibende Änderung für die ganze Familie war.

Seine Eltern gaben ihm auch B-Vitamine, Zink und ein Omega-3-Präparat. Es dauerte nicht lange, bis er morgens ganz natürlich um 7.30 Uhr aufwachte; er erklärte, dass er gern seine Freunde sehen würde und bereit sei, es noch einmal mit der Schule zu versuchen – und als er wieder in der Schule war, fand er es toll.

DER ERNÄHRUNGSPLAN UND DAS BEFOLGEN MEINER REZEPTE

Wie du beim Lesen inzwischen erfahren hast, teilt dieses Buch meine klinischen Erkenntnisse und Hoffnungsgeschichten von den wundervollen Familien, die in der NatureDoc-Klinik betreut worden sind (Namen wurden aus Gründen der Anonymität geändert). Sieh dieses Buch als Ernährungs-Toolkit an, das dich mit den Grundlagen für ein gesünderes, glücklicheres Leben vertraut macht, egal, wie das Gehirn deines Kindes gepolt ist. Es ist kein spezifisches neurodivergentes »Etikett« notwendig, um von einer besseren Ernährung zu profitieren: Du kannst sofort mit der Ernährung der Gehirnzellen deines Kindes beginnen!

Du hast einen Ernährungsplan zur Unterstützung des neurodivergenten Geistes kennengelernt, und jetzt ist es an der Zeit, das Ganze in die Tat umzusetzen und in der Küche aktiv zu werden! Ob du für ein Kind oder eine Gruppe von Kindern kochst, das Wichtigste ist, Spaß zu haben und das gemeinsame Kochen zu genießen.

Ich habe 60 köstliche, nahrhafte Rezepte zusammengestellt, die du in dein Essensrepertoire aufnehmen kannst. Sie alle beruhen auf dem Prinzip, nährstoffreiches Brainfood so anzubieten, dass es neurodivergenten Kindern schmeckt. Einige Rezepte sind total einfach und bestehen nur aus wenigen Zutaten, die man nicht einmal kochen muss. Wähle jede Woche ein neues Gericht aus, und im Handumdrehen werden deine Kinder viele leckere, nahrhafte Gerichte essen.

Du wirst feststellen, dass ich weniger Zucker als in herkömmlichen Rezepten verwende und versuche, Honig, Ahornsiurp und Kokosblütenzucker sowie Obst, Vanille und Zimt zu verwenden, um Blutzuckerschwankungen abzuhelfen.

Für wählerische Esser gibt es eine große Auswahl an Gerichten, die denen, die sie normalerweise essen, ähneln, aber vollwertiger sind. Ich habe außerdem, soweit möglich, Alternativen für die 14 wichtigsten Allergene aufgeführt. Und da wir alle so beschäftigt sind, habe ich auch Tipps zur optimalen Aufbewahrung von Lebensmitteln und Gerichten angegeben, damit du immer gesunde Alternativen zur Hand hast.

Jetzt ist es an der Zeit, das Leben und die Zukunft deines Kindes entscheidend zu beeinflussen, und auch deine Familie wird von einer gesünderen Art der Ernährung profitieren.

Mache einen Plan, welche Schritte du unternehmen möchtest, und wann. Gehe die Kapitel noch einmal kurz durch und markiere das, was dir besonders auffällt und dir für dich und dein Kind geeignet erscheint. Kleine Meilensteine setzen und kleine Erfolge feiern! Und nach einem Jahr kannst du zurückschauen und stolz darauf sein, was und wie viel du erreicht hast.

Genieße meine Rezepte und freue dich darauf, das brillante Gehirn deines Kindes zu ernähren, damit es die beste Version seiner selbst wird – Bissen um Bissen!

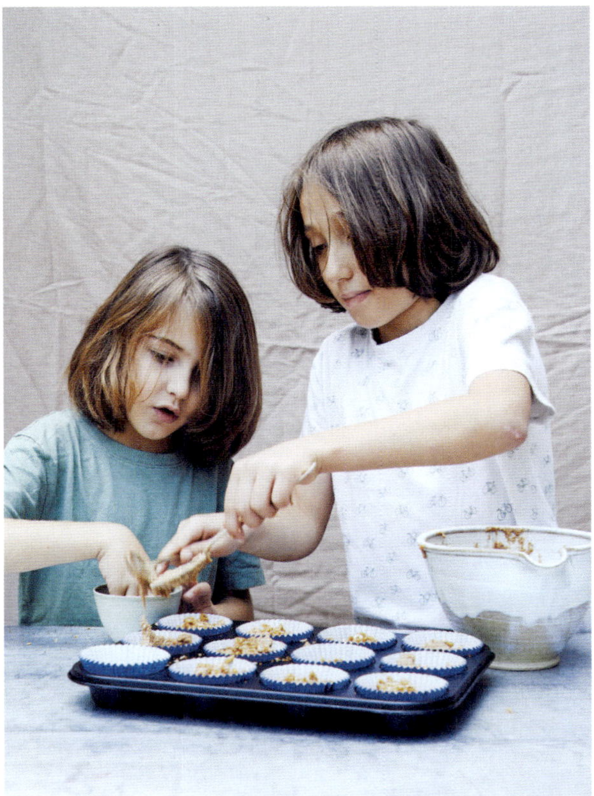

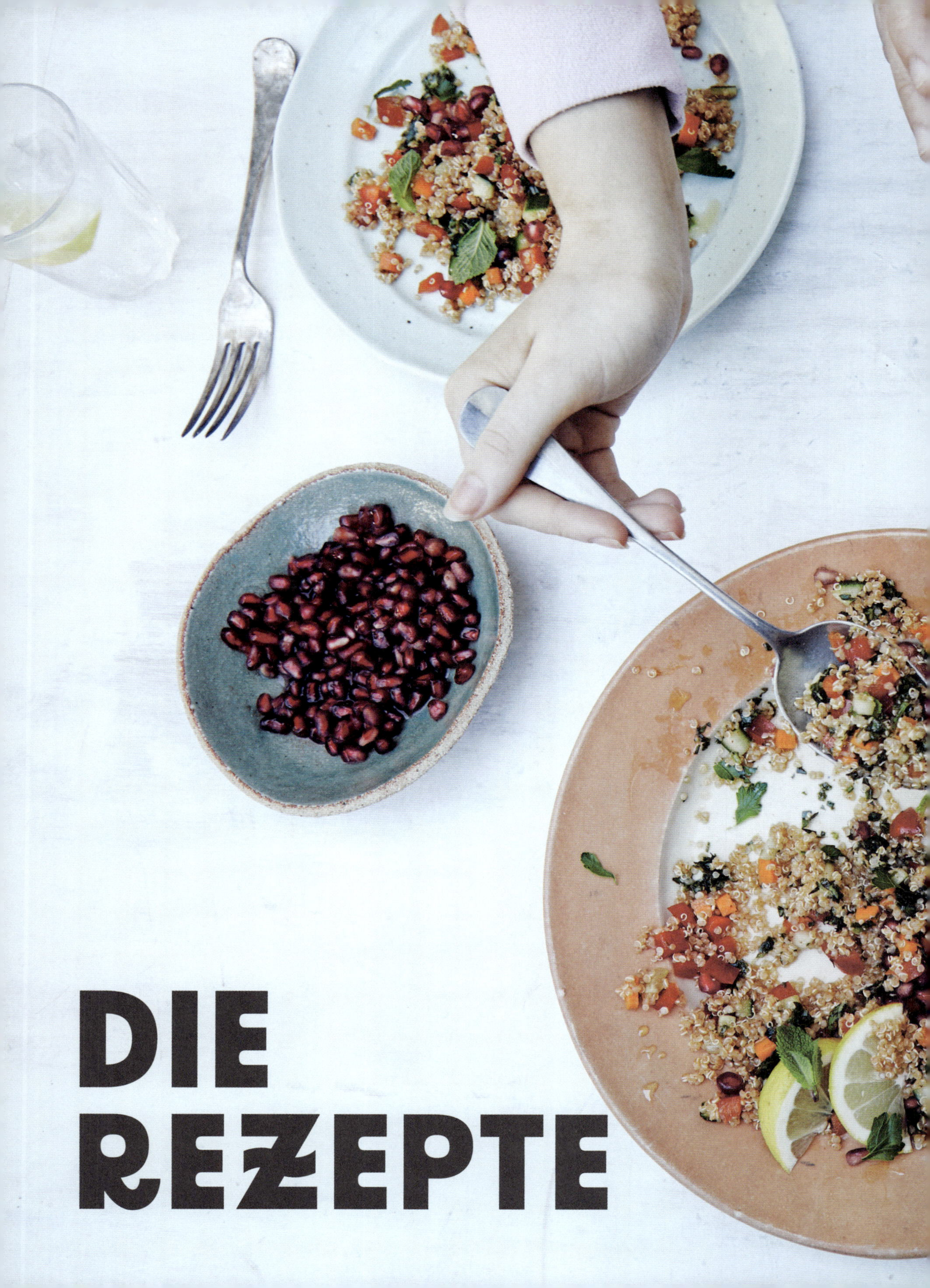

DIE REZEPTE

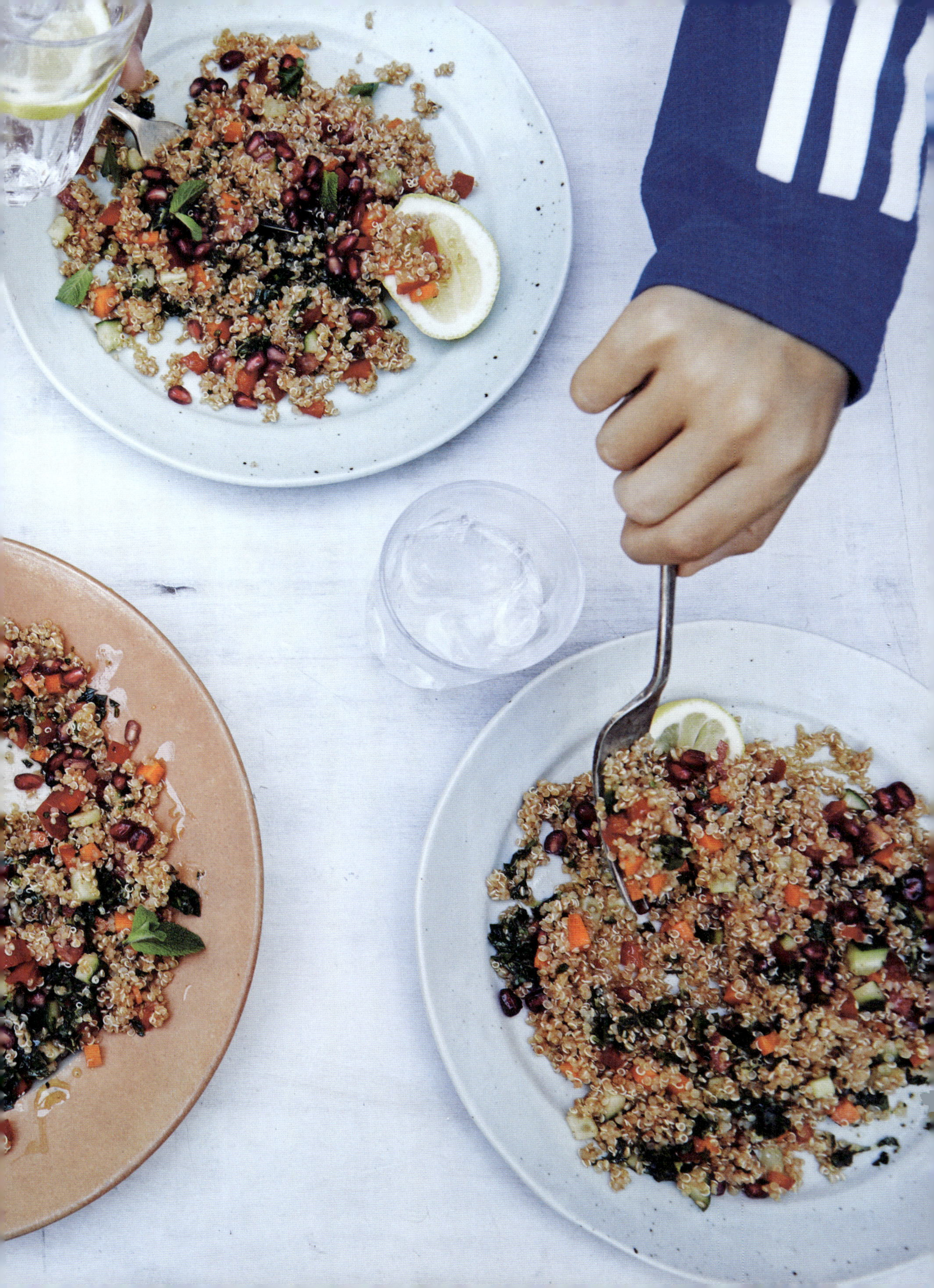

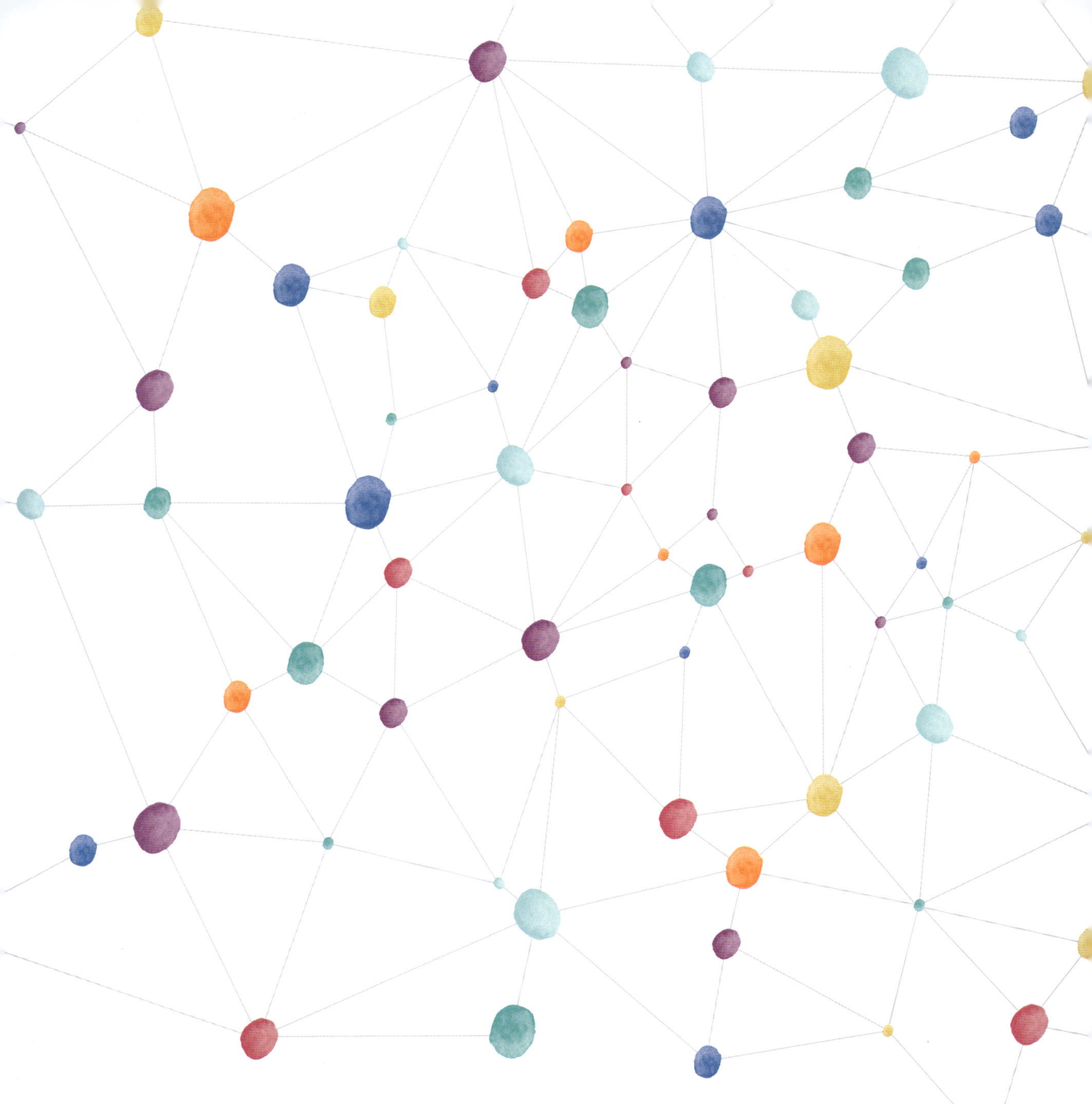

TOLLE FRÜHSTÜCKE

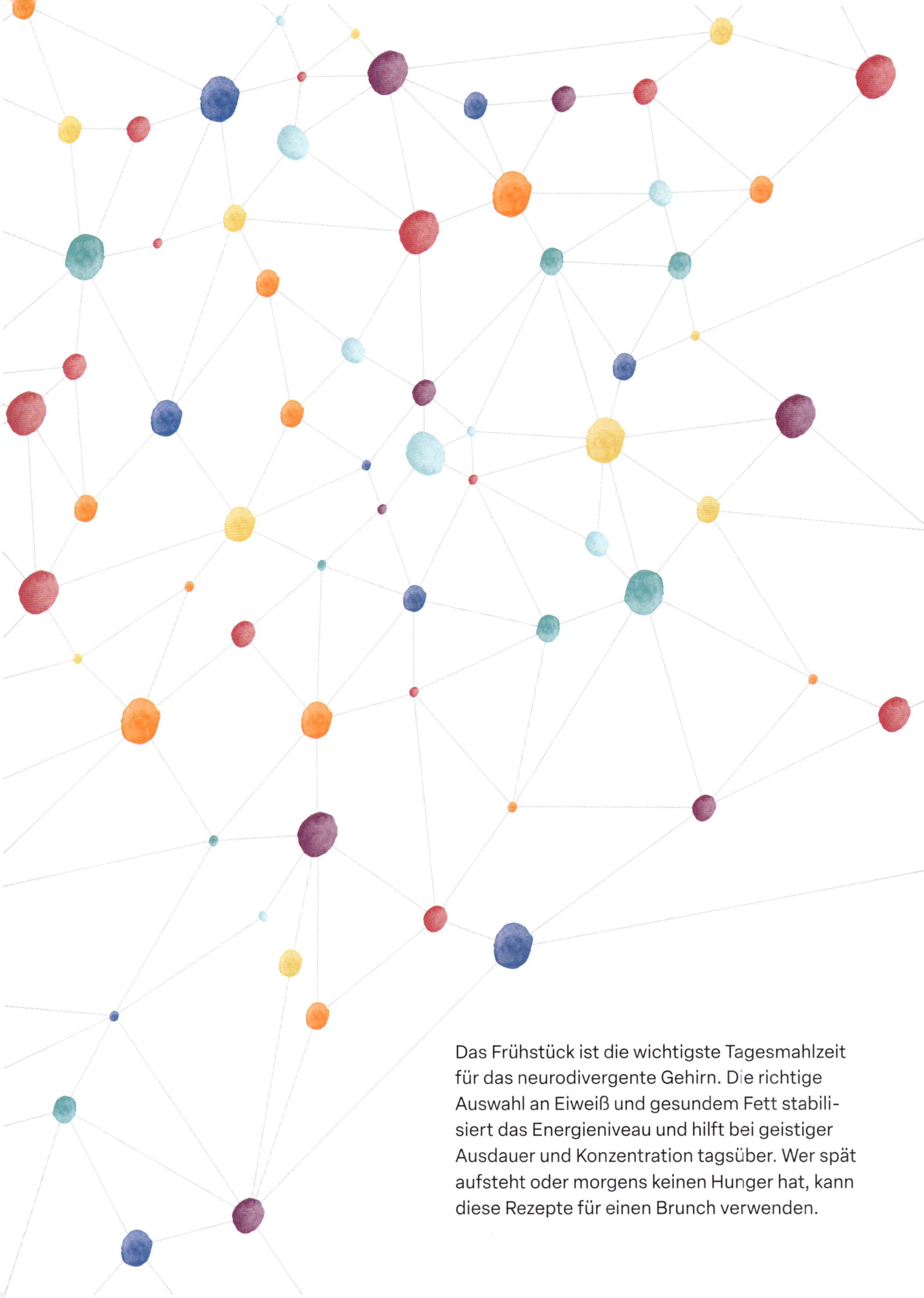

Das Frühstück ist die wichtigste Tagesmahlzeit für das neurodivergente Gehirn. Die richtige Auswahl an Eiweiß und gesundem Fett stabilisiert das Energieniveau und hilft bei geistiger Ausdauer und Konzentration tagsüber. Wer spät aufsteht oder morgens keinen Hunger hat, kann diese Rezepte für einen Brunch verwenden.

SCHOKO-ORANGEN-QUINOA

Schokolade und Orange harmonieren wunderbar miteinander und ergeben mit eiweißreichen Quinoaflocken, Tahin und Chiasamen einen herrlich dekadenten Morgenporridge. Man fühlt sich damit bis zum Mittagessen satt und vermeidet ein Energietief am Vormittag. Quinoaflocken gibt es im Bioladen, Reformhaus und online.

Für 2 Personen

40 g Quinoaflocken
240 ml Pflanzendrink ,
plus extra zum Servieren
1 EL Tahin (Sesampaste)
1 TL Chiasamen
2 TL Kakao oder ungesüßtes Kakaopulver
Abrieb von 1 Bio-Orange
2 TL Ahornsirup

Zum Garnieren (nach Belieben)
Himbeeren
dunkle Schokoladendrops (ohne Milch)

Alle Zutaten bis auf Himbeeren und Schokoladendrops in einen Topf geben. Gut vermischen und auf mittlerer Hitze 6–8 Minuten köcheln lassen, bis die Quinoaflocken weich sind.

Auf zwei Servierschalen verteilen und mit Himbeeren, Schokodrops und etwas mehr Orangenschale nach Belieben bestreuen. Zusätzlich ein wenig Milch darübergießen – sie kühlt den Brei leicht ab und sorgt für eine cremige Konsistenz.

Der Porridge hält sich bis zu 24 Stunden im Kühlschrank. Auf schwacher Hitze erwärmen und nach Bedarf mehr Milch dazugeben.

Das Tahin durch Nussbutter (Cashewmus, Haselnuss- oder Mandelbutter) oder Sonnenblumenbutter ersetzen.

milchfrei | glutenfrei | nussfrei | sesamfrei | eifrei | sojafrei | vegetarisch

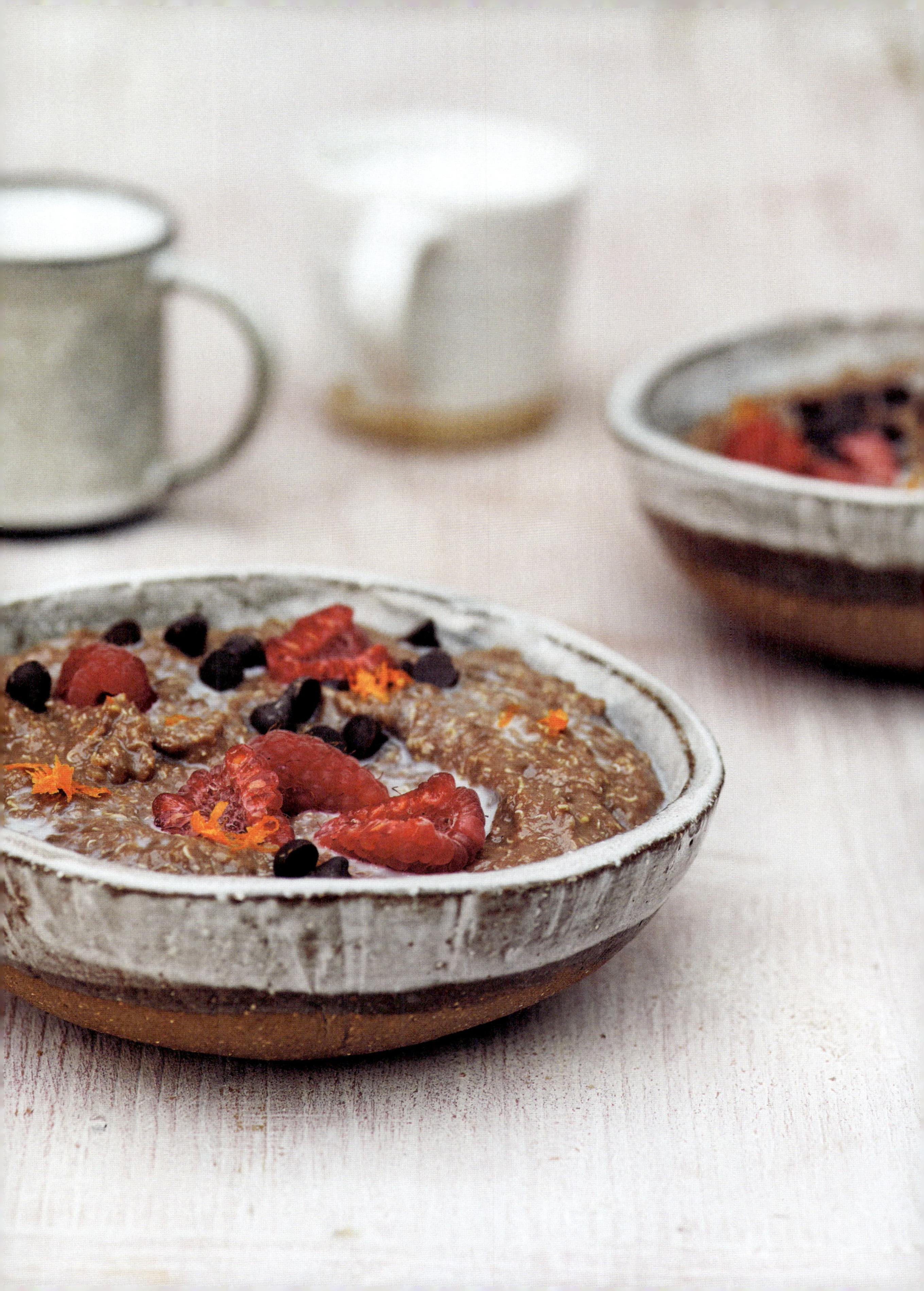

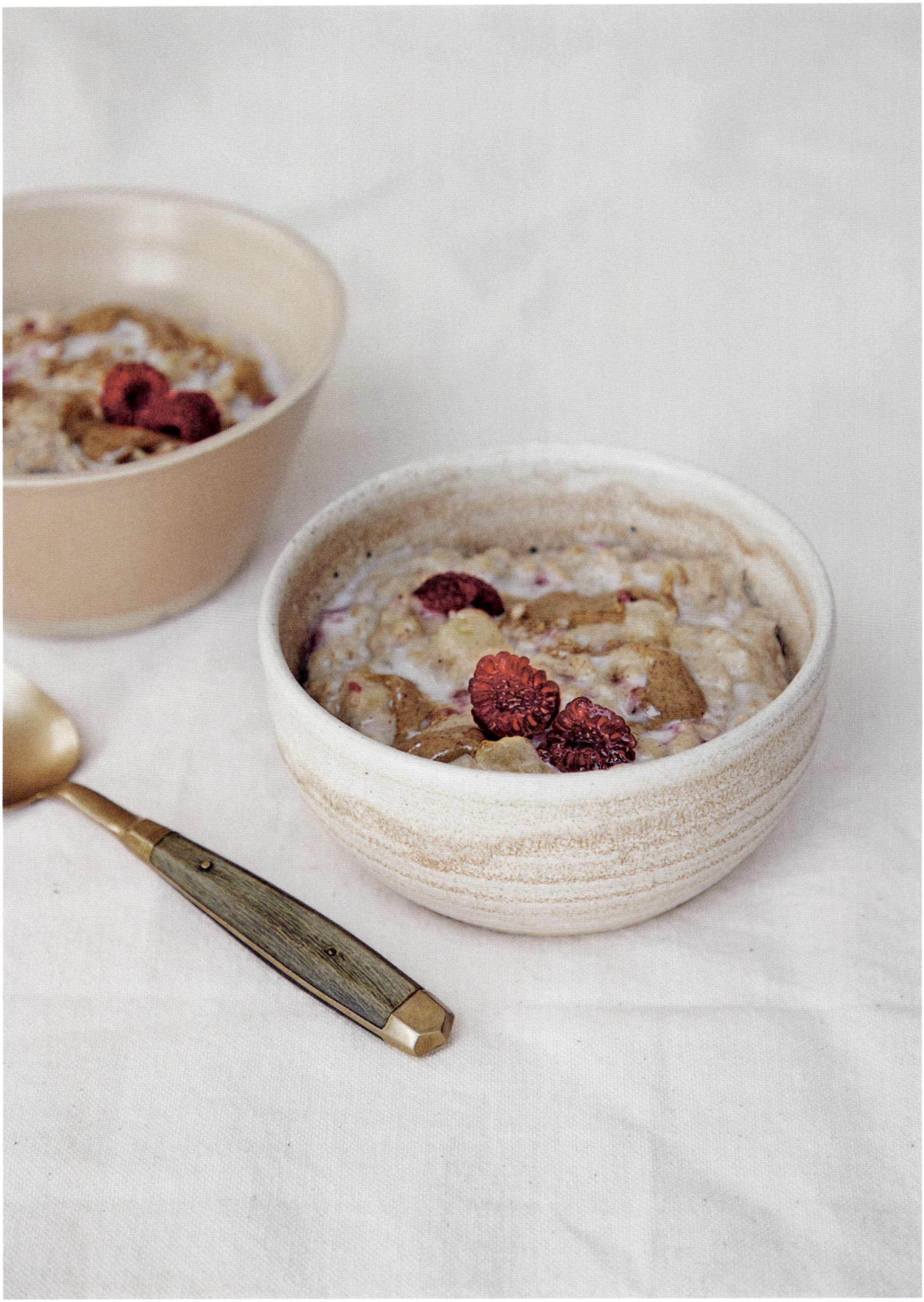

BIRNEN-HIMBEER-ZIMT-PORRIDGE

Für 2 Personen

10 g Butter
1 Birne, geschält, entkernt und gewürfelt
1 TL gemahlener Zimt
8 Himbeeren (frisch oder tiefgekühlt)
50 g kernige Haferflocken
240 ml Milch, plus extra zum Servieren
1 EL Mandelbutter
1 Ei, vorzugsweise von freilaufenden Hühnern
2 TL Ahornsirup (nach Belieben)

Erwärmt Körper und Seele: cremiger, eiweißreicher Porridge mit leicht gedünstetem frischen Obst und Zimt.

Ein Ei in die kochenden Haferflocken aufzuschlagen, ist eine hervorragende Idee: Der Unterschied ist nicht zu schmecken, aber die Haferflocken werden auf diese Weise durch Eiweiß, Eisen und Cholin angereichert. Es ist einer meiner Top-Tipps für meine neurodivergenten Patienten, die zum Frühstück mehr Eiweiß essen müssen, aber nicht von einem Ei in der einen oder anderen Form angetan sind.

Die Butter in einem Topf zerlassen und Birne und Zimt darin 4–5 Minuten leicht dünsten. Die Himbeeren vorsichtig unterrühren.

Haferflocken, Milch und Mandelbutter dazugeben, das Ei in die Mischung aufschlagen und alle Zutaten gut miteinander verrühren. Auf schwacher Hitze 4–5 Minuten köcheln lassen, bis der Porridge dick und cremig ist; dabei zwei- bis dreimal umrühren.

Auf zwei Servierschalen verteilen. Zum Abkühlen und für eine bessere Konsistenz mit etwa Extramilch beträufeln. Wenn du es ein wenig süßer magst, Ahornsirup darübergeben.

Bis zu 24 Stunden im Kühlschrank aufbewahren. Auf schwacher Hitze erwärmen und nach Bedarf Milch dazugeben.

Die Butter durch Kokos- oder Olivenöl ersetzen und Nuss-, Hafer- oder Sojadrink verwenden.

Glutenfreie Quinoa-, Hirse- oder Buchweizenflocken verwenden.

Die Mandelbutter durch Tahin (Sesampaste) oder Sonnenblumenbutter ersetzen.

Das Ei weglassen.

milchfrei | glutenfrei | nussfrei | sesamfrei | eifrei | sojafrei | vegetarisch

FETA-KICHER-ERBSEN-OMELETT

Für 1–2 Personen

1 EL Olivenöl
2 Eier, vorzugsweise von freilaufenden Hühnern
4 EL Kichererbsenmehl (oder 4 EL getrocknete Kichererbsen, zu grobem Pulver gemahlen)
1 EL zerkrümelter Feta
1 TL frische oder ½ TL getrocknete Petersilie (nach Belieben)
1 TL frischer oder ½ TL getrockneter Dill

Zum Servieren (nach Belieben)
Chilisauce
Avocadospalten

Das perfekte schmackhafte Frühstück, mit dem dein Gehirn den ganzen Tag lang fit bleibt! Während ich dieses Buch geschrieben habe, habe ich das Omelett fast täglich gegessen, und mein Gehirn hat super durchgehalten! Die Kombination von Eiern, Kichererbsenmehl und Feta ist einfach traumhaft. Wer »keine Eier mag«, sollte es probieren – und sich bekehrt fühlen!

Wenn du experimentieren möchtest, geriebene Zucchini, gehackte Zwiebeln und rote Paprika oder Spinat in der Pfanne dünsten, bevor du die Eiermasse dazugibst, oder einfach nur Erbsen (frisch oder tiefgekühlt) zur Mischung hinzufügen.

Das Öl in einer kleinen Pfanne erhitzen.

Die Eier in eine kleine Schüssel aufschlagen. Kichererbsenmehl, Feta und Kräuter dazugeben und mit einer Gabel gut verrühren, bis alle Zutaten vermischt sind. (Wenn du eine vollkommen glatte Konsistenz bevorzugst, die Zutaten in einem Standmixer vermischen.)

Den Teig in die heiße Pfanne gießen; die Pfanne dabei leicht kippen, damit sich die Mischung gleichmäßig verteilt.

Das Ganze 3–4 Minuten braten, bis das Omelett an der Unterseite gebräunt und knusprig ist. Das Omelett wenden und weitere 3–4 Minuten auf der anderen Seite braten. (Noch knuspriger? Das Omelett auf jeder Seite 1–2 Minuten länger braten.)

Das Omelett auf einen Teller geben und sofort servieren. Nach Belieben Chilisauce und Avocadospalten dazu reichen.

Den Feta durch 1 EL Hefeflocken und 1 Prise Salz ersetzen.

Zum Binden des Kichererbsenmehls statt der Eier 3 EL Kichererbsenwasser (Aquafaba) direkt aus der Dose verwenden.

milchfrei | glutenfrei | nussfrei | sesamfrei | eifrei | sojafrei | vegetarisch

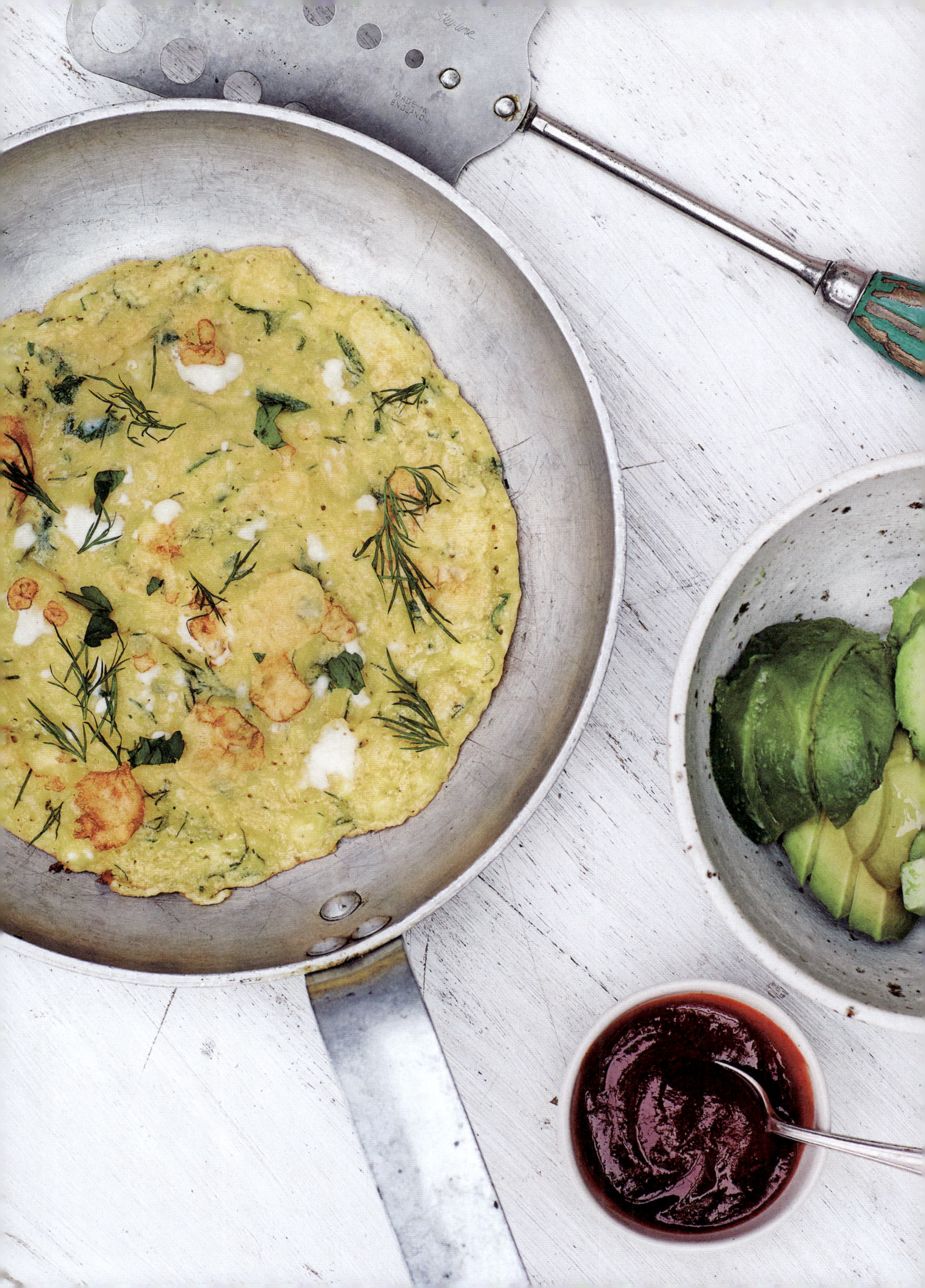

SCHOKOLADEN-HASELNUSS-WAFFELN

Ergibt 6–7 Waffeln

150 g Haselnusskerne
100 g kernige Haferflocken
3 EL Kakao oder ungesüßtes Kakaopulver
2 EL Kokosblütenzucker oder heller Muscovado-Zucker (Vollrohrzucker)
1 kleine Süßkartoffel, geschält und fein gerieben
3 Eier, vorzugsweise von freilaufenden Hühnern
1 TL Vanilleextrakt
2 EL Ahornsirup
6 EL Pflanzendrink
50 g dunkle Schokoladendrops (ohne Milch)

Zum Servieren (nach Belieben)
einige Zweige Minze, Ricotta, Ahornsirup und gemischte Beeren

Glutenfreie Hafer-, Quinoa-, Hirse- oder Buchweizenflocken verwenden.

Mit diesen Waffeln startest du den Tag schwungvoll und gut gelaunt! Du kannst sie am Vortag zubereiten oder am Wochenende gleich mehrere Portionen backen. Schokolade und Haselnüsse harmonieren hervorragend, und die Süßkartoffel verleiht zusätzlich etwas natürliche Süße.

Dunkle Schokolade, Haselnüsse und Süßkartoffeln enthalten Magnesium und andere essenzielle Mineralstoffe, die dem Gehirn zu Ruhe und Konzentration verhelfen. Eier liefern Eiweiß und Cholin, beides essenzielle Nährstoffe für brillante Gehirnfunktion. Wer keine Eier als solches mag, kann mit den Waffeln trotzdem ein eiweißhaltiges Frühstück genießen.

Die Waffeln eignen sich auch als gesunder Imbiss. Sie sind gut zum Einfrieren geeignet. Zum Auftauen einfach vom Tiefkühlfach in den Toaster stecken – so werden sie schön knusprig.

Das Waffeleisen auf höchster Stufe erhitzen.

Haselnusskerne und Haferflocken in eine Küchenmaschine geben und 1 Minute oder so lange zerkleinern, bis die Haselnüsse grob gemahlen sind. Kakao und Kokosblütenzucker dazugeben und einige Sekunden mischen. Süßkartoffel, Eier, Vanilleextrakt, Ahornsirup und Milch hinzufügen und 1–2 Minuten mischen, bis ein kuchenartiger Teig entsteht. (Es ist in Ordnung, wenn noch einige Haselnussstückchen und Haferflocken sichtbar sind!) Die Schokoladendrops unter den Teig rühren.

Jedes Fach im Waffeleisen (meist zwei oder drei Fächer) mit Waffelteig füllen; nur so viel Teig hineingeben, dass nichts überlaufen kann. Die Waffeln etwa 5 Minuten backen; dabei nach 4 Minuten prüfen, Waffeln wenden und 1 Minute auf der anderen Seite backen. Sie sollten fertig sein, wenn kein Dampf mehr aus dem Waffeleisen kommt. Die Waffeln auf einem Kuchenrost leicht abkühlen lassen, während du den restlichen Teig verarbeitest.

Die Waffeln so, wie sie sind, oder nach Belieben mit Ricotta, Ahornsirup, gemischten Beeren und einigen Minzblättern garniert servieren. Sie halten sich in einem luftdichten Behälter bis zu 3 Tagen oder in der Tiefkühltruhe bis zu 3 Monaten.

milchfrei · glutenfrei · sesamfrei · sojafrei · vegetarisch

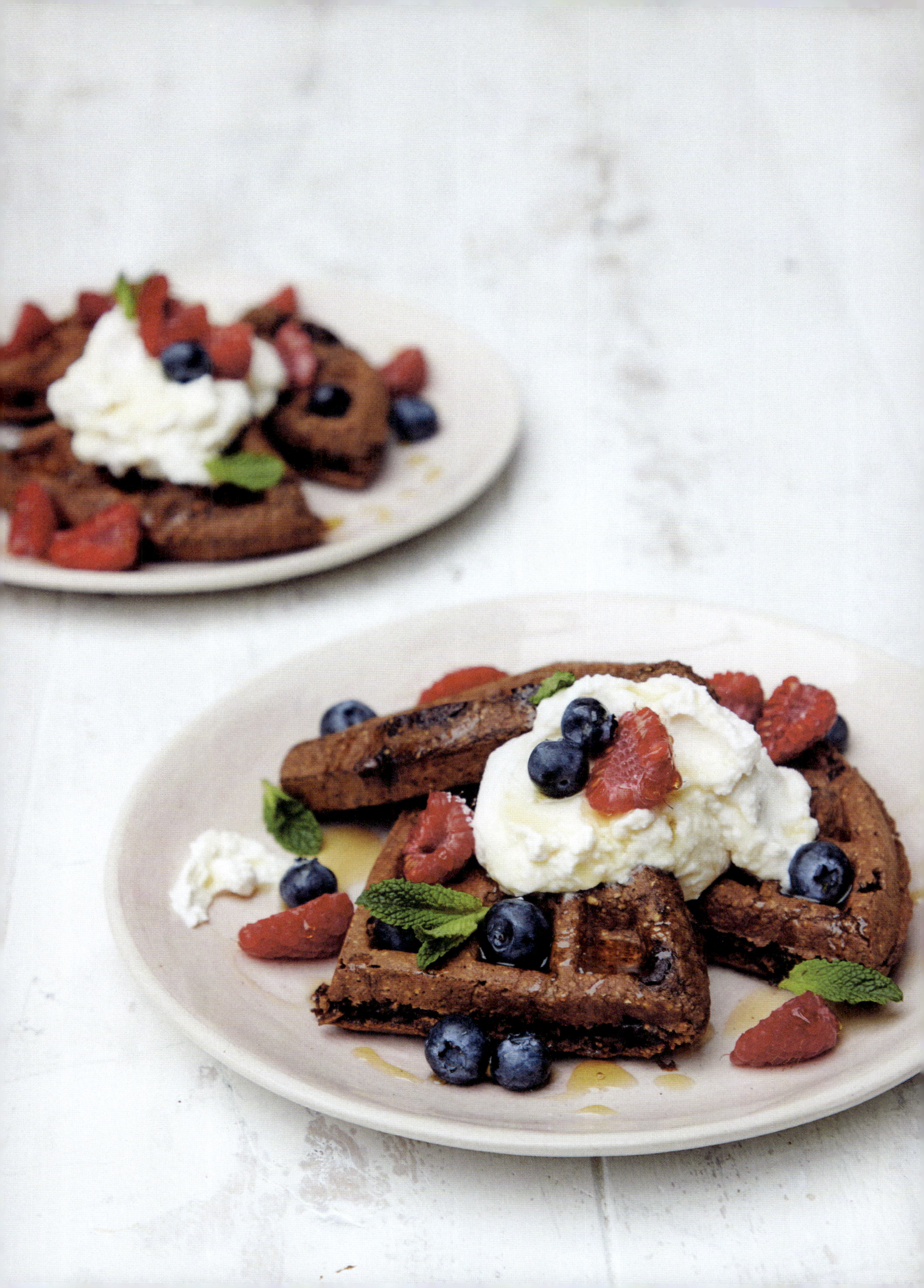

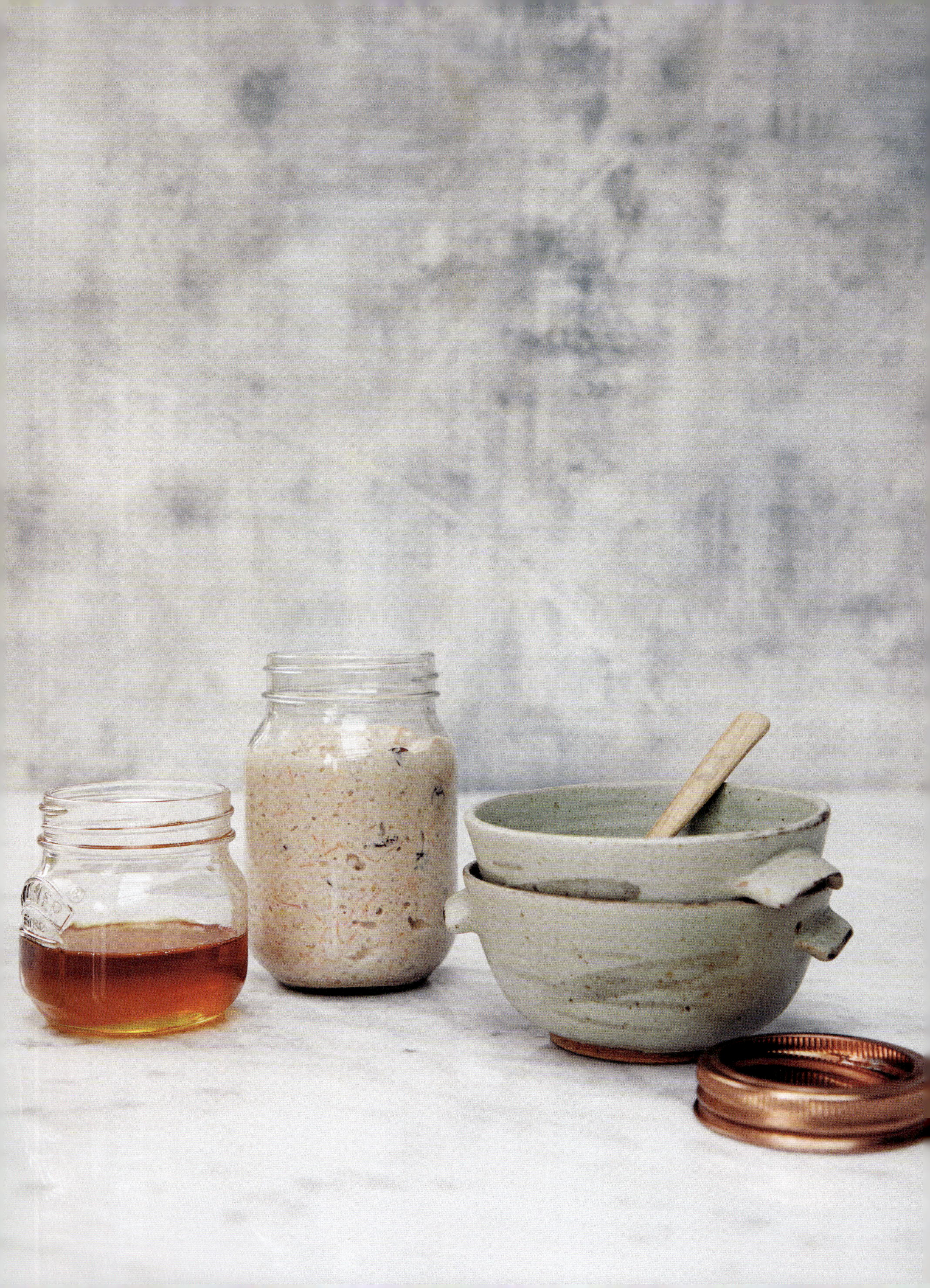

OVERNIGHT OATS

Himmlisch: ein Haferflockenfrühstück, das geschmacklich an Karottenkuchen erinnert!

Overnight Oats gehören zu den darmfreundlichsten Nahrungsmitteln überhaupt. Die Haferflocken (*oats*) werden über Nacht (*overnight*) eingeweicht statt gekocht und sind einfacher zu verdauen. Sie enthalten mehr resistente Stärke, die als Präbiotikum die guten Bakterien im Darm versorgt. Das Originalrezept wurde von einem Schweizer Arzt erfunden, der seinen Patienten mit Rohkost bei der Genesung half. Es ist das ideale Frühstück, wenn du morgens in Eile bist, denn du bereitest es am Vorabend zu und musst es am Morgen nur noch aus dem Kühlschrank holen, etwas Milch unterrühren und das Ganze mit Honig oder Ahornsirup beträufeln.

Für 2 Personen

200 g Joghurt (3,5 % Fett) oder Kefir
2 TL Vanilleextrakt (nach Belieben)
60 g kernige Haferflocken
2 kleine Äpfel, fein gerieben
1 kleine Karotte, fein gerieben
2 TL Lebkuchengewürz
4 TL Rosinen
4 TL Pekannüsse, geviertelt
4 TL Leinsamen (ganz oder gemahlen)
4 EL Milch
flüssiger Honig oder Ahornsirup zum Beträufeln

Joghurt und Vanilleextrakt in einer Schüssel vermischen. Alle anderen Zutaten bis auf Milch und Honig unterrühren. Schüssel zudecken und über Nacht in den Kühlschrank stellen.

Am Morgen die Milch unterrühren und die Haferflocken mit etwas Honig oder Ahornsirup beträufeln. An kalten Tagen die Milch vor dem Unterrühren erwärmen.

Zugedeckt bis zu 3 Tagen im Kühlschrank aufbewahren. In diesem Fall benötigt man etwas mehr Milch zum Unterrühren, damit das Ganze geschmeidig bleibt.

Kokosjoghurt und -milch verwenden.

Glutenfreie Hafer-, Quinoa-, Hirse- oder Buchweizenflocken verwenden.

Die Pekannüsse durch Sonnenblumen- und Kürbiskerne oder durch geschälte Hanfsamen ersetzen.

milchfrei | glutenfrei | nussfrei | sesamfrei | eifrei | sojafrei | vegetarisch

ARME RITTER MIT PUTE UND APFEL

Eine fantastische Version der klassischen Armen Ritter. Pute ist reich an Tryptophan, einer Aminosäure, die wir nur aus unserer Nahrung erhalten können und die für die Produktion des stimmungsaufhellenden Neurotransmitters Serotonin wichtig ist. Gouda, ein Käse mit wenig Laktose und viel Eiweiß, enthält den entspannenden GABA (Gamma-Aminobuttersäure), einen weiteren Neurotransmitter im Gehirn, der Stress und Angst reduziert; das Ei liefert essenzielles Cholin.

Für 2 Personen

Butter zum Bestreichen, plus etwas extra zum Braten (oder etwas Olivenöl)
2 Scheiben Vollkornsauerteigbrot
1 Scheibe gekochte Putenbrust
¼ Apfel, entkernt und gerieben
1 Scheibe Gouda
1 Ei, vorzugsweise von freilaufenden Hühnern

Die Brotscheiben auf einer Seite mit Butter bestreichen. Die Putenbrust auf eine Scheibe legen, dann den Apfel und den Gouda daraufgeben. Für ein Sandwich die zweite Brotscheibe darauflegen und leicht andrücken.

Das Ei auf eine Untertasse oder einen kleinen Teller aufschlagen und mit einer Gabel verquirlen. Das Sandwich in das Ei tunken; dabei darauf achten, dass beide Seiten gleichmäßig mit Ei überzogen sind.

Etwas Butter auf mittlerer Hitze in einer Bratpfanne zerlassen. Das Sandwich auf jeder Seite 3–4 Minuten oder so lange braten, bis es goldbraun ist. Heiß servieren.

Milchfreien Aufstrich verwenden. Den Käse weglassen.

Glutenfreies Sauerteigbrot verwenden.

Das Ei durch 2 EL Kichererbsen und 1 EL Kichererbsenwasser (Aquafaba), in einer Küchenmaschine vermischt, ersetzen.

milchfrei | glutenfrei | nussfrei | sesamfrei | eifrei | sojafrei

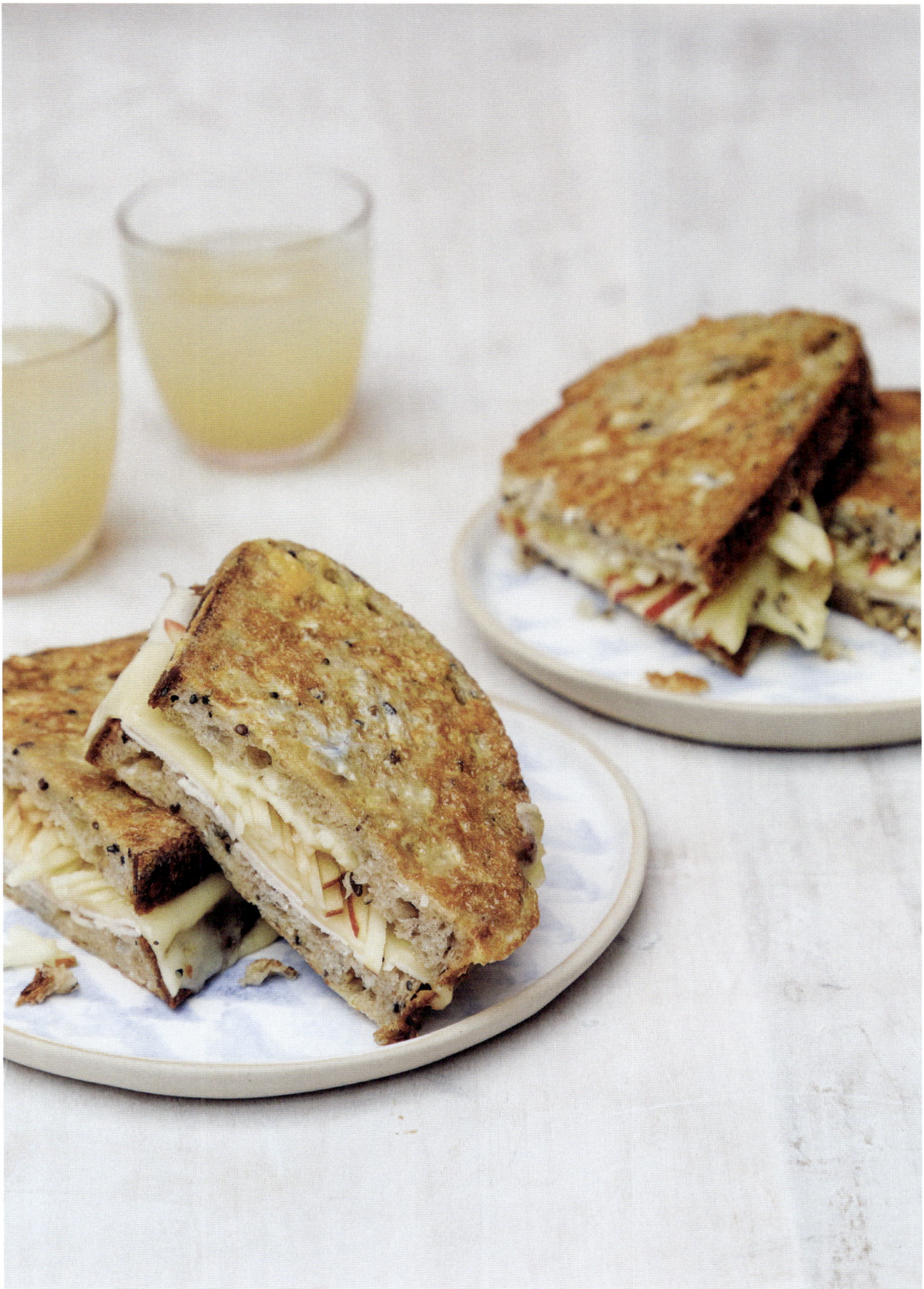

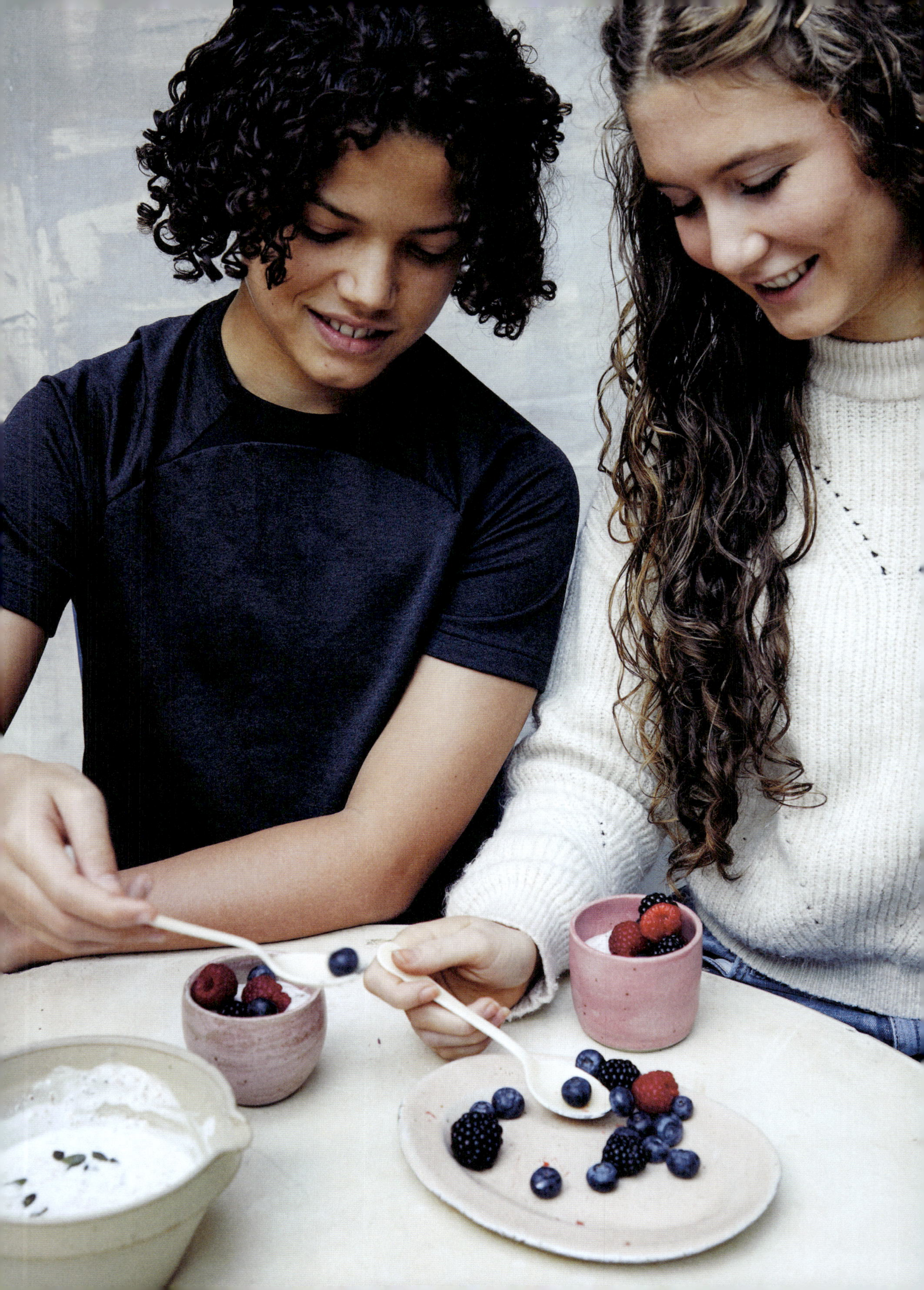

GRIECHISCHER OMEGA-BEEREN-JOGHURT

Für 2 Personen

8 EL griechischer Joghurt (10% Fett)
1 TL Vanilleextrakt
2–3 TL Honig (flüssig oder fest)
2 gehäufte TL geschälte Hanfsamen
2 gehäufte TL Chiasamen
2 gehäufte TL gemahlene Leinsamen
2 gehäufte TL Kürbiskerne
gemischte Beeren, frisch oder tiefgekühlt

Auch dieses leichte Frühstück lässt sich mühelos am Vorabend zubereiten. Durch Einweichen über Nacht werden die Samen weicher und leichter verdaulich.

Griechischer Joghurt ist eine gute Eiweiß- und Kalziumquelle und hilft zur Stärkung der Vielfältigkeit des Darmmikrobioms. Beeren enthalten wichtige, das Gehirn unterstützende Flavonoide, und Samen sind reich an Zink und Omega-3-Fettsäuren. Wenn du vorhast, diesen Joghurt regelmäßig zum Frühstück zu essen, einen ganzen Behälter mit der Samenmischung füllen, damit du sie stets zur Verfügung hast.

Joghurt, Vanilleextrakt, Honig, Samen und Kerne zusammen in eine Schüssel geben und 15 Minuten oder über Nacht stehen lassen.

Die Beeren über den Joghurt geben und bis zum Verzehr in den Kühlschrank stellen.

In einem Glas bis zu 3 Tagen im Kühlschrank aufbewahren.

TIPP
Es ist völlig in Ordnung, die Samen nicht einzuweichen; wer jedoch empfindlich auf Textur reagiert, sollte sie einweichen. Für eine besonders cremige Konsistenz das Ganze in einem Standmixer pürieren. Wenn du es knuspriger magst, den Joghurt mit Granola und zusätzlichen Nüssen und Samen nach Wahl bestreuen.

Den griechischen Joghurt durch 4 EL Kokosjoghurt oder 2 EL Pflanzendrink und 2 EL milchfreies Vanilleeiweißpulver ersetzen.

milchfrei glutenfrei nussfrei sesamfrei eifrei sojafrei vegetarisch

BROKKOLI-CLUB-SANDWICH

Brokkoli zum Frühstück?! Warum nicht! Wenn du es erst einmal probiert hast, gibt es kein Zurück mehr! Dieses offene getoastete Sandwich erfüllt alle geschmacklichen Kriterien. Es ist herrlich pikant und lässt sich mühelos zubereiten.

In Eile? Übrig gebliebene gekochte Brokkoliröschen vom Abendessen am Vorabend und fertig gekauften Hummus verwenden. Für zusätzliches Eiweiß mit einem pochierten Ei, gekochtem zerpflückten Lachs oder einer Scheibe Räucherlachs servieren.

Für 2 Personen

2 Scheiben Roggenbrot
4 Brokkoliröschen, klein gehackt
2 EL Kurkuma-Hummus (siehe S. 176)
½ Avocado, entkernt, geschält und mit einer Gabel zerdrückt
2 EL geröstete Tamari-Sonnenblumenkerne (siehe S. 180)
Mikrokräuter, Alfalfasprossen oder Brokkolisprossen (nach Belieben)
Limettensaft

Das Roggenbrot toasten. Die Brokkoliröschen 1 Minute in einem Topf mit kochendem Wasser blanchieren und abgießen.

Den Hummus auf dem Brot verstreichen und Avocado, Brokkoli und geröstete Tamari-Sonnenblumenkerne daraufgeben. Nach Belieben mit Mikrokräutern bestreuen und großzügig mit Limettensaft beträufeln.

Sofort servieren. Du kannst das Sandwich bis zu 2 Stunden im Kühlschrank aufbewahren, aber die Avocado verfärbt sich nach und nach.

Glutenfreies Brot verwenden.

Hummus ohne Tahin verwenden.

Geröstete Sonnenblumenkerne ohne Tamari verwenden.

milchfrei · glutenfrei · nussfrei · sesamfrei · eifrei · sojafrei · vegetarisch

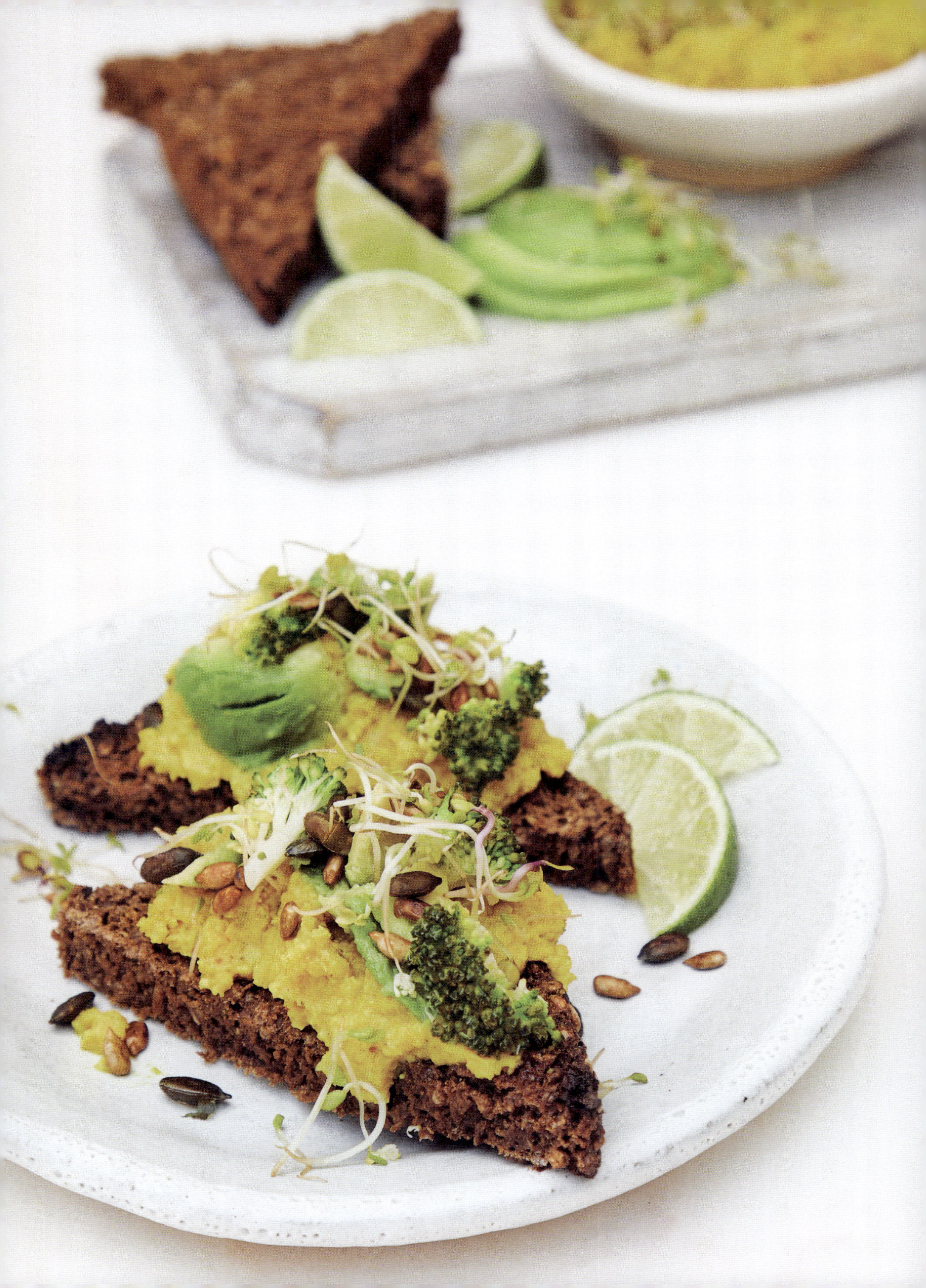

ERDNUSS-BUTTER-HIMBEER-SAUERTEIGTOAST

Für 1 Person

1 Scheibe Sauerteigbrot
2–3 TL Erdnussbutter
½ kleine Banane, geschält und in dünne Scheiben geschnitten
1 Handvoll Himbeeren

Viele mögen Brot mit Erdnussbutter und Konfitüre oder Gelee. Hier meine gesündere Version, die besser für den Blutzucker und das Gehirn ist.

Sauerteigbrot und Erdnussbutter (wenn möglich, ohne Palmöl) guter Qualität verwenden. Sauerteigbrot lässt den Blutzuckerspiegel weniger stark ansteigen als normales Brot, besonders in Kombination mit Eiweiß und dem gesunden Fett von Erdnussbutter. Frisches Obst sorgt für natürliche Süße.

Das Sauerteigbrot toasten und dick mit der Erdnussbutter bestreichen.

Mit den Bananenscheiben belegen und die Himbeeren ganz oder leicht zerdrückt daraufgeben.

Schmeckt besonders gut noch warm.

Glutenfreies Sauerteigbrot verwenden.

Die Erdnussbutter durch Frischkäse oder Tahin (Sesampaste) ersetzen.

milchfrei glutenfrei nussfrei sesamfrei eifrei sojafrei vegetarisch

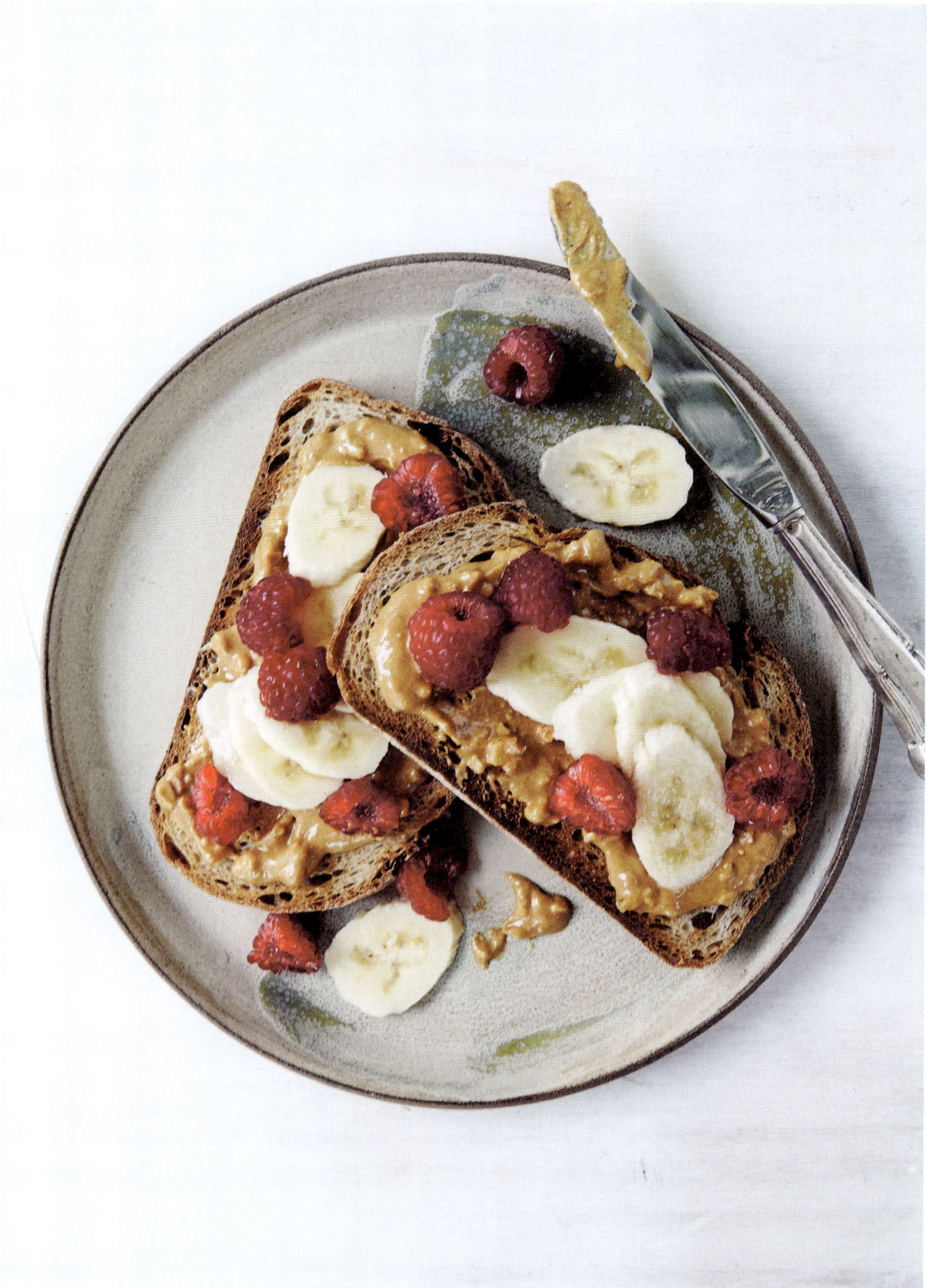

SÜSSKARTOFFEL-WALNUSS-MUFFINS

Diese Muffins sind voll von Eiweiß und Ballaststoffen in Form von Süßkartoffel, Hafer und Walnüssen und mit Gewürzen aromatisiert, die den Blutzucker stabil halten. Sie lassen sich am Vortag zubereiten, wenn du morgens früh zur Arbeit musst und dein Frühstück mitnehmen willst, geben aber auch einen ausgezeichneten Nachmittagsimbiss ab. Die Muffins lassen sich gut einfrieren und sind schnell aufgetaut.

Ergibt 6 große Muffins

140 g Süßkartoffel, geschält und grob gehackt
125 g kernige Haferflocken
1 TL Backpulver
½ TL Natron
½ TL Salz
½ TL Lebkuchengewürz
¼ TL geriebene Muskatnuss
30 g gehackte Walnüsse
40 ml leichtes Olivenöl
2 EL Mandelbutter
50 g Kokosblütenzucker oder heller Muscovado-Zucker (Vollrohrzucker)
1 Ei, vorzugsweise von freilaufenden Hühnern
1 TL Vanilleextrakt
2 EL Pflanzendrink

Zum Servieren (nach Belieben)
Pflanzlicher Joghurt

Topping
2 EL gehackte Walnüsse
1 EL Haferflocken
1 EL Kokosblütenzucker oder heller Muscovado-Zucker (Vollrohrzucker)
2 TL leichtes Olivenöl

Die Süßkartoffelstücke in einem Topf mit kochendem Wasser etwa 15 Minuten kochen, bis sie gar sind. Abgießen, zerdrücken und zum Abkühlen beiseite stellen.

Inzwischen die Haferflocken in einem Standmixer 30 Sekunden zu feinem Mehl pürieren. In eine Rührschüssel geben und mit Backpulver, Natron, Salz Lebkuchengewürz, Muskat und Walnüssen vermischen.

Abgekühlte Süßkartoffel, Olivenöl, Mandelbutter, Kokosblütenzucker, Ei, Vanilleextrakt und Milch in eine zweite Rührschüssel geben und mit einem Schneebesen glatt rühren. Die trockenen Zutaten dazugeben und vorsichtig zu einem Teig verrühren.

Papierbackförmchen in sechs Vertiefungen einer Muffinform geben und den Teig darauf verteilen. Die Form für 20 Minuten in den Kühlschrank stellen.

Backofen auf 220 °C/200 °C Umluft vorheizen. Inzwischen die Zutaten für das Topping in einer kleinen Schüssel vermischen. Die Muffinform aus dem Kühlschrank nehmen und den Teig mit dem Topping bestreuen. 10 Minuten im Ofen backen, dann die Temperatur auf 180 °C/160 °C Umluft reduzieren und weitere 10 Minuten backen, bis die Muffins aufgegangen und goldbraun sind. Garprobe mit einem Stäbchen machen.

Die Muffinform aus dem Ofen nehmen. Die Muffins 5 Minuten in der Form ruhen und anschließend auf einem Kuchenrost abkühlen lassen. Die Muffins so, wie sie sind, oder mit einem Klecks Joghurt servieren.

Glutenfreie Haferflocken verwenden.

Die Mandelbutter durch Tahin (Sesampaste) oder Sonnenblumenbutter ersetzen. Die Walnüsse weglassen und eine Mischung aus Sonnenblumen- und Kürbiskernen verwenden.

Das Ei durch 2 EL gemahlene Leinsamen, mit 2 EL warmem Wasser vermischt, ersetzen. Vor Gebrauch 10 Minuten einweichen lassen.

milchfrei · glutenfrei · nussfrei · sesamfrei · eifrei · sojafrei · vegetarisch

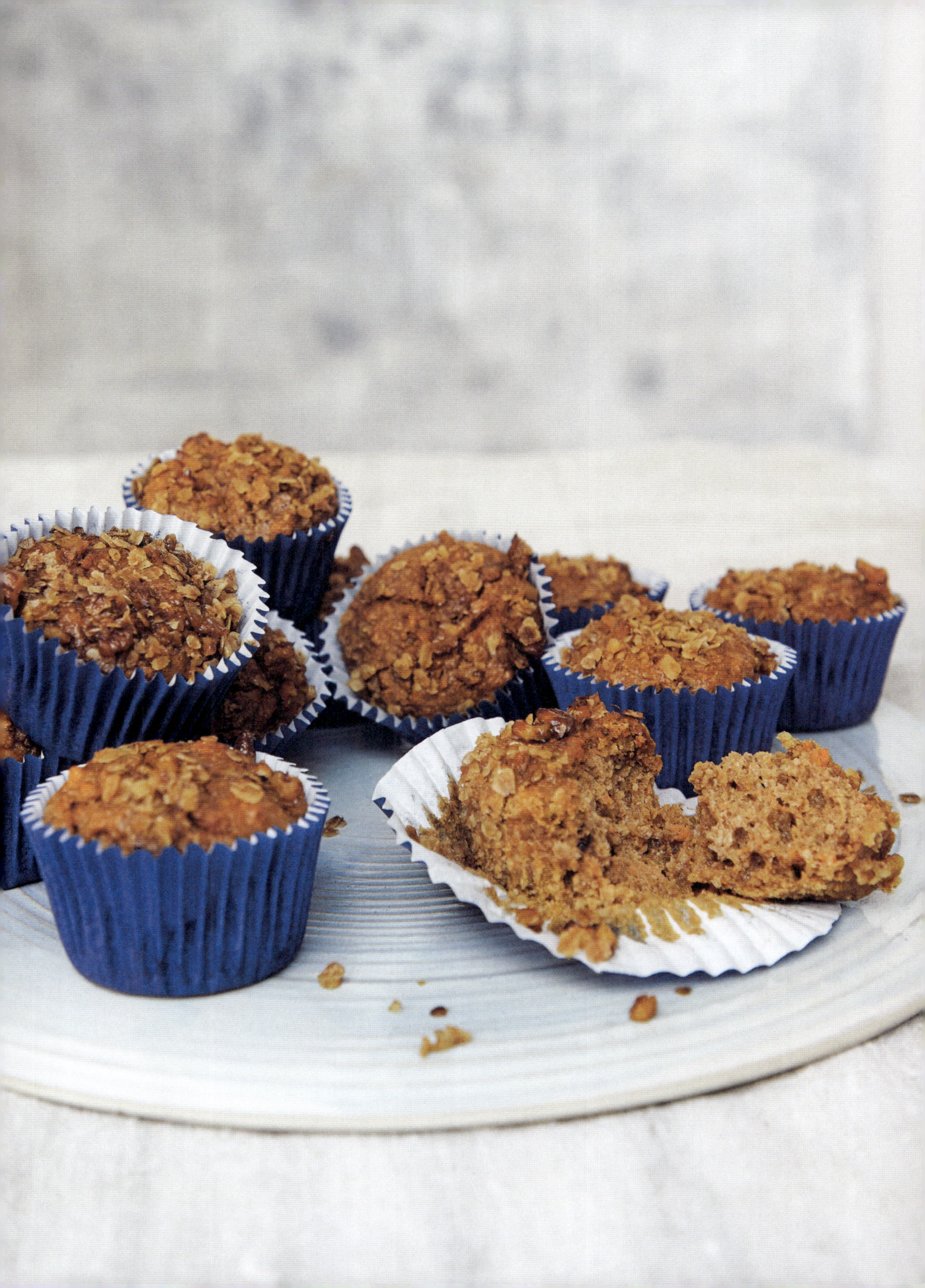

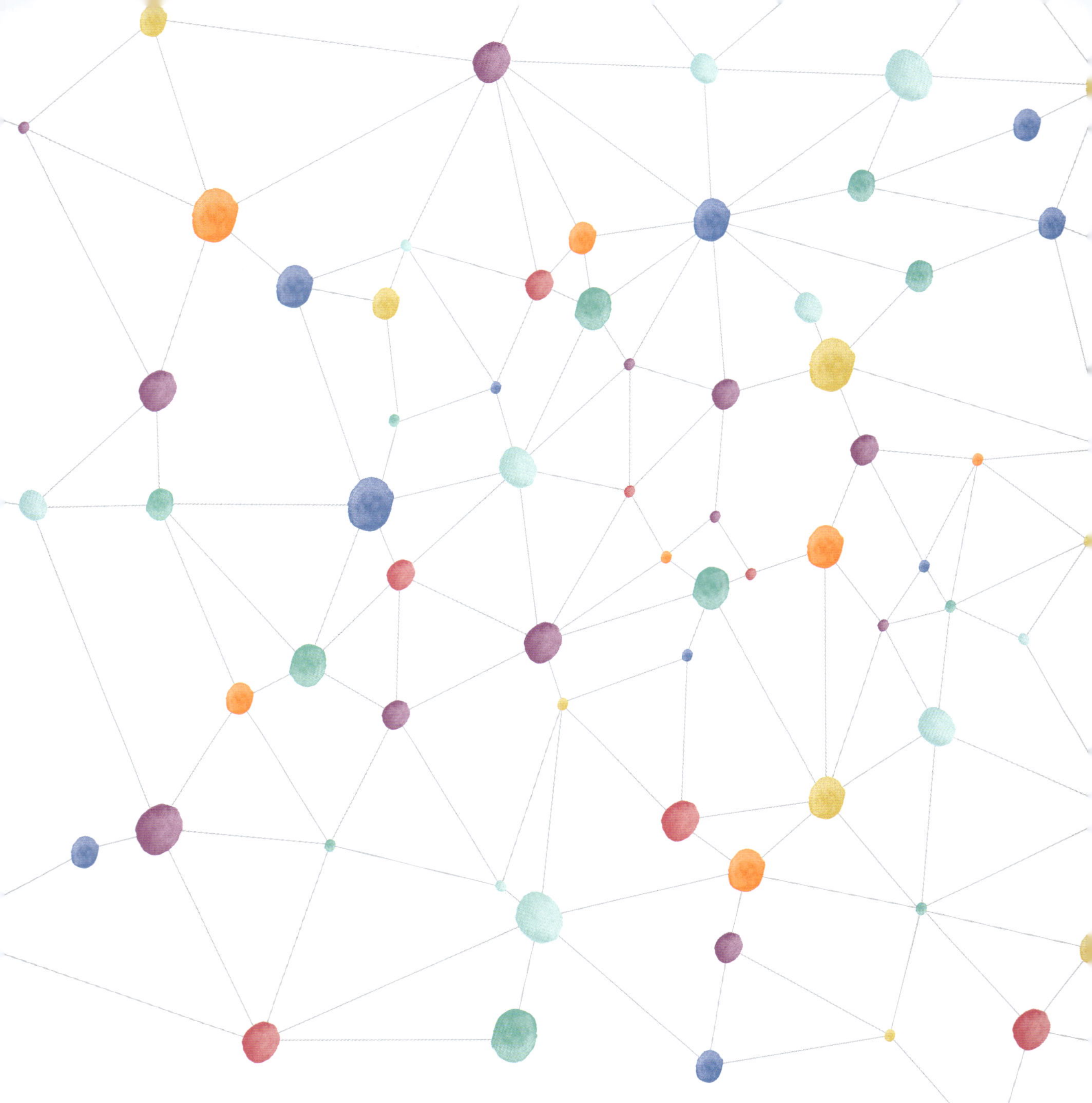

LEICHTE MITTAGESSEN

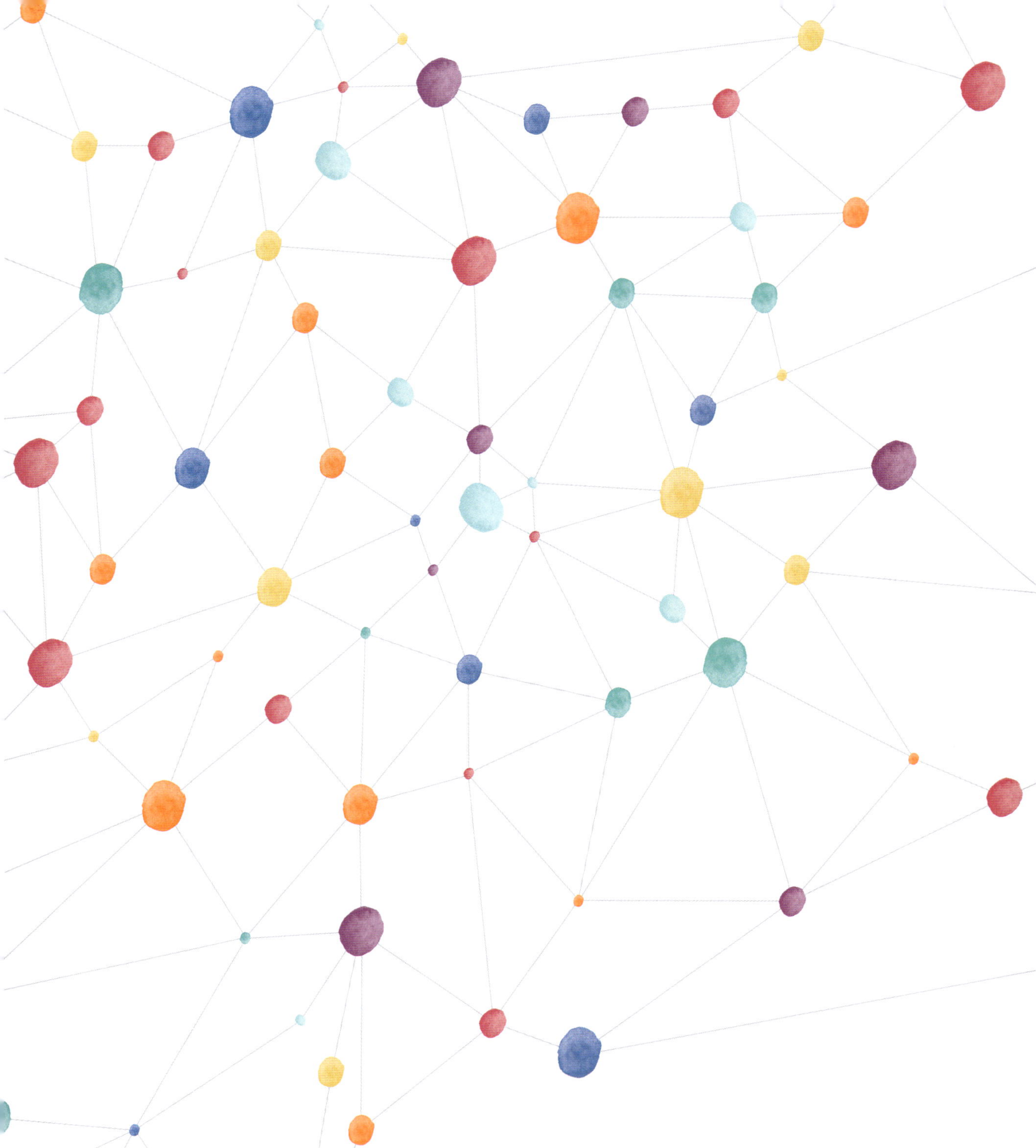

Ob Mittagessen zu Hause, in der Schule, auf der Arbeit oder unterwegs – oft muss es schnell und unkompliziert über die Bühne gehen. Hier einige Mittagsgerichte, die sich mühelos zubereiten lassen und genau das enthalten, was das Gehirn braucht. Du kannst viele der Rezepte in größeren Mengen und im Voraus zubereiten und kochen – und auch zum Abendessen servieren.

POKE BOWL MIT LACHS

Für 2 Personen

Bowl
150 g brauner Reis
1 EL Sesamöl
240 g Lachsfilet oder 2 Lachsfilets (à 120 g) – wenn möglich, Wildlachs oder Bio-Lachs
75 g ausgehülste Edamame (Sojabohnen), frisch oder tiefgekühlt
2–3 Stängel Brokkolini
1 kleine Karotte, gerieben
½ Avocado, entkernt, geschält und in Spalten geschnitten
¼ rote Paprika, in Streifen geschnitten
2 Radieschen, in dünne Scheiben geschnitten
½ Mango, gewürfelt
4 TL geröstete Sesamsamen

Sauce
60 ml Tamari-Sojasauce
35 ml Apfelsaft
1½ EL Honig oder Ahornsirup
½ EL Reisweinessig
½ EL Sesamöl
½ TL fein gehackter Ingwer (frisch oder tiefgekühlt)
½ TL gemahlene Pfeilwurzelstärke
½ TL Wasser

Eine Poke Bowl bietet die fantastische Möglichkeit, einen Obst- und Gemüse-Regenbogen in einer einzigen Mahlzeit zu essen. Diese Bowl kombiniert den leckeren Geschmack von Lachs, Reis und frisch-knackigem Gemüse mit einer würzigen Tamari-Sauce, die die verschiedenen Aromen perfekt vereint.

Ich habe braunen Reis verwendet, der mehr Thiamin (Vitamin B1) und Ballaststoffe enthält als weißer Reis. Du kannst aber auch roten Reis, Wildreis oder eine Kombination von beidem verwenden. Eine besondere Note erhält die Poke Bowl mit Garnelen statt Lachs. Wer keinen Fisch isst, kann marinierten gewürfelten festen Tofu oder Hähnchen verwenden.

Den Reis kalt abspülen und nach Packungsangabe zubereiten. Beiseitestellen.

Inzwischen für die Sauce Tamari-Sojasauce, Apfelsaft, Honig, Essig und Sesamöl in einem kleinen Topf vermischen und leicht erwärmen. Den Ingwer unterrühren. Die Pfeilwurzelstärke mit ½ TL Wasser verrühren und zur Sauce geben. Unter ständigem Rühren zum Köcheln bringen, bis die Sauce dick und glänzend ist. In einen kleinen Krug füllen, beiseitestellen und etwas abkühlen lassen.

Eine Pfanne erhitzen und das Sesamöl, einen Schuss Wasser und die Lachsfilets dazugeben. Die Filets mit etwas Sauce bepinseln. Zugedeckt 8–12 Minuten köcheln lassen, bis der Lachs gar und opak ist. Während der Lachs köchelt, Edamame und Brokkolini einige Minuten dämpfen, bis beides gar ist, und beiseitestellen.

Reis auf zwei Schalen (oder Proviantdosen für eine Mahlzeit unterwegs) verteilen und gekochtes und frisches Gemüse sowie Mango daraufgeben. Lachs zerpflücken und daraufgeben, restliche Sauce darüberträufeln und mit Sesamsamen bestreuen. Sofort servieren oder, wenn du das Gericht im Voraus fürs Mittagessen vorbereitest, abkühlen lassen und im Kühlschrank aufbewahren. Eine Poke Bowl schmeckt super, wenn man sie am Tag der Zubereitung heiß oder kalt isst.

Das Sesamöl durch leichtes Oliven- oder Avocadoöl ersetzen und die Sesamsamen weglassen.

milchfrei glutenfrei nussfrei sesamfrei eifrei

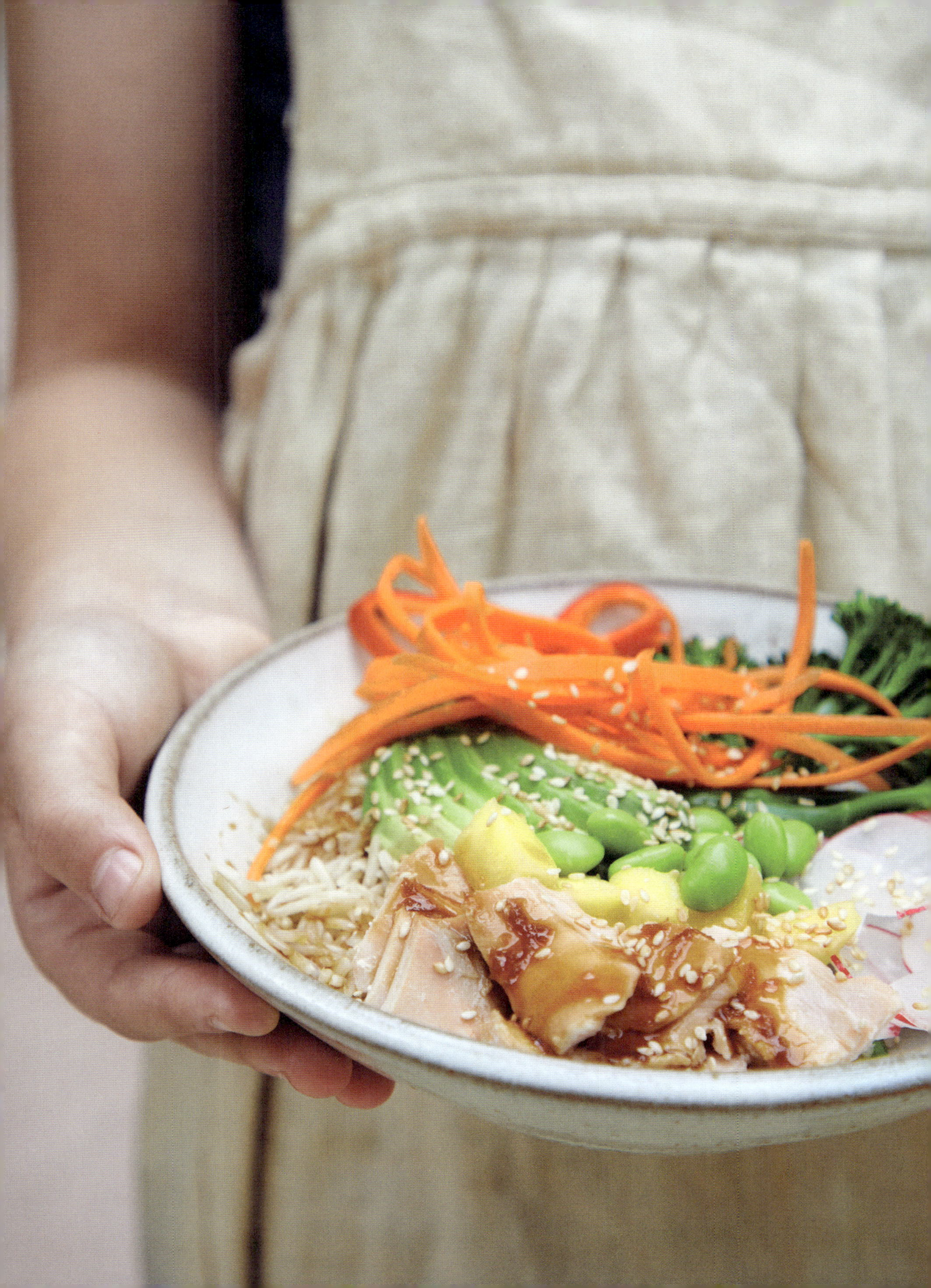

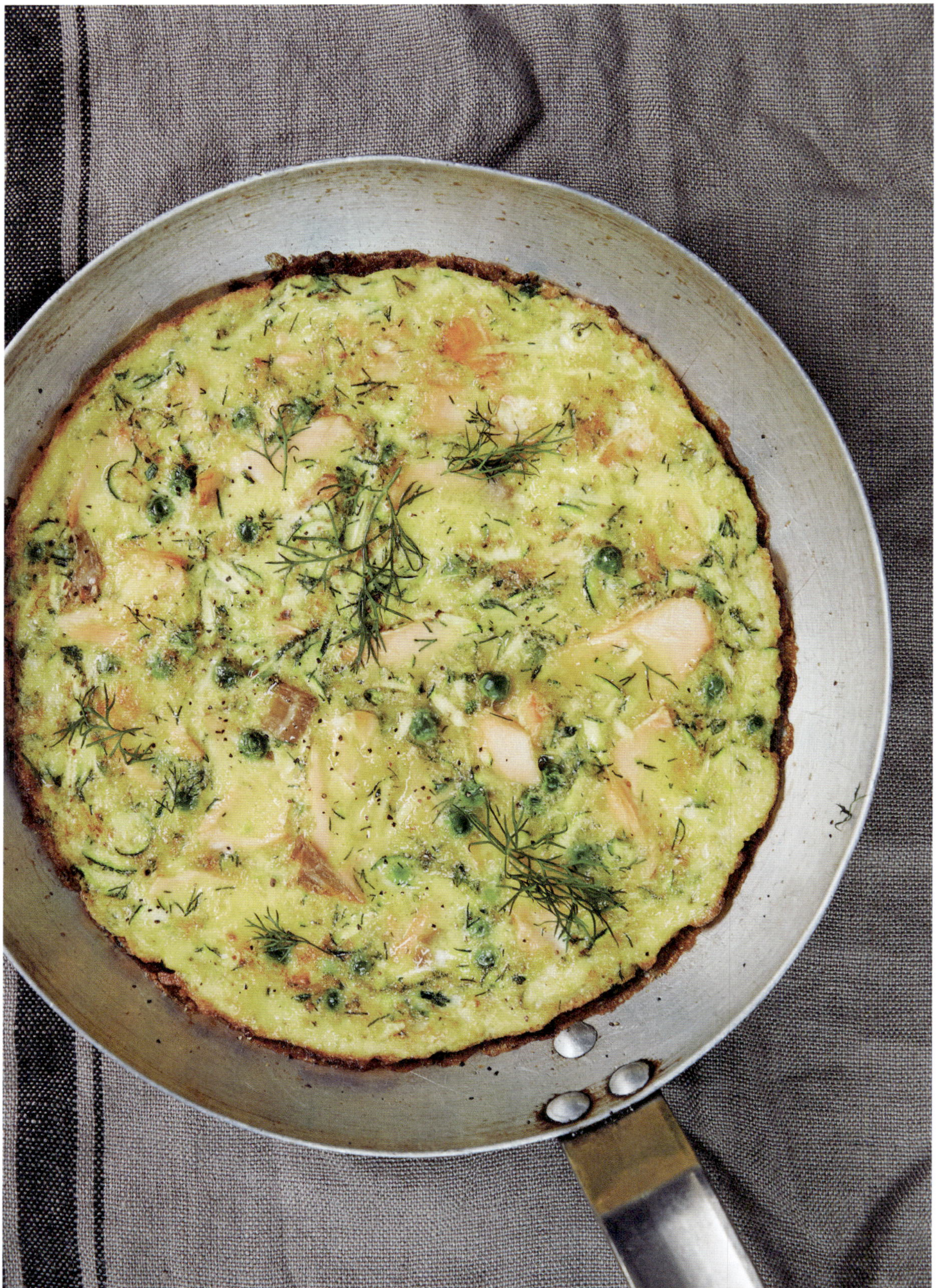

LACHS-ERBSEN-FRITTATA

Für 2 Personen

½ Zucchini, gerieben
4 Eier, vorzugsweise von freilaufenden Hühnern, verquirlt
1 gekochtes Lachssteak (Haut entfernt), mit einer Gabel zerpflückt
1 Handvoll Erbsen, frisch oder tiefgekühlt
2 TL frischer oder 1 TL getrockneter Dill
1 EL Olivenöl zum Braten
Salz und schwarzer Pfeffer

Lachs, Erbsen und Eier sind eine meiner Lieblingskombinationen, und mit dieser Frittata nehme ich reichlich Omega-3, Cholin und Folsäure zu mir, Nährstoffe, die mir mentale Stärke verleihen. Frittata kannst du mühelos zum Mittagessen oder als leichtes Abendessen zubereiten; und du kannst sie sogar zum Frühstück genießen, wenn du frühmorgens gern Pikantes isst. Frischen oder tiefgekühlten Lachs verwenden – nur darauf achten, dass er gar ist, bevor du die Eiermasse dazugibst. Wer es eilig hat, verwendet Dosenlachs.

Mit Küchenpapier überschüssige Flüssigkeit aus den Zucchini ausdrücken.

Alle Zutaten bis auf das Olivenöl in einer Schüssel miteinander vermischen und mit Salz und Pfeffer würzen.

Den Ofengrill auf höchster Stufe vorheizen.

Das Öl in einer kleinen feuerfesten Pfanne erhitzen. Die Mischung in die Pfanne geben und auf mittlerer Hitze 3–4 Minuten köcheln lassen, bis die Eiermasse auf der Unterseite gestockt ist. Die Pfanne unter den Grill schieben und die Oberseite der Frittata bräunen; die Frittata wird dabei luftig, leicht und locker.

Sofort servieren. Wenn du die Frittata vor dem Servieren leicht abkühlen lässt, fällt sie etwas zusammen.

Wenn du die Frittata im Voraus zubereitest, kannst du sie bis zu 48 Stunden im Kühlschrank aufbewahren. Auch kalt schmeckt sie vorzüglich.

Um die Eier zu ersetzen, einfach 50 g Kichererbsenmehl und 160 ml Wasser vermischen, bevor du die übrigen Zutaten dazugibst. In diesem Fall als Omelett zubereiten und in der Pfanne wenden, nicht unter den Grill schieben.

milchfrei | glutenfrei | nussfrei | sesamfrei | eifrei | sojafrei

SAUERTEIGTOAST MIT ZERDRÜCKTEN KICHERERBSEN UND AVOCADO

Knusprig und knackig: ein Rezept mit einer herrlichen Kombination aus Kichererbsen, Avocado und Dillgurken für ein gesundes Darmmikrobiom. Ausgezeichnet als kleines Mittagessen, aber auch als schmackhaftes Frühstück.

Wenn du kein Brot isst, die Kichererbsen als Füllung für eine Backkartoffel oder als Zutat für eine große Schüssel Salat mit grünem Salat, Karotten, Kirschtomaten und Alfalfasprossen oder Mungobohnenkeimlingen verwenden und mit oder ohne Spiegelei servieren.

Für 2 Personen

1 Dose Kichererbsen (à 400 g), abgetropft
⅛ TL gemahlene Kurkuma
60 g Dillgurken, in Scheiben geschnitten
2 EL Mayonnaise (ohne Ei)
1 TL Vollkornsenf
2 Scheiben Sauerteigbrot
½ Avocado, entkernt, geschält und in Spalten geschnitten
1 Spritzer Limettensaft
Chilisauce (nach Belieben)
Salz und schwarzer Pfeffer

Die Kichererbsen mit Kurkuma und etwas Salz und Pfeffer vermischen und mit einer Gabel zerdrücken.

Die Dillgurken mit Mayonnaise und Vollkornsenf vermischen und die vorbereiteten Kichererbsen unterrühren.

Das Sauerteigbrot rösten und jede Seite mit der Mischung bestreichen. Avocado daraufgeben und mit einem Spritzer Limettensaft beträufeln. Wenn du es scharf magst, das Ganze mit etwas Chilisauce aufpeppen.

Die zerdrückten Kichererbsen halten sich 2–3 Tage im Kühlschrank; die Avocado nach dem Aufschneiden aber rasch essen.

Milchfreie Mayonnaise verwenden.

Glutenfreies Sauerteigbrot guter Qualität verwenden.

milchfrei glutenfrei nussfrei sesamfrei eifrei sojafrei vegetarisch

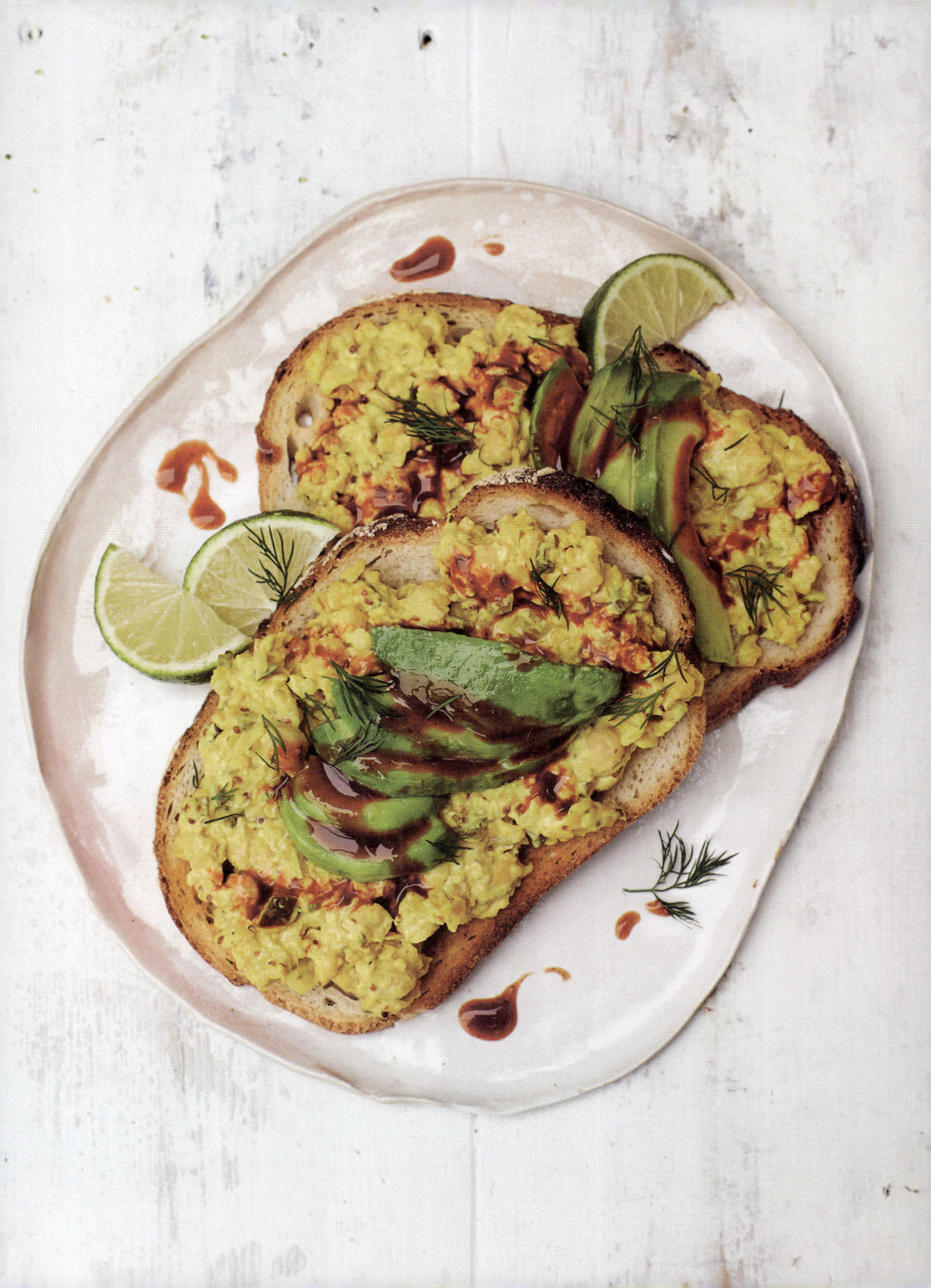

QUINOA-GRANAT-APFEL-TABOULÉ

Für 4 Personen

¼ Salatgurke, geschält und fein gewürfelt
8 Kirsch- oder Minieiertomaten, fein gewürfelt
200 g Quinoa
3 EL Olivenöl
3 TL Baharat (arabische Gewürzmischung)
3 EL frische Petersilie, fein gehackt
1 EL frische Minze, fein gehackt
2 Bio-Zitronen (Zeste von 1 Zitrone; Saft von 2 Zitronen)
1 kleine Karotte, geschält und fein gewürfelt
½ rote Paprika, entkernt und fein gewürfelt
100 g Granatapfelkerne
Meersalzflocken

Dieses proteinreiche Taboulé als schmackhaftes Mittagessen servieren oder als Beilage zu Fleisch, Hähnchen, Fisch oder Tofu reichen. Im Gegensatz zu Reis oder Weizen enthält Quinoa alle acht essenziellen Aminosäuren, die in Eiweiß vorkommen. Als Basis für den frischen, süßen Salat mit polyphenolhaltigen Zutaten unterstützt die Quinoa ein gesundes Darmmikrobiom und Immunsystem – Wohlfühlen ist garantiert!

Gurken und Tomaten in eine kleine Schüssel geben, mit einer Prise Salz bestreuen und beiseitestellen, damit das Salz die überschüssige Flüssigkeit herausziehen kann.

Inzwischen die Quinoa nach Packungsangabe zubereiten. Wenn das Wasser aufgesogen und die Quinoa weich ist, 1 EL Olivenöl, Baharat und eine Prise Salz unterrühren. Beiseitestellen und etwas abkühlen lassen.

Petersilie, Minze, Zitronenzeste und -saft und restliches Olivenöl in eine Küchenmaschine geben und 10- bis 12-mal auf die Pulstaste drücken, bis Kräuter und Zeste fein gehackt, aber nicht zu einer Sauce verarbeitet sind.

Die Flüssigkeit von den Gurken und Tomaten abgießen.

Alle Zutaten bis auf die Granatapfelkerne in eine große Schüssel geben und gut miteinander verrühren. Vor dem Servieren mit Granatapfelkernen bestreuen.

Ohne die Granatapfelkerne hält sich das Taboulé 2–3 Tage im Kühlschrank; vor dem Servieren jeweils mit frischen Kernen bestreuen.

milchfrei glutenfrei nussfrei sesamfrei eifrei sojafrei vegetarisch

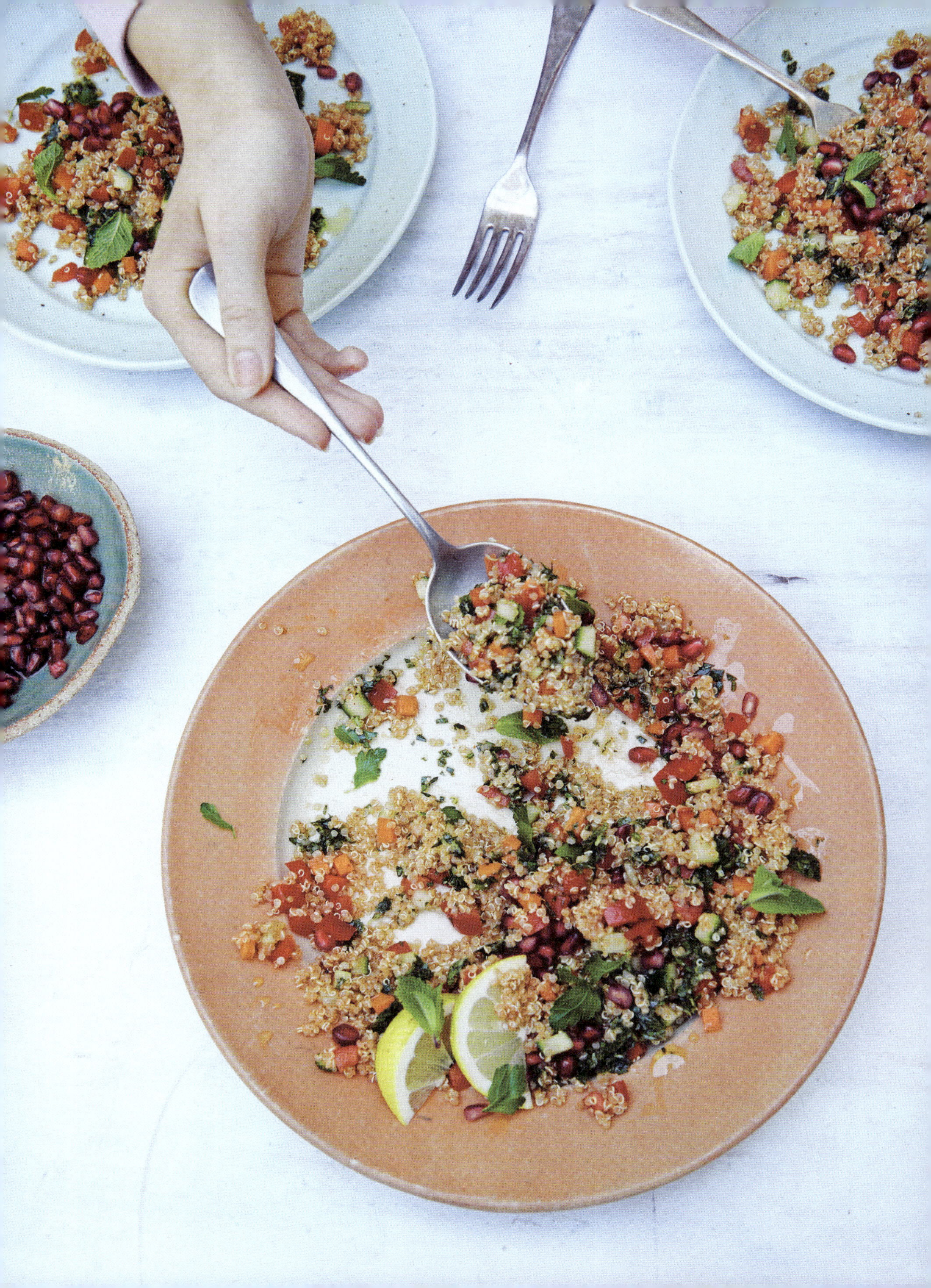

HÄHNCHEN-GYROS MIT TZATZIKI

Für 2 Personen

1 TL gemahlener Koriander
1 TL gemahlener Kreuzkümmel
1 TL Paprikapulver edelsüß
1 TL frischer oder ½ TL getrockneter Oregano
2 Hähnchenschenkel ohne Haut und Knochen
1 EL Olivenöl
2 Vollkornpita oder Vollkornwraps
2 Minitomaten, gewürfelt

Tzatziki
1 TL Olivenöl
2 EL griechischer Joghurt (10% Fett) (oder Kefir)
1 TL gehackte frische oder ½ TL getrocknete Minze
1 daumengroßes Stück Salatgurke, geschält und fein gehackt
¼ Knoblauchzehe, fein gehackt oder zerdrückt (nach Belieben)
1 Spritzer Zitronensaft
Salz und schwarzer Pfeffer

Gyros ist die griechische Bezeichnung für am Drehspieß gebratenes Fleisch – hier Hähnchen –, das mit Tzatziki und Tomaten in Pita gefüllt wird. Dieses Gericht eignet sich als schnelles Mittagessen im Mittelmeer-Stil. Es enthält viel Eiweiß, damit das Gehirn den Nachmittag hindurch topfit bleibt – am besten Vollkornpita wählen, die mehr Ballaststoffe und Protein hat. Der griechische Joghurt stärkt das Darmmikrobiom und dadurch auch die Neurotransmitter des Gehirns.

Zuerst das Tzatziki zubereiten. Die Zutaten dafür miteinander vermischen und mit Salz und Pfeffer abschmecken. Beiseitestellen.

Gemahlene Gewürze, Oregano und etwas Salz und Pfeffer vermischen. Die Hähnchenschenkel damit bestreuen.

Die Hähnchenschenkel zwischen zwei Lagen Backpapier legen und mit einem Nudelholz mehrmals flach klopfen.

Das Olivenöl auf hoher Hitze in einer Pfanne erhitzen und das Fleisch darin 8–12 Minuten kurz braten, bis es gar und auf beiden Seiten gut gebräunt ist it. Das Fleisch etwas abkühlen lassen und dann mit einem scharfen Messer in Streifen schneiden.

Vollkornpitas im Toaster kurz rösten und auf einer Seite aufschneiden. Mit Hähnchen, Tomaten und Tzatziki füllen. Sofort servieren.

Glutenfreie Vollkornwraps mit Samenkernen verwenden.

glutenfrei nussfrei sesamfrei eifrei sojafrei

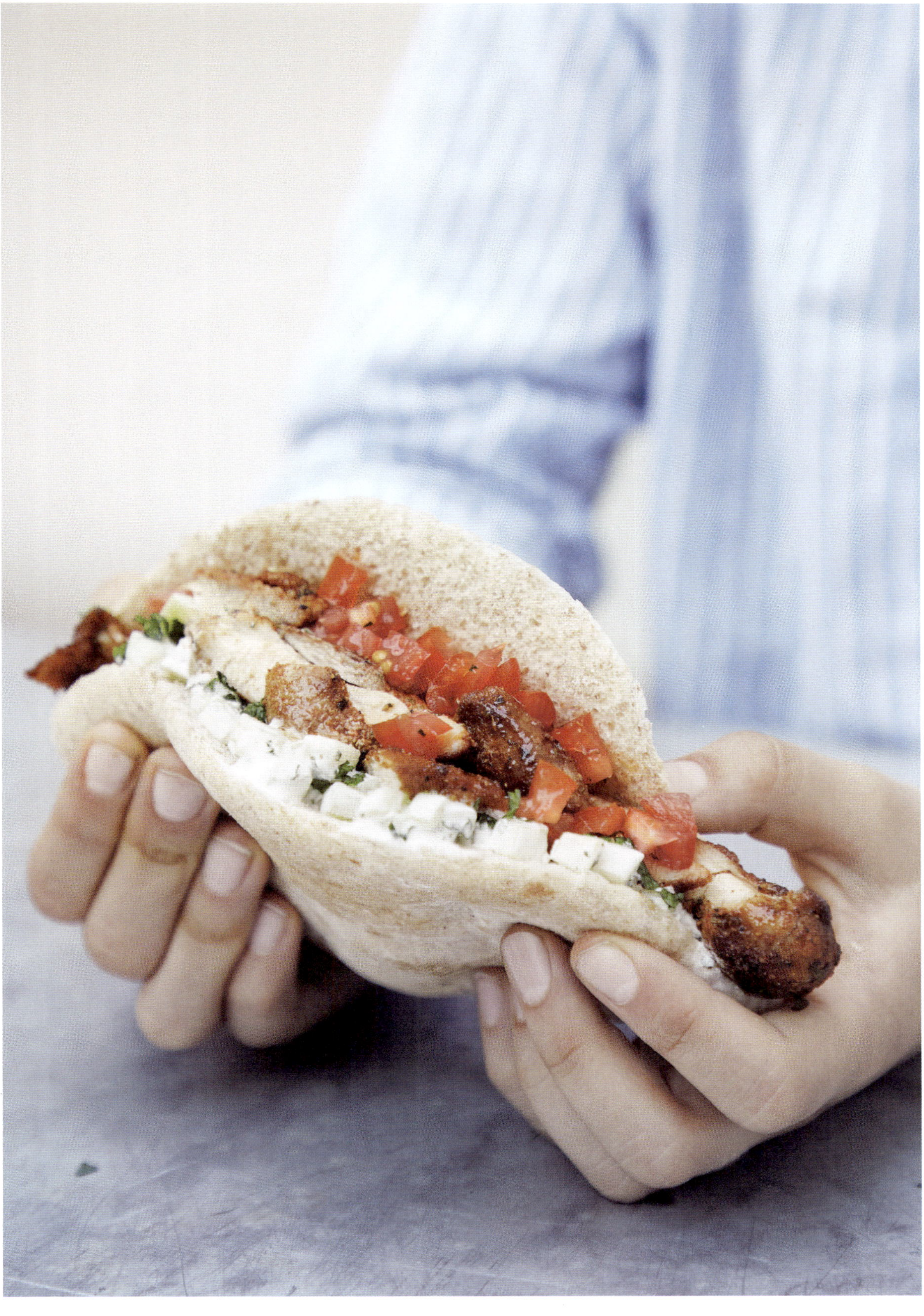

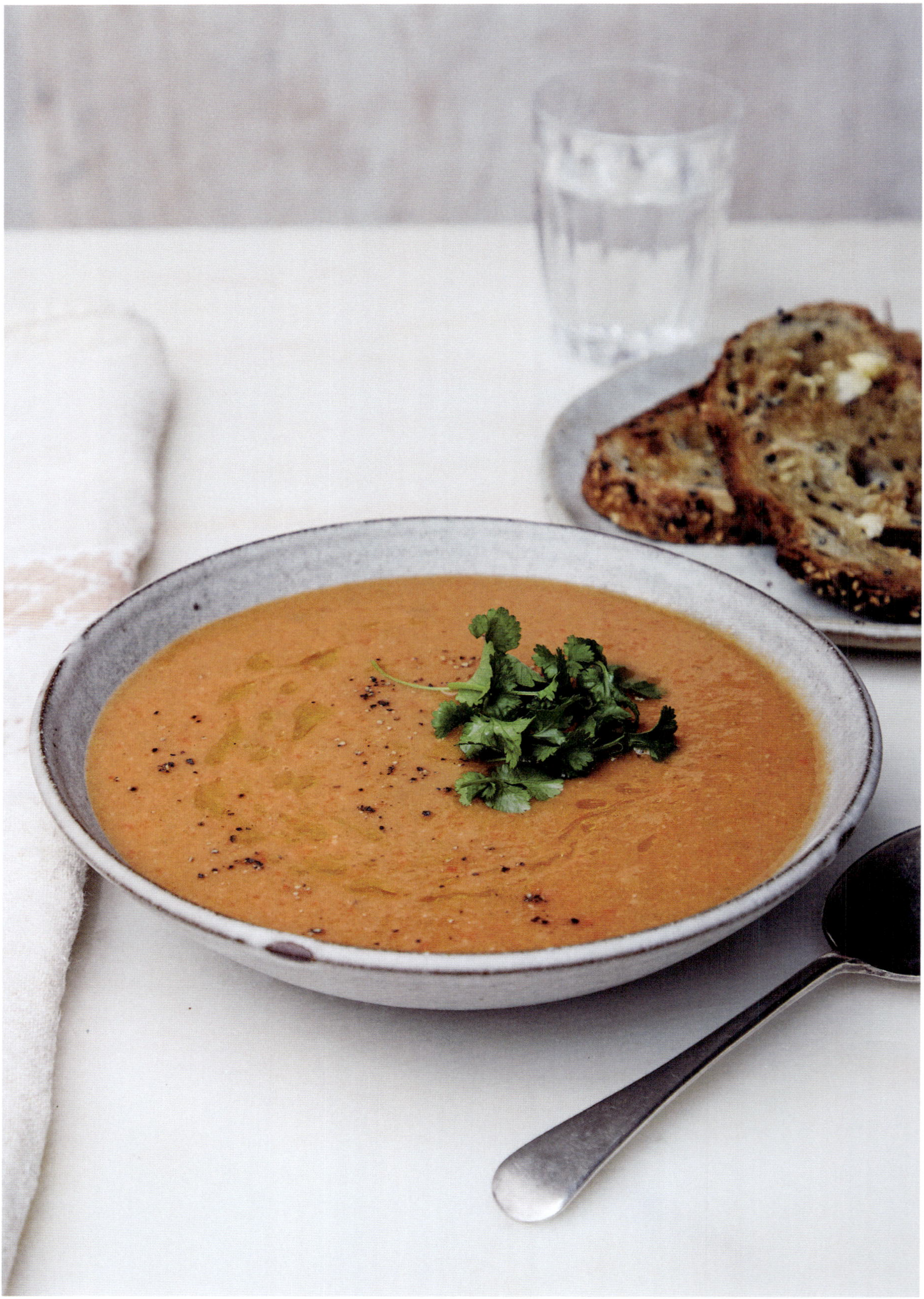

SÜSSKARTOFFEL-KARDAMOM-SUPPE

Diese sättigende, magenfreundliche Suppe enthält reichlich Gemüse und Bohnen und schmeckt hervorragend an kühlen Herbst- und Wintertagen. Perfekt zum Vorkochen in größeren Mengen und Einfrieren geeignet! Ich verwende Hühner- oder Knochenbrühe, die für die Verdauung und das Immunsystem von Nutzen sind und die Knochen stärken; du kannst auch ohne weiteres Gemüsebrühe nehmen und so ein Gericht auf reiner Pflanzenbasis kreieren. Falls gewünscht, mit knusprigem Sauerteigbrot oder Haferkeksen mit oder ohne Samen servieren.

Für 2–4 Personen

2 EL Olivenöl
1 Stück Butter
1 rote Zwiebel, fein gewürfelt
1 Süßkartoffel, geschält und gewürfelt
3 Karotten, geschält und gewürfelt
1 rote Paprika, entkernt und gewürfelt
1 Dose weiße Bohnen (à 400 g), z. B. Cannellini-Bohnen, abgetropft
4 Kardamomschoten, leicht zerdrückt
2 TL gemahlener Kreuzkümmel
2 TL gemahlener Koriander
1 l Hühner- oder Knochenbrühe
Salz und schwarzer Pfeffer

Zum Garnieren (nach Belieben)
frische Korianderblätter

Olivenöl und Butter und in einem großen Topf erhitzen. Die Zwiebel darin auf mittlerer Hitze 3–5 Minuten glasig dünsten.

Süßkartoffel, Karotten, Paprika und weiße Bohnen dazugeben. Kardamom, Kreuzkümmel und Koriander sowie die Hühnerbrühe dazugeben. Zum Kochen bringen und 15 Minuten sanft köcheln lassen, bis das Gemüse weich ist.

Mit einem Teelöffel vorsichtig die Hülsen der Kardamomschoten aus der Suppe entfernen (die Samen haben sich mit der Suppe vermischt). Die Suppe mit einem Stabmixer glatt pürieren und mit Salz und Pfeffer würzen. Mit Koriander garniert servieren.

Die Suppe hält sich 3 Tage im Kühlschrank oder bis zu 3 Monaten in der Tiefkühltruhe.

Die Butter durch Olivenöl oder einen Aufstrich auf Pflanzenbasis ersetzen.

Gemüsebrühe statt Hühner- oder Knochenbrühe verwenden.

milchfrei · glutenfrei · nussfrei · sesamfrei · eifrei · sojafrei · vegetarisch

GNOCCHI MIT BROKKOLI UND SARDELLENSAUCE

Für 2 Personen

1 Packung einfache Gnocchi (à 350 g)
1 EL Olivenöl
½ TL Salz
½ TL Knoblauchpulver oder -granulat
10 Brokkoliröschen

Sardellensauce
1 EL frischer oder ½ EL getrockneter Rosmarin
6 Sardellen
2 EL natives Olivenöl extra
Saft von 1 Zitrone

Gnocchi mit Knusper! Ich serviere sie mit gedämpften oder leicht blanchierten Brokkoliröschen und einer wunderbaren polyphenolhaltigen Sauce, die durch Rosmarin, Zitronensaft und Sardellen ein köstliches umami Aroma erhält und reich an Omega-3 und Kalzium ist.

Die Gnocchi für 2 Minuten in einem Topf mit kochendem Wasser geben und anschließend abgießen. In eine Schüssel geben und mit Olivenöl, Salz und Knoblauchpulver gut vermischen. Die Gnocchi in einer großen Pfanne 11 Minuten braten; die Pfanne dabei 3- bis 4-mal schütteln, bis die Gnocchi rundum gebräunt sind.

Inzwischen die Brokkoliröschen bissfest dämpfen.

Für die Sardellensauce den Rosmarin in einer Küchenmaschine zerkleinern und die Sardellen dazugeben. Bei laufendem Motor langsam das Olivenöl und zuletzt den Zitronensaft dazugeben und zu einer dicken Sauce mischen.

Brokkoli und Gnocchi miteinander vermischen. Die Sardellensauce darübergießen oder getrennt als Dip-Sauce dazu servieren.

Wenn du das Gericht nicht sofort servierst, Brokkoli und Gnocchi getrennt sowie die Sardellensauce 24 Stunden im Kühlschrank aufbewahren. Erst vor dem Servieren die Sauce darübergeben.

Glutenfreie Gnocchi wählen.

milchfrei glutenfrei nussfrei sesamfrei eifrei sojafrei

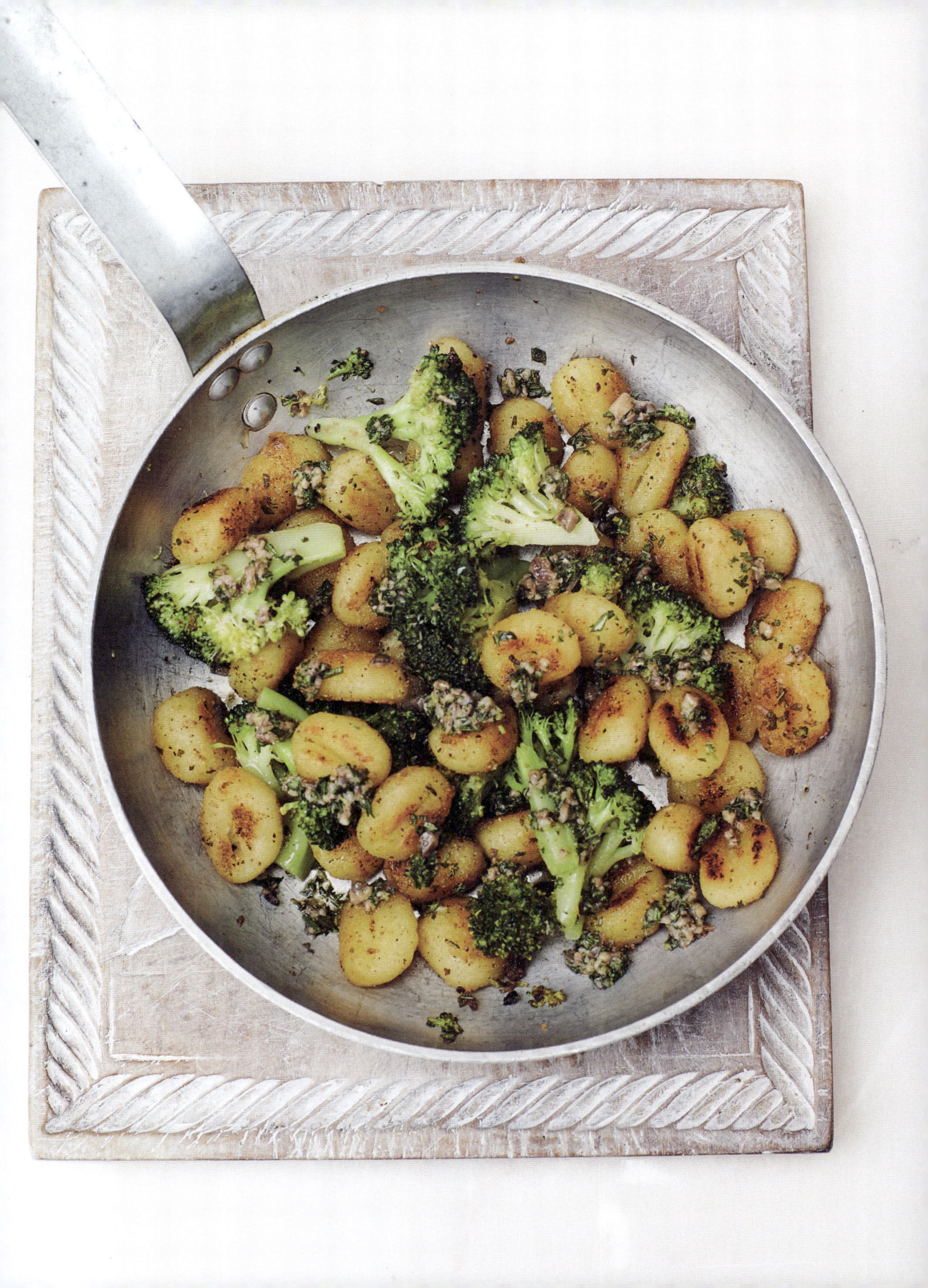

WRAPS MIT STREMELLACHS UND FRISCHKÄSE

Ergibt 2 Wraps

1 Stremellachsfilet
2 EL Frischkäse
1 TL Kapern, abgespült und abgetropft
1 TL frischer oder ½ TL getrockneter Dill
1 Spritzer Zitronensaft
schwarzer Pfeffer
2 Wraps
4 kleine Romanasalatblätter

Stremellachs mit Kapern, Dill und Frischkäse – eine unwiderstehliche Kombination! Die Wraps sind ein schnell zubereitetes Mittagessen mit Omega-3 und Cholin, das dafür sorgt, dass das Gehirn den ganzen Nachmittag lang voll einsatzfähig ist.

Das Stremellachsfilet mit einer Gabel in kleine Stücke zerpflücken. Frischkäse, Kapern, Dill, Zitronensaft und Pfeffer nach Geschmack dazugeben und vermischen.

Jeden Wrap gut mit Lachsmischung bestreichen und 2 Salatblätter daraufgeben.

Die Wraps vorsichtig zusammenfalten und halbieren.

Die Lachsmischung hält sich 1 Woche im Kühlschrank.

Cashew- oder Mandelweichkäse verwenden.

Glutenfreie Vollkornwraps mit Samen verwenden.

milchfrei glutenfrei nussfrei sesamfrei eifrei sojafrei

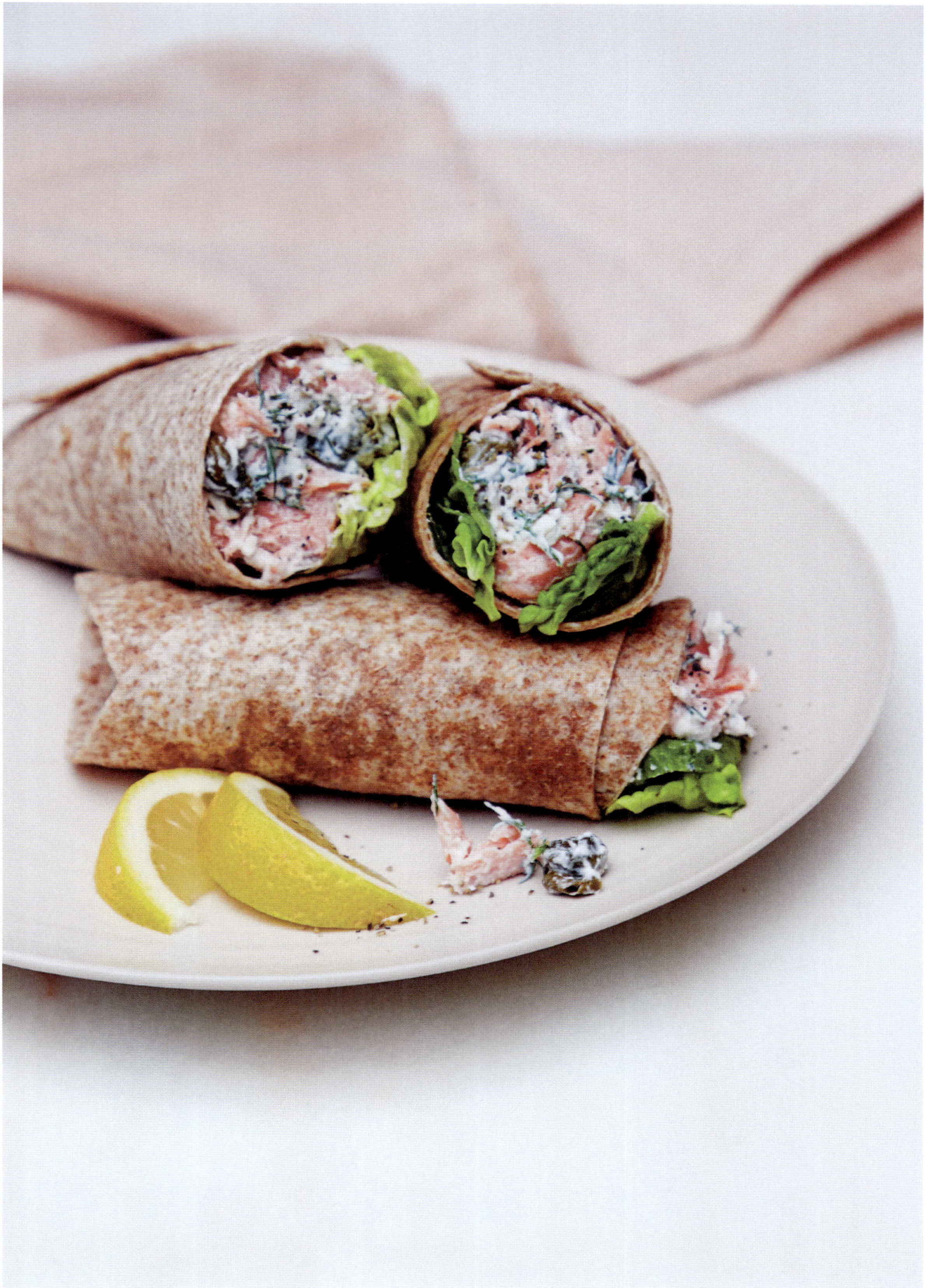

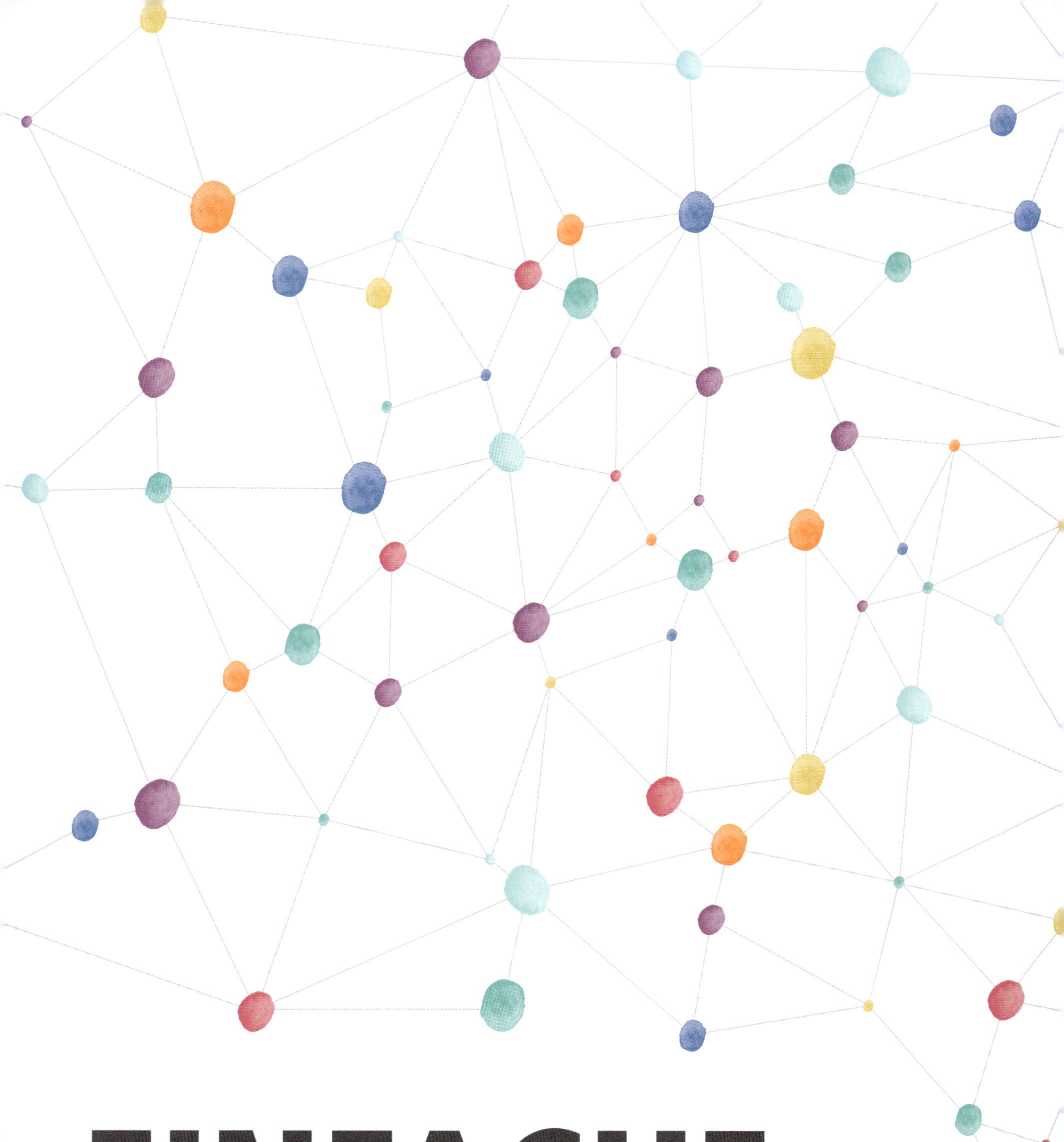

EINFACHE ABENDESSEN

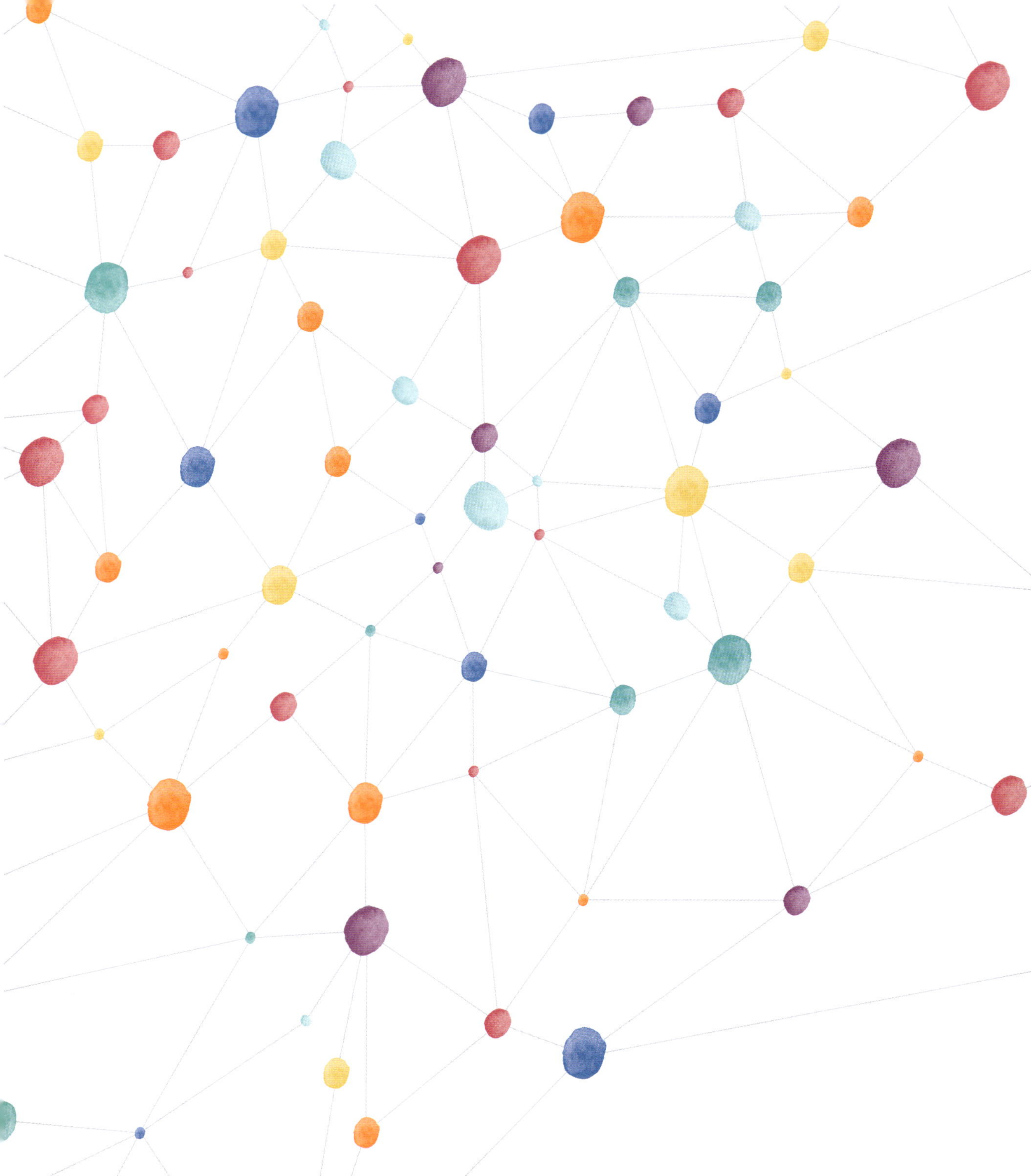

Meine Rezepte zum Abendessen sind »Brainfood«-Variationen beliebter Gerichte, die du allein, mit deiner Familie oder mit Freunden genießen kannst, unter der Woche oder am Wochenende, wenn man oft etwas mehr Zeit und Lust zum Kochen hat.

NATUREDOC CHICKEN NUGGETS

Für 4 Personen

4 Hähnchenschenkel ohne Haut und Knochen, vorzugsweise Bio oder aus Freilandhaltung
40 g rote Linsen
½ TL Paprikapulver
40 g gemahlene Mandeln
½ TL getrockneter Oregano
2 Eier, vorzugsweise von freilaufenden Hühnern
2 EL Olivenöl
Salz und schwarzer Pfeffer

Hähnchen-Nuggets auf NatureDoc-Art – innen weich und saftig, außen kross und knusprig! Sie geben wählerischen Essern die Möglichkeit, etwas Vertrautes zu probieren, das aber besser ist als die fertig gekauften, hochverarbeiteten Chicken Nuggets.

Ich verwende Hähnchenschenkel, da sie mehr Eisen enthalten und nicht so trocken sind wie Hähnchenbrust. Rote Linsen sind ebenfalls reich an Eisen, und Mandeln sind eine gute Kalziumquelle. Mit Erbsen und selbst gemachten Süßkartoffel-Pommes servieren.

Die Hähnchenschenkel in mundgerechte Stücke schneiden – ich verwende dafür eine Küchenschere.

Linsen, Paprikapulver und etwas Salz und Pfeffer in eine Küchenmaschine mit feiner Reibscheibe geben und 1 Minute zu Pulver zermahlen.

Auf einem Teller die Mandeln mit dem Oregano vermischen. Die Eier in eine breite flache Schüssel aufschlagen und mit einer Gabel gut verquirlen. Das Linsenpulver auf einen Teller geben.

Jedes Fleischstück zuerst in den Mandeln wenden, dann in die Eier tauchen und zuletzt im Linsenpulver wenden; darauf achten, dass das Fleisch jeweils gut und gleichmäßig paniert ist. Das Olivenöl in einer großen Pfanne erhitzen. Einige Fleischstück in die Pfanne geben und auf mittlerer Hitze braten; dabei alle 2 Minuten umdrehen, bis sie gar und rundum knusprig sind. Ein Nugget durchschneiden und testen, dass das Fleisch in der Mitte nicht mehr rosa ist.

Die restlichen Fleischstücke portionsweise auf dieselbe Weise braten.

Die Chicken Nuggets halten sich 3 Tage im Kühlschrank oder 3 Monate in der Tiefkühltruhe. Nuggets wie folgt braten: Auf einem großen Backblech verteilen und im vorgeheizten Ofen 15–20 Minuten (aus dem Kühlschrank) oder 25–30 Minuten (tiefgekühlt) bei 200 °C/180 °C Umluft braten.

Die Mandeln durch Kichererbsen-, Tapioka- oder Reismehl ersetzen.

milchfrei · glutenfrei · nussfrei · sesamfrei · sojafrei

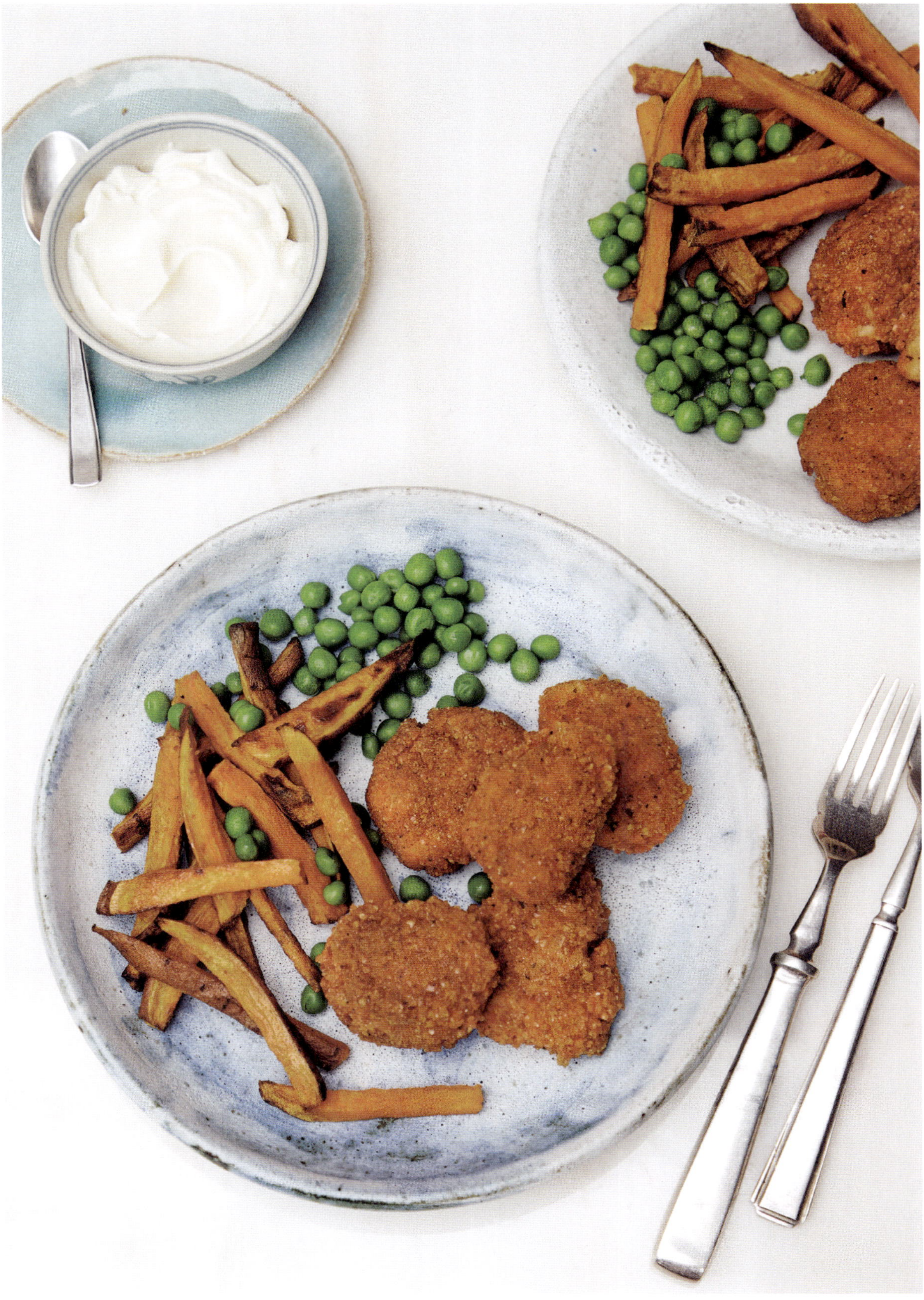

BUTTERNUSS-KÜRBIS-SALBEI-LASAGNE

Der italienische Klassiker in gehirnfreundlicher Version! Aromatischer Salbei ist gut für Stimmung und Gedächtnis, Hähnchenleber enthält viel Eisen und Vitamin B12, und zinkreiche Kürbiskerne eignen sich hervorragend als Topping. Mit traditionellen Lasagneblätter zubereiten oder Zucchinistreifen verwenden, die beim Vermeiden von Blutzuckerspitzen helfen.

Lasagne ist ideal, wenn man eine Menge Leute verköstigen muss. Du kannst die geschichtete Lasagne vor dem Backen aber auch in Einzelportionen teilen und einfrieren.

Für 4–6 Personen

Fleischsauce
2 EL Olivenöl
1 Zwiebel, fein gewürfelt
1 Knoblauchzehe, zerdrückt
400 g Wurstbrät oder Schweinehack
60–100 g Hähnchenleber, geputzt und grob gehackt
1 rote Paprika, entkernt und fein gewürfelt
2 TL Fenchelsamen
2 TL frische oder 1 TL getrocknete Thymianblätter
2 TL Paprikapulver geräuchert
4 EL Tomatenpüree
125 ml Hühner- oder Knochenbrühe

Kürbisschicht
1 Butternusskürbis, Kerne entfernt, geschält und in Stücke geschnitten
2 EL Olivenöl
2 TL gemahlene Muskatnuss
1 kleine Handvoll Salbeiblätter, grob gehackt
1 EL Butter
150 g Ricotta oder Ziegenkäse
Salz und schwarzer Pfeffer

Cremige Schicht
100 g Ricotta, Ziegenkäse oder Mandelweichkäse
½ TL gemahlene Muskatnuss
1 Handvoll Cavolo nero oder Grünkohl, grob gehackt

6 ofenfertige Lasagneblätter oder 2 Zucchini, längs in feine Scheiben geschnitten oder in dünne Streifen spiralisiert
2 EL geriebener Parmesan oder Pecorino
2 EL Kürbiskerne
1 EL gehackte Salbeiblätter, plus 5–6 ganze Blätter

Zuerst die Fleischsauce zubereiten. Das Olivenöl in einer großen Pfanne erhitzen und die Zwiebel darin 3–5 Minuten glasig dünsten. Den Knoblauch dazugeben und 1 Minute dünsten. Wurstbrät und Hähnchenleber in die Pfanne geben und unter Rühren gut anbraten.

Paprika, Fenchel, Thymian, Paprikapulver und Tomatenpüree dazugeben und die Brühe angießen. Mindestens 45 Minuten leicht köcheln lassen; dabei gelegentlich umrühren.

Die Kürbisschicht zubereiten. Den Kürbis leicht in Öl wenden und mit Muskat, Salz und Pfeffer bestreuen. In einem auf 200 °C/180 °C Umluft vorgeheizten Ofen 45 Minuten rösten. Den Salbei 5 Minuten vor Ende der Garzeit dazugeben.

Mit einem Stabmixer Kürbis mit Butter und Ricotta pürieren und beiseitestellen.

Für die cremige Schicht Ricotta und Muskat pürieren und den Cavolo nero unterrühren. Beiseitestellen. Den Backofen auf 180 °C/160 °C Umluft vorheizen.

Die Lasagne wie folgt in einer 29 x 22 cm großen feuerfesten Form aufschichten. Ein Drittel der Fleischsauce auf den Boden der Form geben. Mit drei Lasagneblättern oder der Hälfte der Zucchinistreifen in einer einzigen Lage bedecken. Die Hälfte der Kürbisschicht daraufgeben und gleichmäßig verstreichen. Diese Lagen wiederholen und dafür die Hälfte der Fleischsauce, die übrigen Lasagneblätter und die restliche Kürbisschicht verwenden. Den Rest der Fleischsauce daraufgeben und mit der cremigen Schicht bedecken. Mit Parmesan, Kürbiskernen und gehacktem Salbei bestreuen.

Die Lasagne 30 Minuten im vorgeheizten Ofen backen. 5 oder 6 Salbeiblättern mit etwas Olivenöl einreiben. Die Lasagne aus dem Ofen nehmen und die Salbeiblätter daraufgeben. Die Form für weitere 15–20 Minuten in den Ofen schieben, bis der Käse goldbraun ist und Blasen wirft.

Die Lasagne hält sich 3 Tage im Kühlschrank und 3 Monate in der Tiefkühltruhe. Zum Erhitzen aus dem Kühlschrank die Form mit Alufolie bedecken und 20–30 Minuten bei im vorgeheizten Ofen backen, bis die Lasagne heiß ist.

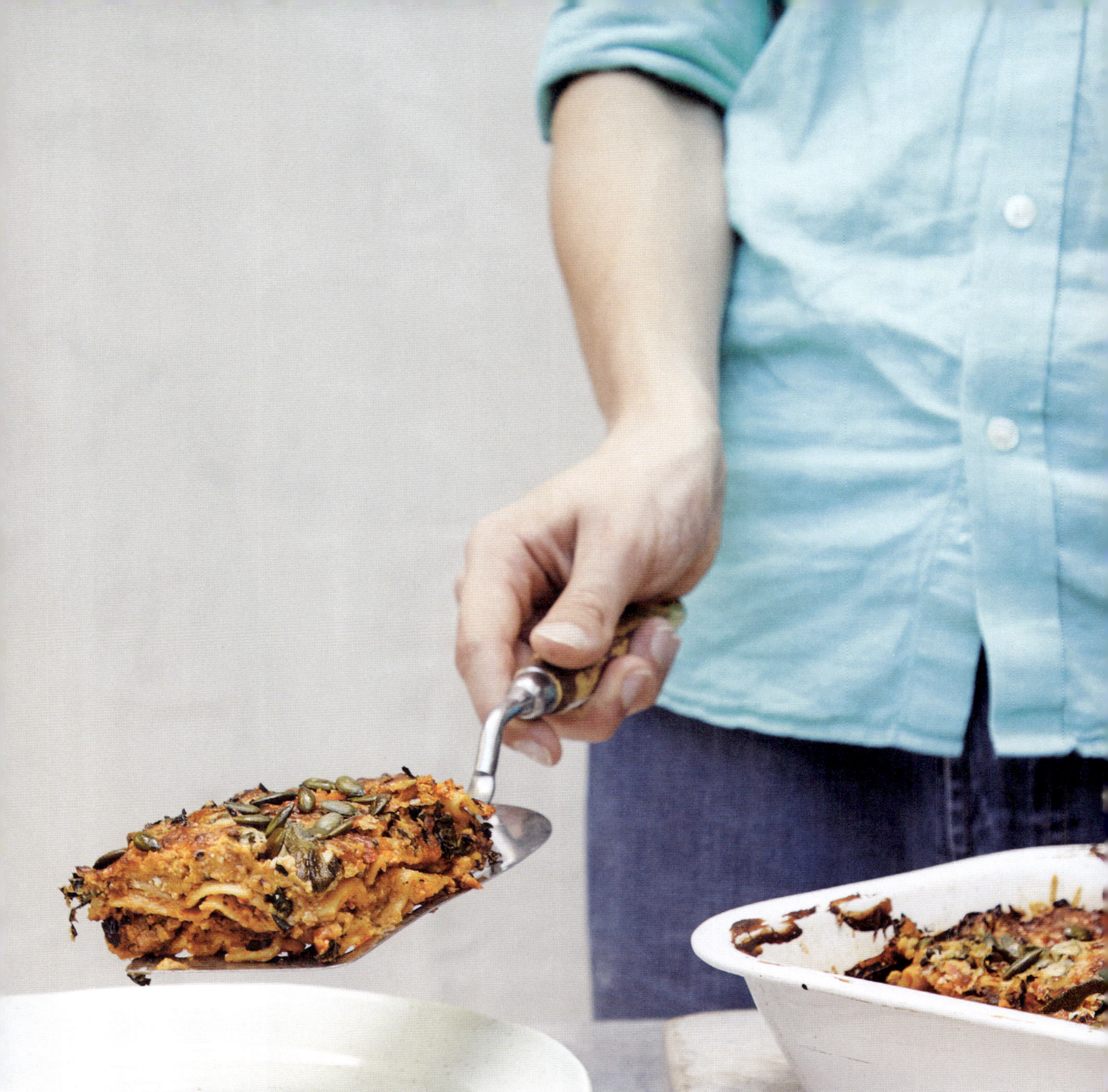

Cashew- oder Mandelweichkäse und veganen Aufstrich verwenden.

Glutenfreie Lasagneblätter verwenden.

milchfrei

glutenfrei

nussfrei

sesamfrei

eifrei

sojafrei

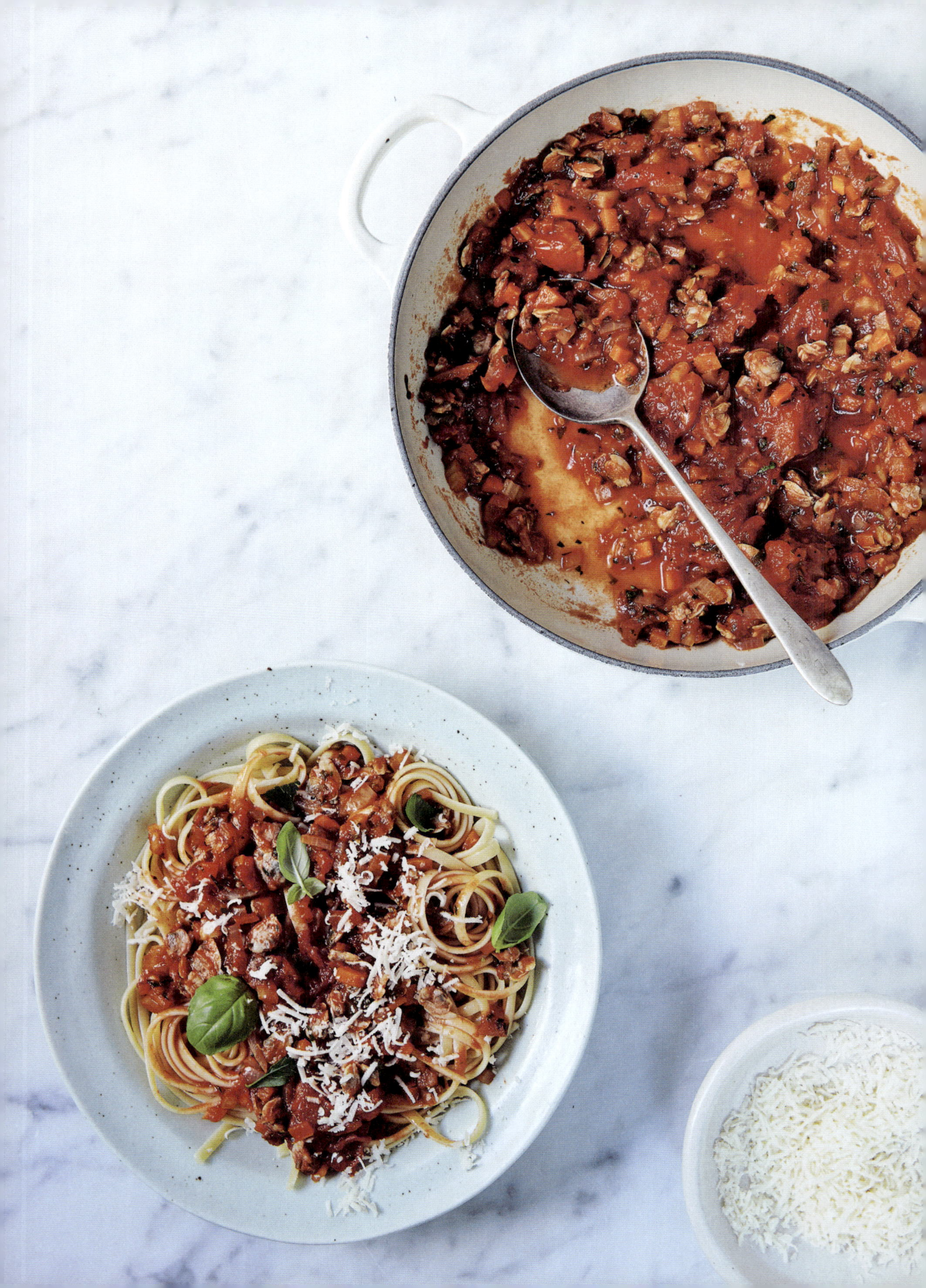

TOMATEN-VENUS-MUSCHELN-PASTA

Für 4 Personen

2 EL Olivenöl
1 kleine Zwiebel, fein gehackt
2 Knoblauchzehen, zerdrückt
2 Dosen Eiertomaten (à 400 g)
1 Karotte, geschält und gewürfelt
1 Stange Staudensellerie, gewürfelt
1 TL Apfelweinessig
3 Stiele frischer Basilikum, Blätter abgestreift und fein gehackt, plus mehr zum Garnieren, falls gewünscht
3 Zweige frische Petersilie, fein gehackt
300 g Linguine oder Spaghetti
1 Glas Muscheln (à 200 g), abgetropft
getrocknete Chiliflocken (nach Belieben)

Zum Servieren
Parmesan, gerieben (nach Belieben)
Salz und schwarzer Pfeffer

Statt Parmesan Hefeflocken verwenden.

Glutenfreie Pasta verwenden.

Von meinen Gesprächen mit Klienten her weiß ich, dass viele neurodivergente Menschen wiederholt Nudeln mit Tomaten essen. Außer vielleicht ein wenig geriebenem Parmesan enthalten diese Mahlzeiten wenig Eiweiß, und es ist nicht verwunderlich, dass das Sättigungsgefühl schnell nachlässt.

Ein cleverer Trick: Muscheln zur Tomatensauce geben und damit das Gericht mit Protein und Vitamin B12 anreichern, ohne den kulinarischen Gesamteindruck, Geruch und Geschmack groß zu verändern. Am besten mit 1 Teelöffel Muscheln pro Teller anfangen und die Menge nach und nach erhöhen.

Muscheln sind kleine Weichtiere mit weicher Textur und einem angenehmen, milden Geschmack. Sie enthalten die höchste Vitamin-B12-Konzentration aller Nahrungsmittel – das ist wichtig, denn B12 ist ein wesentlicher Nährstoff für neurologische Gesundheit.

Das Olivenöl in einer großen Pfanne erhitzen. Die Zwiebel auf mittlerer Hitze darin 3–5 Minuten glasig dünsten. Den Knoblauch dazugeben und 1 Minute dünsten.

Die Tomaten dazugeben und mit einem flachen Holzlöffel zerkleinern, dann Karotte und Sellerie unterrühren. Essig und je die Hälfte des Basilikums und der Petersilie dazugeben und umrühren. Etwa 40 Minuten auf schwacher Hitze köcheln lassen; dabei gelegentlich umrühren.

10 Minuten vor Ende der Kochzeit die Nudeln in einen großen Topf mit kochendem Salzwasser geben und nach Packungsanweisung zubereiten.

Restliches Basilikum, restliche Petersilie und Muscheln in die Tomatensauce geben und gut umrühren. Abschmecken und, falls gewünscht, Salz, Pfeffer und Chiliflocken dazugeben.

Wenn du eine glatte Sauce möchtest, in der die Muscheln nicht zu sehen sind, die Sauce etwas abkühlen lassen und mit einem Stabmixer direkt in der Pfanne pürieren. Nach Belieben mit Parmesan und zusätzlichem Basilikum bestreut zur Pasta servieren.

Ohne Muscheln hält sich die Tomatensauce bis zu 3 Tagen im Kühlschrank und bis zu 3 Monaten in der Tiefkühltruhe.

milchfrei glutenfrei nussfrei sesamfrei eifrei sojafrei

LUCINDAS HIRTENPASTETE

Für 6–8 Personen

2 mittlere Kartoffeln, geschält und geviertelt
1 Blumenkohl ohne Blätter, in Röschen zerteilt
1–2 EL Butter
1 Schuss Olivenöl
1 Zwiebel, fein gehackt
1 Stange Lauch, fein gehackt
400–500 g Lammhack
1 Dose braune oder grüne Linsen (à 400 g), abgtropft
2–3 Karotten, geschält und gewürfelt
2 Zweige Rosmarin, Nadeln fein gehackt
1–2 EL Worcestersauce
Salz und schwarzer Pfeffer

Auf dieses Gericht greife ich immer dann zurück, wenn ich mich voll konzentrieren muss. Es schmeckt so wohlig und lecker und steckt voller Nähr- und Ballaststoffe. Die Verwendung von Blumenkohl und Kartoffeln für das Püree reduziert den Stärkegehalt und ist generell empfehlenswert. Meine Hirtenpastete lässt sich mühelos in ein veganes Gericht verwandeln: Das Lammhack durch eine Extradose Linsen ersetzen und vegane Worcestersauce verwenden.

Die Kartoffeln 15 Minuten in einem großen Topf Salzwasser kochen. Die Blumenkohlröschen nach 8 Minuten dazugeben. Wenn beides gar ist, abgießen, gut pürieren und die Butter sowie Salz und Pfeffer nach Geschmack unterrühren. Beiseitestellen.

Während Kartoffeln und Blumenkohl kochen, das Olivenöl in einem großen Topf erhitzen. Zwiebel und Lauch auf mittlerer Hitze darin 5–7 Minuten weich dünsten. Das Lammhack dazugeben, Hitze etwas hochschalten und das Fleisch unter Rühren anbraten. Hitze reduzieren und Linsen, Karotten, Rosmarin und Worcestersauce dazugeben. Auf mittlerer Hitze kochen lassen, bis die Karotten gar sind. Mit Salz und Pfeffer und gegebenenfalls noch etwas Worcestersauce würzen.

Den Ofengrill auf höchster Stufe einschalten. Lammfleisch in eine feuerfeste 29 x 22 cm große Form geben. Kartoffel-Blumenkohl-Püree daraufgeben und gleichmäßig verstreichen. Gratinieren, bis das Püree schön knusprig ist.

Im Kühlschrank bis zu 3 Tagen oder in der Tiefkühltruhe bis zu 3 Monaten aufbewahren. Ich empfehle, die Hirtenpastete nach dem Kochen, aber vor dem Gratinieren in den Kühlschrank oder die Kühltruhe zu geben. Zum Aufwärmen aus dem Kühlschrank die Form mit Alufolie bedecken und in einem vorgeheizten Ofen 20–30 Minuten bei 180 °C/160 ° Umluft erhitzen, dann unter dem Grill gratinieren.

Die Butter durch Olivenöl oder einen Aufstrich auf Pflanzenbasis ersetzen.

Statt Lammfleisch eine Extradose Linsen verwenden und zum Würzen vegane Worcestersauce nehmen.

milchfrei | glutenfrei | nussfrei | sesamfrei | eifrei | sojafrei | vegetarisch

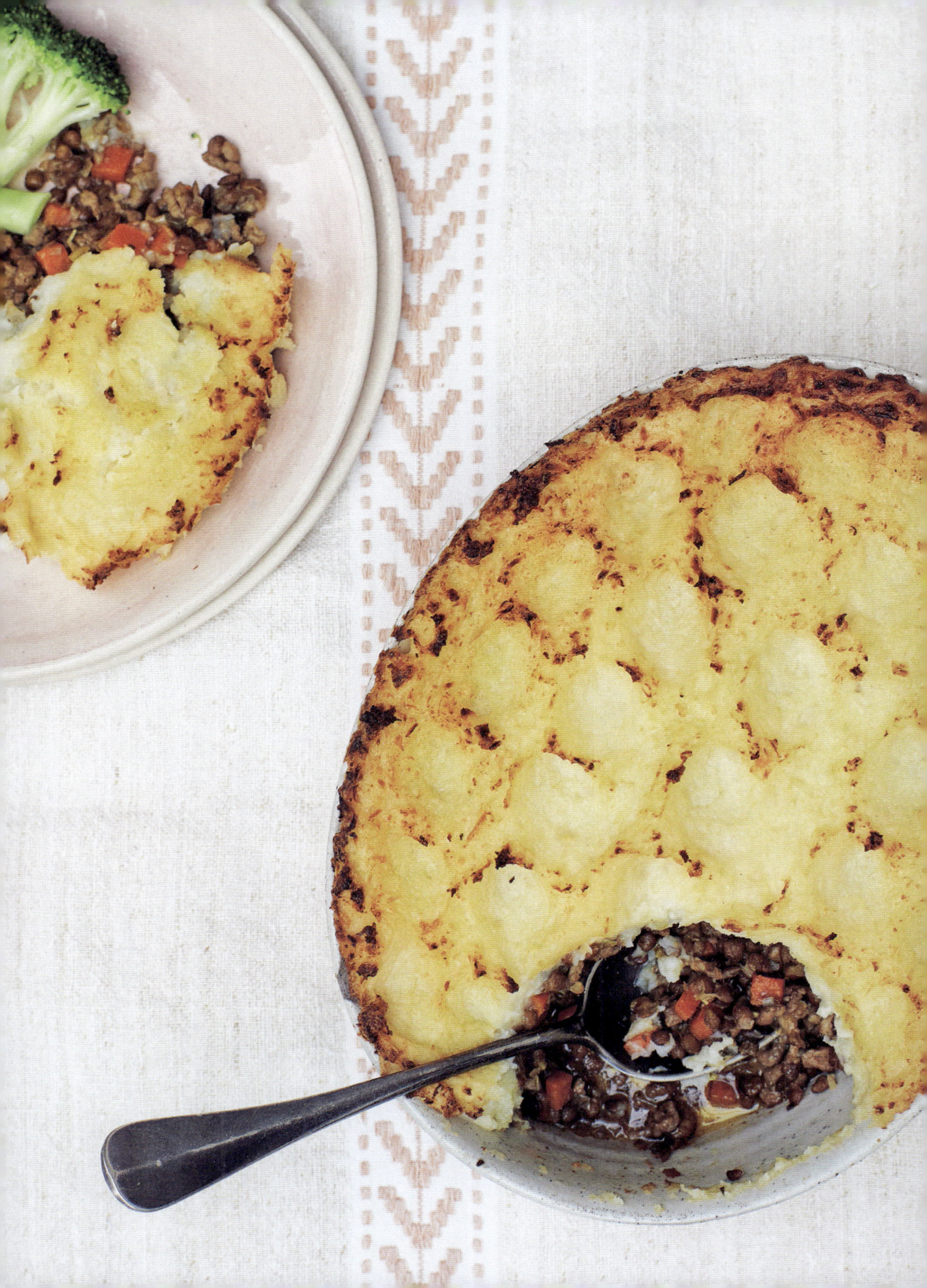

GEBRATENER REIS MIT GARNELEN UND EIERN

Für 2 Personen

200 g brauner Reis
2 EL Sesamöl
3 Frühlingszwiebeln, fein gehackt
1 rote Paprika, grob gehackt
3 TL chinesisches Fünfgewürz
1 großes Stück Ingwer, geschält und gerieben
2 Eier, vorzugsweise von freilaufenden Hühnern
2 EL Tamari-Sojasauce
80 g Tiefkühlerbsen
150 g gekochte geschälte Garnelen
etwa 2 EL Sonnenblumenkerne

Zum Garnieren (nach Belieben)
frische Korianderblätter und Bio-Limettenspalten

Hier ein schnelles Gericht, bei dem alles in eine einzige Pfanne kommt. Mit Gemüse und Omega-3-haltigen Garnelen angereichert schmeckt Bratreis noch mal so gut. Fünfgewürz und Ingwer wirken beruhigend auf den Darm.

Den Reis abspülen und nach Packungsangabe zubereiten.

Wenn der Reis fast gar ist, das Sesamöl auf kleiner Hitze in einer großen Pfanne erwärmen. Frühlingszwiebeln, Paprika, Fünfgewürz und Ingwer dazugeben und unter Rühren 5 Minuten braten.

Die Eier in eine Schüssel aufschlagen und mit einer Gabel gut verquirlen.

Den gekochten Reis in die Pfanne geben, Tamari-Sojasauce und Eier dazugeben und unter ständigem Rühren 2–3 Minuten köcheln lassen, bis die Eier leicht stocken. Tiefkühlerbsen und Garnelen unterrühren und weitere 2 Minuten braten.

Mit Sonnenblumenkernen bestreuen und, falls gewünscht, mit Korianderblättern und Limettenspalten garnieren.

Du kannst dieses Gericht innerhalb von 24 Stunden aufwärmen, bis es gut erhitzt ist. Nach 24 Stunden etwaige Reste entsorgen.

milchfrei glutenfrei nussfrei sesamfrei

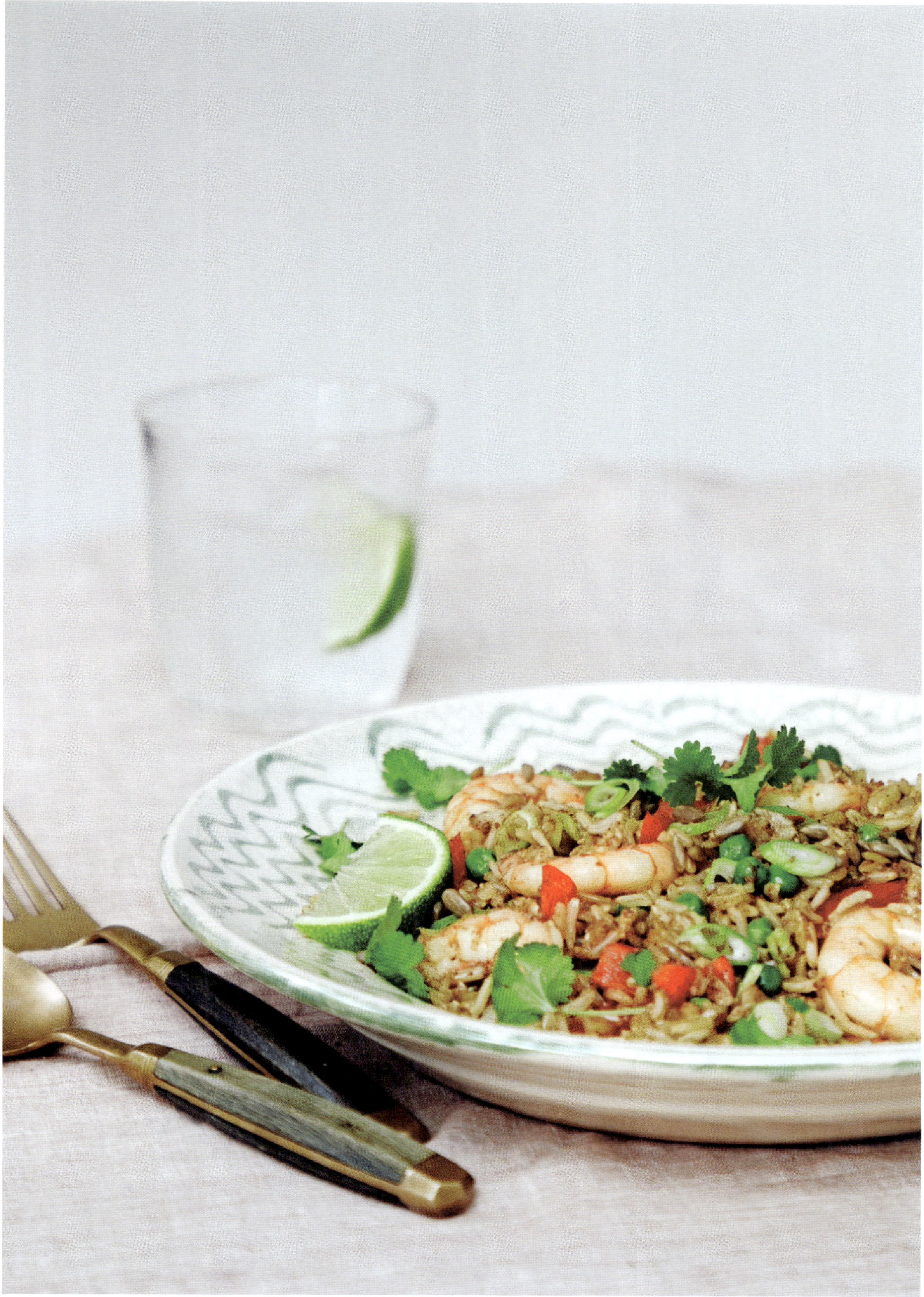

PASTA MIT KREBS-FLEISCH UND ERBSENPESTO

Die meisten mögen Pasta mit Pesto, finden aber, dass es nicht richtig satt macht. Um sich länger gesättigt zu fühlen und den Blutzuckerspiegel besser auszugleichen, empfehle ich, Krebsfleisch und Tiefkühlerbsen dazuzugeben, die beide eiweißhaltig sind. Krebsfleisch ist außerdem reich an Zink, Eisen, Vitamin B12 und Folsäure.

Diese Kombination ergibt ein superschnelles, sättigendes Abendessen, das alle Nährwert- und Geschmacksanforderungen erfüllt. Es ist perfekt für alle, die nicht viel für Fisch und Meeresfrüchte übrig haben, da das Krebsfleisch weich ist und geschmacklich wunderbar mit dem Pesto harmoniert.

Mit frischen Eiernudeln (mehr Protein!), fertig gekauftem frischen Pesto und Krebsfleisch aus der Dose ist das Ganze im Nu fertig.

Für 2 Personen

150 g frische Pasta oder Trockenpasta (ohne Ei) nach Wahl
70 g Tiefkühlerbsen
1 Dose weißes Krebsfleisch (à 170 g), Abtropfgewicht 120 g, oder 120 g frisch gekochtes weißes Krebsfleisch

Pesto
60 g frisches Basilikum, Blätter und Stängel
1 kleine Knoblauchzehe
30 g Pinienkerne, geröstet
30 g Parmesan, gerieben
Saft von ½ Zitrone
4 EL Olivenöl

Die Pasta nach Packungsangabe zubereiten und in den letzten 2 Minuten Garzeit die Tiefkühlerbsen dazugeben. Abgießen.

Inzwischen das Pesto zubereiten: Alle Zutaten in eine Küchenmaschine geben und zu einer hellgrünen Sauce zerkleinern. Wenn das Pesto zu trocken ist, noch etwas Öl dazugeben.

Pesto und Krebsfleisch zu Pasta und Erbsen geben und vorsichtig umrühren, bis alles gut mit Pesto überzogen ist.

Sofort servieren. Reste halten sich im Kühlschrank nur bis zu 24 Stunden. Vor erneutem Servieren vollständig erhitzen.

TIPP
Statt Krebsfleisch 120 g Venusmuscheln (Dose oder Glas, abgetropft) oder 120 g Lachssteak verwenden.

Den Parmesan durch 2 EL Hefeflocken ersetzen.

Glutenfreie Pasta wählen.

Die Pinienkerne durch Sonnenblumenkerne ersetzen.

milchfrei

glutenfrei

nussfrei

sesamfrei

eifrei

sojafrei

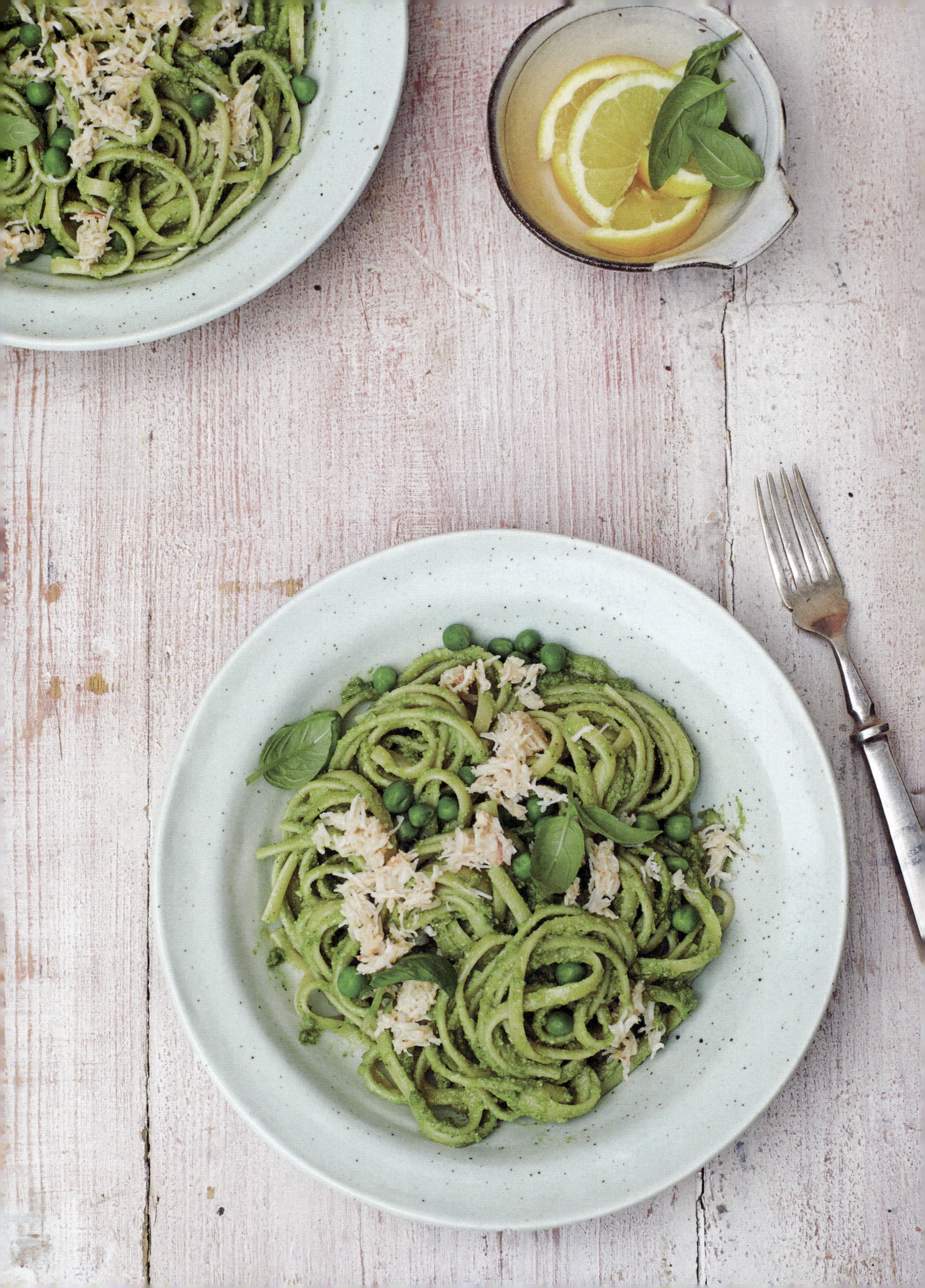

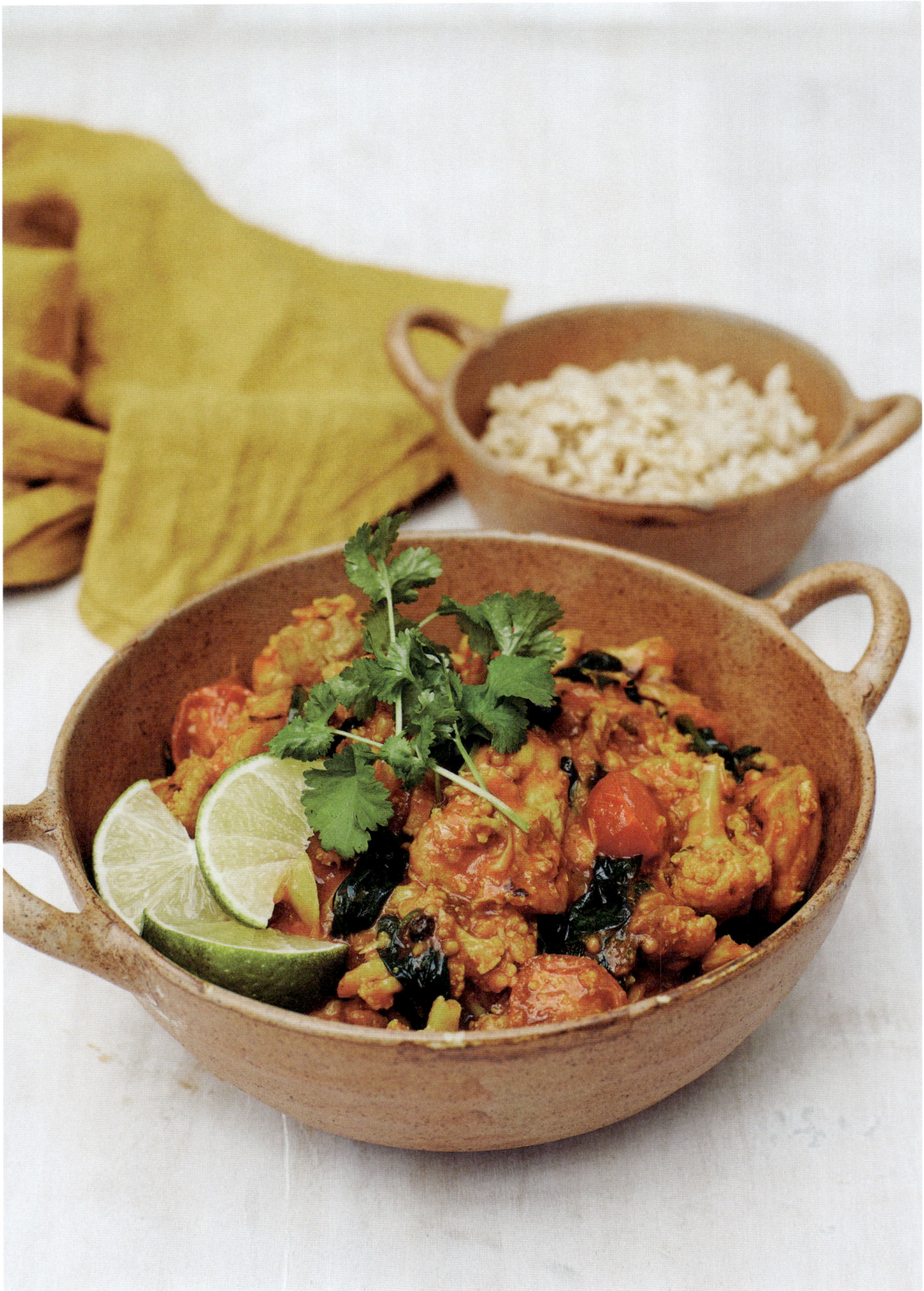

HÄHNCHEN-BLUMENKOHL-CURRY MIT KOKOSNUSS

Für 4–6 Personen

Currypaste
2 Knoblauchzehen
1 EL Senfsamen
6 Curryblätter
1 TL Tamarindenpaste
1 TL gemahlene Kurkuma
½ TL Pfefferkörner
100 ml Kokosmilch
1 frische grüne Chili, entkernt

Curry
2 EL Kokosöl
1 Zwiebel, fein gehackt
1 daumengroßes Stück frischer Ingwer, fein gehackt
6 Hähnchenschenkel ohne Haut und Knochen (etwa 600 g), in mundgerechte Stücke geschnitten
1 Knoblauchzehe, fein gehackt
3 EL Tomatenpüree
300 ml Kokosmilch
Abrieb und Saft von 1 Bio-Limette
12 Blumenkohlröschen, nicht zu groß
8 Kirschtomaten, halbiert
1 Handvoll Babyspinat
Salz und schwarzer Pfeffer

Zum Garnieren (nach Belieben)
frische Korianderblätter

Ein leichtes, frisches Curry nach südindischer Art mit einer cremigen Kokossauce und köstlichen Gewürzen, die von Natur aus entzündungshemmend sind. Es ist genau das Richtige, wenn du Futter für die Seele brauchst und deine Batterien wiederaufladen musst. Für ein rein pflanzliches Gericht das Hähnchenfleisch durch 300 g gewürfelten festen Tofu und 300 g grüne Linsen ersetzen. Hähnchen, Tofu und Linsen sind eiweißreich und enthalten blutnährendes Eisen.

Zuerst die Currypaste zubereiten: Alle Zutaten in eine Küchenmaschine geben und 2 Minuten zu einer feinen Paste pürieren.

Für das Curry das Kokosöl in einer großen Pfanne erhitzen. Zwiebel und Ingwer darin auf mittlerer Hitze 3–5 Minuten glasig dünsten. Hähnchenfleisch dazugeben und rundherum anbräunen.

Knoblauch, Tomatenpüree, Kokosmilch, Limettenschale und -saft und Blumenkohlröschen dazugeben. Zum Köcheln bringen, die Currypaste unterrühren und 12–15 Minuten köcheln lassen, bis das Fleisch gar und die Sauce reduziert und leicht angedickt ist. Mit Salz und Pfeffer abschmecken.

Tomaten und Spinat unterrühren. Wenn der Spinat zusammenfällt, Herd ausschalten.

Mit frischen Korianderblättern bestreuen und mit braunem Reis servieren.

Du kannst die Currypaste in größeren Mengen zubereiten und in der Tiefkühltruhe aufbewahren. Übrig gebliebenes Curry bis zu 3 Tagen im Kühlschrank und bis zu 3 Monaten in der Tiefkühltruhe aufbewahren.

Statt Hähnchen eine Mischung aus 300 g gewürfeltem festen Tofu und 300 g grünen Linsen verwenden.

milchfrei · glutenfrei · nussfrei · sesamfrei · eifrei · sojafrei · vegetarisch

BRATNUDELN MIT ENTE, ORANGE UND INGWER

Ente, Orange und Ingwer sind wie einander für geschaffen! Dieses gesunde delikate Gericht ist reich an Eisen, und chinesisches Fünfgewürz, Knoblauch und Ingwer fördern die Verdauung und stärken das Immunsystem. In Streifen geschnittene Entenbrust ist weich und für alle, die Probleme mit großen Fleischstücken haben, leichter zu kauen.

Für 4 Personen

350 g Entenbrust in Streifen zum Braten unter Rühren
200 g Reisnudeln
1 EL Sesamöl
250 g Pak Choi, grob gehackt
1 TL Sesamsamen

Marinade
Abrieb und Saft von 1 Bio-Orange
3 EL Tamari-Sojasauce
1 TL Sesamöl
1½ EL Honig
1 TL chinesisches Fünfgewürz
1 Knoblauchzehe, fein gehackt
1½ TL geriebener oder fein gehackter Ingwer (frisch oder tiefgekühlt)

Zum Garnieren
frische Korianderblätter (nach Belieben)

Zuerst die Marinade zubereiten: Alle Zutaten in eine mittlere Glas- oder Porzellanschüssel geben und mit einem Schneebesen vorsichtig verrühren. Die Entenbruststreifen dazugeben und zugedeckt mindestens 10 Minuten marinieren (oder im Voraus zubereiten und über Nacht in den Kühlschrank stellen).

Die Nudeln nach Packungsangabe zubereiten, abgießen und beiseitestellen.

Inzwischen das Sesamöl in einer großen Pfanne erhitzen. Die marinierten Entenbruststreifen darin auf mittlerer Hitze 3–4 Minuten unter Rühren braten. Die restliche Marinade angießen und weitere 3 Minuten kochen, bis das Fleisch gar ist. Fleischstreifen aus der Pfanne nehmen und ruhen lassen.

Den Pak Choi in der übrig gebliebenen Marinade in der Pfanne 4–6 Minuten unter Rühren braten, dann die gekochten Nudeln und die Fleischstreifen dazugeben. Vorsichtig umrühren, bis alles leicht von der Marinade überzogen ist. Mit Sesamsamen bestreuen und, falls gewünscht, mit Koriander garnieren.

Wenn das Gericht nicht gleich gegessen wird, Entenbruststreifen und Pak Choi abkühlen lassen und bis zu 48 Stunden im Kühlschrank aufbewahren. Die gekochten Nudeln innerhalb von 24 Stunden entsorgen.

Statt Sesamöl und -samen Oliven- oder Kokosöl und Sonnenblumenkerne verwenden.

milchfrei | glutenfrei | nussfrei | sesamfrei | eifrei

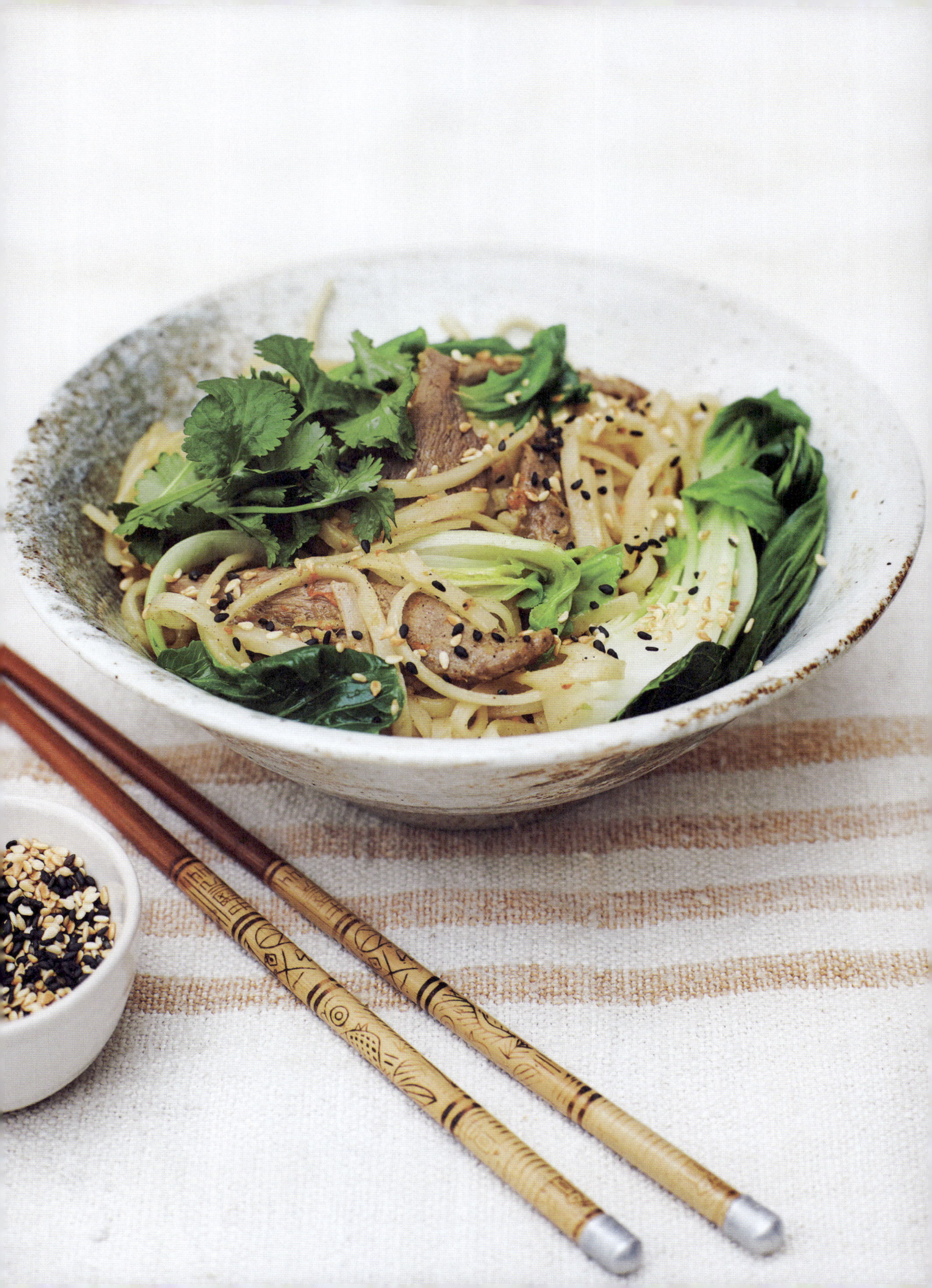

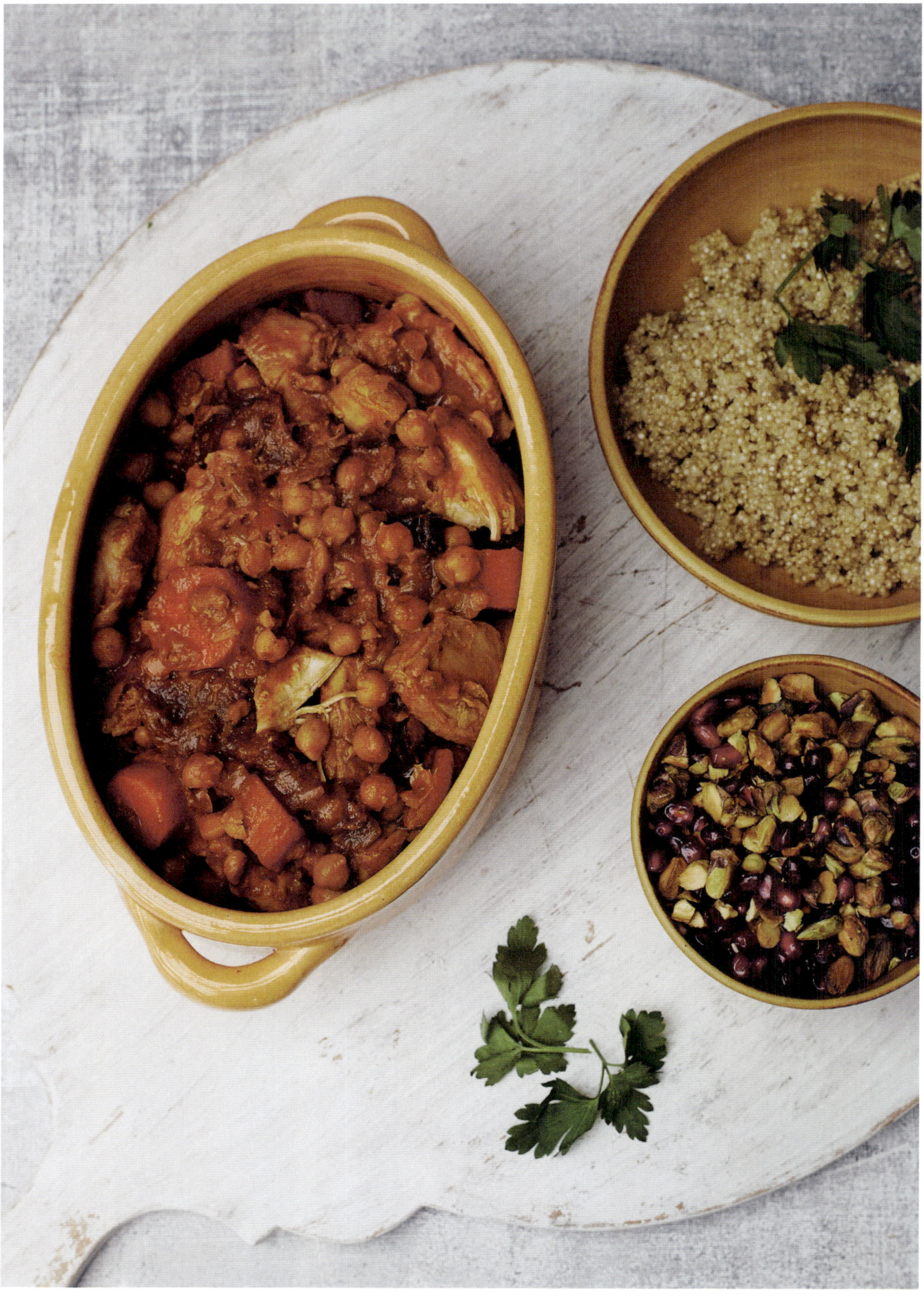

HÄHNCHEN-APRIKOSEN-TAGINE MIT SAFRAN

Für 4–6 Personen

1 Stück Butter
2 EL Olivenöl
6 Hähnchenschenkel ohne Haut und Knochen (etwa 600 g), in mundgerechte Stücke geschnitten
1 rote Zwiebel, gewürfelt
240 ml frische Hühner- oder Knochenbrühe
1 EL Tomatenpüree
2 Karotten, geschält und in große Stücke geschnitten
12 entkernte Aprikosen (möglichst naturbelassen und ungeschwefelt, z. B. Hunza-Aprikosen), geviertelt
1 Dose Kichererbsen (à 400 g), abgetropft
1 EL geschälter, zerdrückter Ingwer
2 Zimtstangen
1 TL gemahlene Kurkuma
3 Safranfäden
Salz und schwarzer Pfeffer

Nach Belieben
1 EL geschälte Pistazien, grob gehackt
1 EL gehackte frische Petersilie
1 EL Granatapfelkerne

Eine Tagine ist ein marokkanisches Gericht mit wärmenden Gewürzen, die entzündungshemmend sind und das vielfältige Darmmikrobiom unterstützen. Meine Version vereint süße Aprikosen mit fruchtig-scharfem Ingwer. Safran wirkt stimmungsaufhellend und hilft bei der Konzentration.

Da Hähnchen, Aprikosen und Kichererbsen gute Eisenmengen enthalten, ist diese Tagine hervorragend geeignet, wenn du dich müde, ausgelaugt und abgeschlagen fühlst. Normalerweise serviert man eine Tagine mit Couscous, aber Reis oder Quinoa, Fladenbrot oder Pita sind geeignete Alternativen.

Butter und Öl in einem großen Topf erhitzen. Die Hähnchenschenkel darin auf mittlerer Hitze rundherum anbraten und auf einen Teller geben. Möglichst viel Bratensaft im Topf lassen.

Die Zwiebel 3 Minuten im Bratensaft dünsten. Die übrigen Zutaten in den Topf geben und zugedeckt 10 Minuten kochen lassen.

Die Hähnchenschenkel in den Topf zurückgeben und gut umrühren. Entweder auf schwacher Hitze zugedeckt 20 Minuten köcheln lassen oder in eine feuerfeste Form umfüllen und 20 Minuten in einem auf 180 °C/160 °C Umluft vorgeheizten Backofen garen. Für ein intensives Aroma 1 Stunde im Ofen garen; die Hitze dabei stark reduzieren.

Falls gewünscht, mit Pistazien, Petersilie und Granatapfelkernen bestreut servieren.

Die Tagine kann abgekühlt bis zu 3 Tagen im Kühlschrank und 3 Monate in der Tiefkühltruhe aufbewahrt werden.

Die Butter durch Olivenöl ersetzen.

milchfrei · glutenfrei · nussfrei · sesamfrei · eifrei · sojafrei

SCHWARZE BOHNEN-SÜSSKARTOFFEL-CHILI

Ein köstliches mexikanisches Chili mit fünf Gemüsesorten und Gewürzen, die für einen gesunden Darm sorgen. Schwarze Bohnen und Süßkartoffel sind die nahrhafte Basis; Knoblauch und Paprika, Kreuzkümmel und Koriander steuern intensives Aroma bei. Für eine schnellere Zubereitung eine Küchenmaschine zum Reiben des Gemüses verwenden.

Für 4–6 Personen

2 EL Olivenöl
1 kleine Zwiebel, fein gewürfelt
2 Knoblauchzehen, zerdrückt
1 Süßkartoffel, geschält und fein gerieben
1 Karotte, geschält und fein gerieben
½ Zucchini, fein gerieben
1 rote Paprika, fein gewürfelt
2 Dosen schwarze Bohnen (à 400 g), abgetropft
3 EL Tomatenpüree
250 ml Gemüsebrühe
1 EL Paprikapulver geräuchert
1 EL gemahlener Kreuzkümmel
1 EL gemahlener Koriander
½ TL Chilipulver oder 1 frische rote Chili, entkernt und in feine Scheiben geschnitten, oder mehr nach Geschmack
Salz und schwarzer Pfeffer

Zum Servieren
2 EL gehackter frischer Koriander
Bio-Limettenspalten
Joghurt (3,5% Fett)
gekochter Reis oder gekochte Quinoa

Das Olivenöl in einem großen Topf erhitzen. Die Zwiebel darin bei mittlerer Hitze 3–5 Minuten weich dünsten. Den Knoblauch dazugeben und 1 Minute dünsten.

Süßkartoffel, Karotte und Zucchini dazugeben, dann Paprika, schwarze Bohnen, Tomatenpüree, Gemüsebrühe und Gewürze unterrühren. Zugedeckt auf mittlerer Hitze 40 Minuten kochen; dabei gelegentlich umrühren. Etwas mehr Brühe angießen, falls das Ganze zu trocken aussieht. Mit Salz und Pfeffer sowie Chilipulver oder frischer Chili abschmecken.

Mit gehacktem Koriander bestreuen und mit Limettenspalten, Joghurt, Reis und Quinoa servieren.

Reste 3 Tage im Kühlschrank oder 3 Monate in der Tiefkühltruhe aufbewahren.

Den Joghurt durch Kokosjoghurt ersetzen.

milchfrei | glutenfrei | nussfrei | sesamfrei | eifrei | sojafrei | vegetarisch

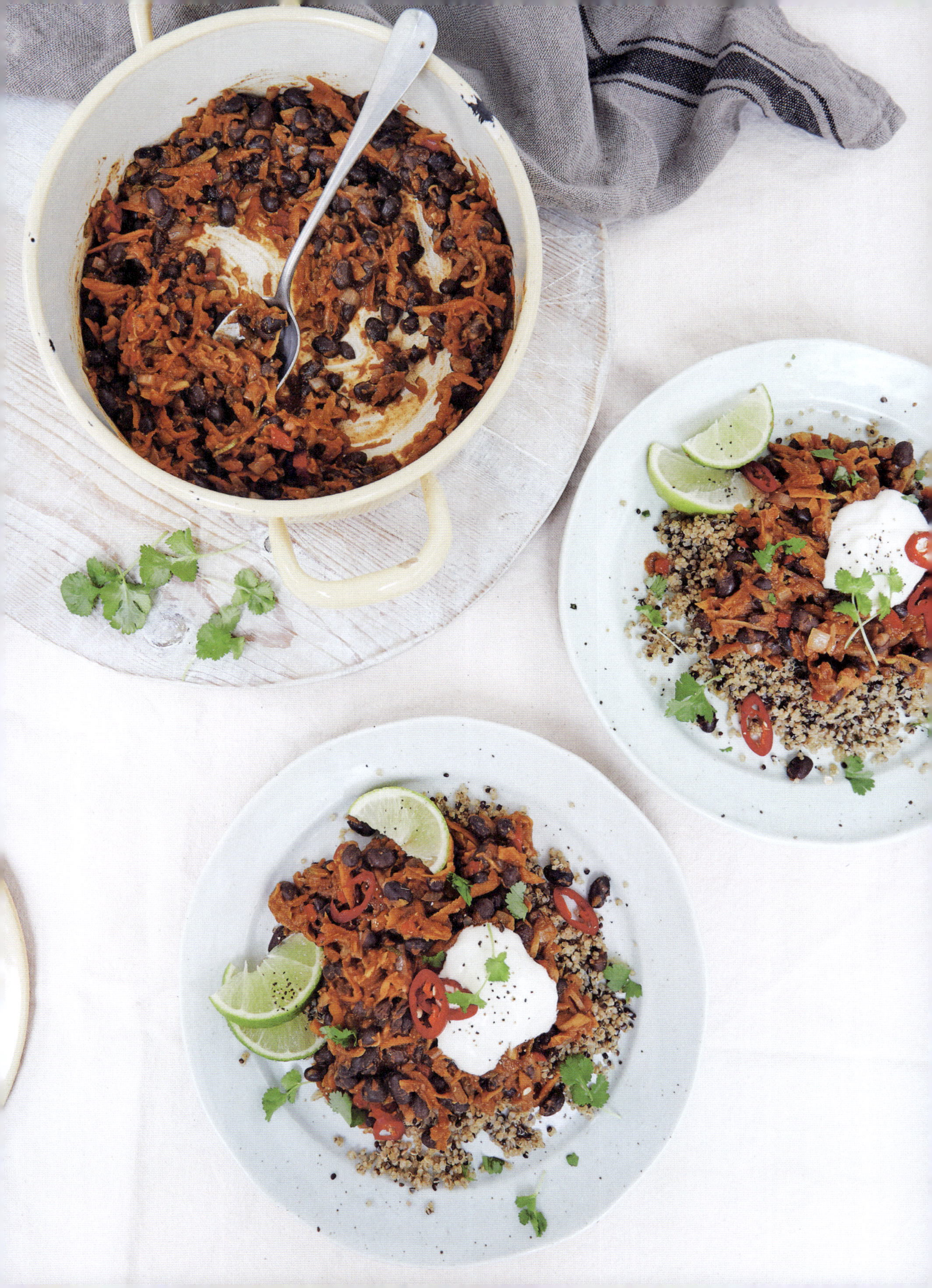

PAD THAI-TOFU-NUDELN

Dieses von der thailändischen Küche inspirierte Nudelgericht enthält eisenreichen Tofu und sechs Gemüse in einer delikaten Pad Thai-Sauce. So schön kann Abendessen sein!

Für 2 Personen

200 g breite Reisnudeln (ungekochtes Gewicht)
2 EL Sesamöl
15 g Tamarindenpaste
280 g fester Tofu, gewürfelt
½ kleine Zwiebel, in Scheiben geschnitten
120 g Buschbohnen, von den Enden befreit und quer halbiert
¼ Frühkohl oder Weißkraut, in Scheiben geschnitten
2 Eier, vorzugsweise von freilaufenden Hühnern
300 g Bohnensprossen, frisch oder aus der Dose und abgetropft
1 Karotte, geschält und längs in dünne Streifen geschnitten
2 EL Frühlingszwiebeln, grob gehackt

Pad Thai-Sauce
85 g Tamarindenpaste
2 EL Kokosblütenzucker
2 Prisen Salz

Zum Servieren
2 EL ungesalzene geröstete Erdnüsse, zerdrückt
frische Korianderblätter
2 Bio-Limettenspalten

Die Reisnudeln nach Packungsangabe zubereiten und abgießen. Für die Pad Thai-Sauce Tamarindenpaste, Kokosblütenzucker und Salz gut miteinander verrühren.

Das Sesamöl in einer großen Pfanne oder einem Wok erhitzen und die Tamarindenpaste darin verrühren. Den Tofu dazugeben und unter Rühren rundherum anbraten.

Die Zwiebel dazugeben und unter Rühren 3 Minuten braten. Bohnen und Kohl dazugeben und weitere 3 Minuten braten – falls nötig, noch etwas Sesamöl hinzufügen. Gekochte Reisnudeln und Pad Thai-Sauce dazugeben und alles vorsichtig miteinander verrühren.

Die Eier aufschlagen, unter Rühren in die Pfanne geben und 2–3 Minuten garen. Bohnensprossen, Karottenstreifen und Frühlingszwiebel unterrühren und gut erhitzen.

Pad Thai auf zwei Teller verteilen, mit Erdnüssen und Korianderblättern bestreuen und mit Limettenspalten servieren.

Reste im Kühlschrank aufbewahren und innerhalb von 24 Stunden verbrauchen. Vor erneutem Servieren vollständig erhitzen.

Die Erdnüsse durch geröstete Tamari-Kerne (siehe S. 180) ersetzen.

Oliven- oder Kokosöl verwenden.

Statt der Eier 30 g Kichererbsenmehl, mit 40 ml Wasser verrührt, verwenden.

milchfrei glutenfrei nussfrei sesamfrei eifrei vegetarisch

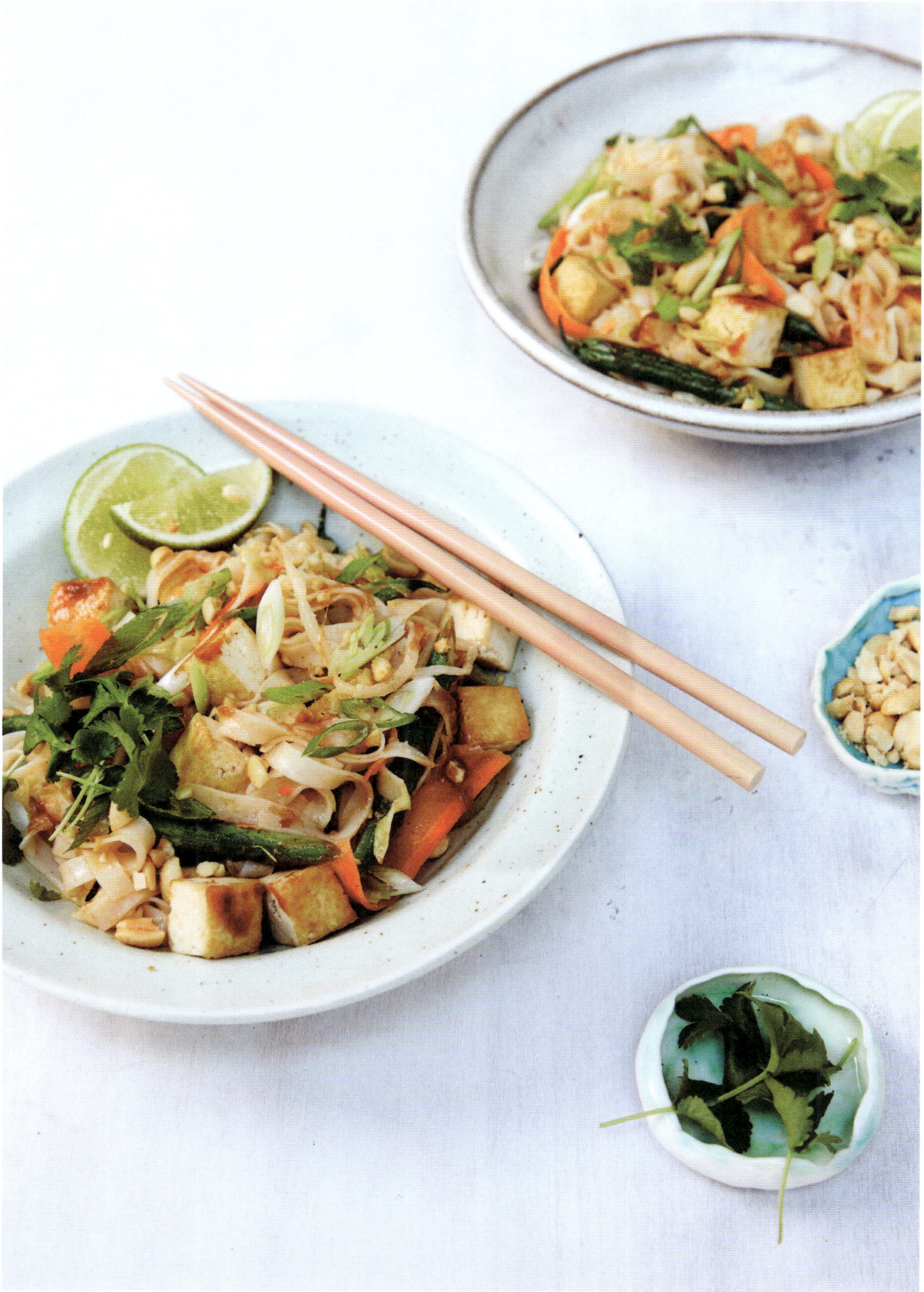

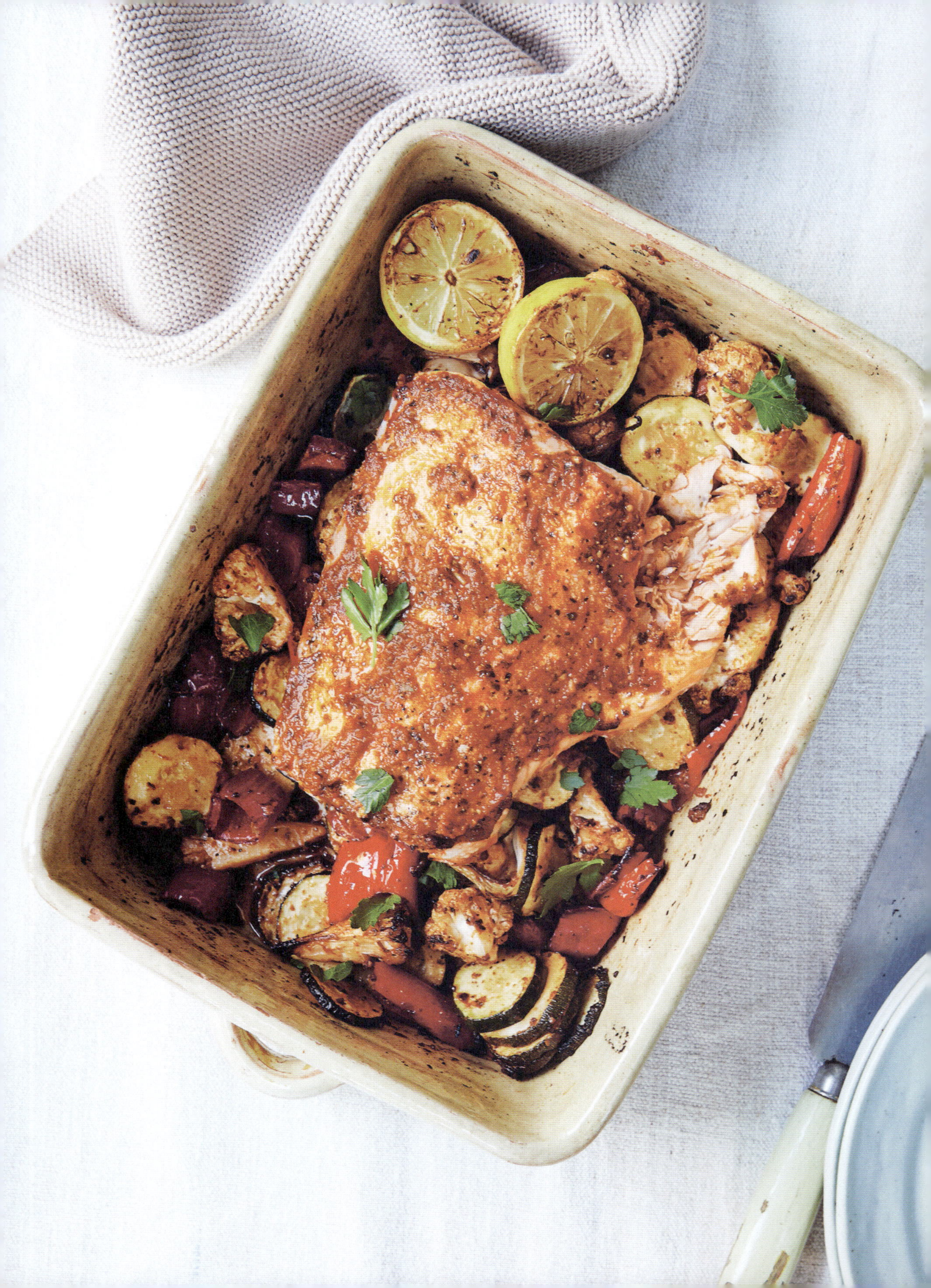

LACHSAUFLAUF MIT ROTEM PESTO UND MITTELMEER-RÖSTGEMÜSE

Dies ist eine hervorragende Gelegenheit, einen Abstecher in die mediterrane Küche zu machen und gleichzeitig deinen Omega-3-Fettsäurespiegel zu erhöhen. Mit Quinoa, Naturreis, Gnocchi oder Eiernudeln servieren. Etwaige Reste eignen sich prima für unterwegs und können warm oder kalt gegessen werden.

Für 4 Personen

3 EL rotes Pesto
3 EL Olivenöl
1 Blumenkohl, in Röschen zerteilt
400 g Lachsfilet mit Haut
2 Zucchini, in runde Scheiben geschnitten
2 rote Paprika (am besten Spitzpaprika), entkernt und in 2 cm große Stücke geschnitten
1 Bio-Zitrone, halbiert

Zum Garnieren
glattblättrige Petersilie, gehackt

Den Backofen auf 200 °C/180 °C Umluft vorheizen.

Für ein Dressing rotes Pesto und Olivenöl in einer kleinen Schüssel miteinander verrühren.

Die Blumenkohlröschen in einen großen Bräter geben und 2 gehäufte EL des Dressings darüberträufeln. 15 Minuten im Ofen rösten.

1 EL Pesto-Dressing auf dem Lachs verstreichen. Beiseitestellen.

Bräter aus dem Ofen nehmen, Zucchini, Paprika und Zitrone zu den Blumenkohlröschen geben und mit dem restlichen Pesto vermischen. Bräter wieder in den Ofen schieben und das Gemüse weitere 20 Minuten rösten.

Bräter wieder aus dem Ofen nehmen, den Lachs mit der Hautseite nach oben auf das Gemüse legen und weitere 15 Minuten oder so lange im Ofen rösten, bis das Fleisch fast opak ist und sich leicht zerpflücken lässt; die Garzeit hängt von der Dicke des Filets ab. Die Lachshaut entfernen und das Ganze mit gehackter Petersilie bestreut servieren.

Etwaige Reste bis zu 48 Stunden im Kühlschrank aufbewahren.

Pesto auf Pflanzenbasis verwenden.

Nussfreies Pesto wählen.

milchfrei | glutenfrei | nussfrei | sesamfrei | eifrei | sojafrei

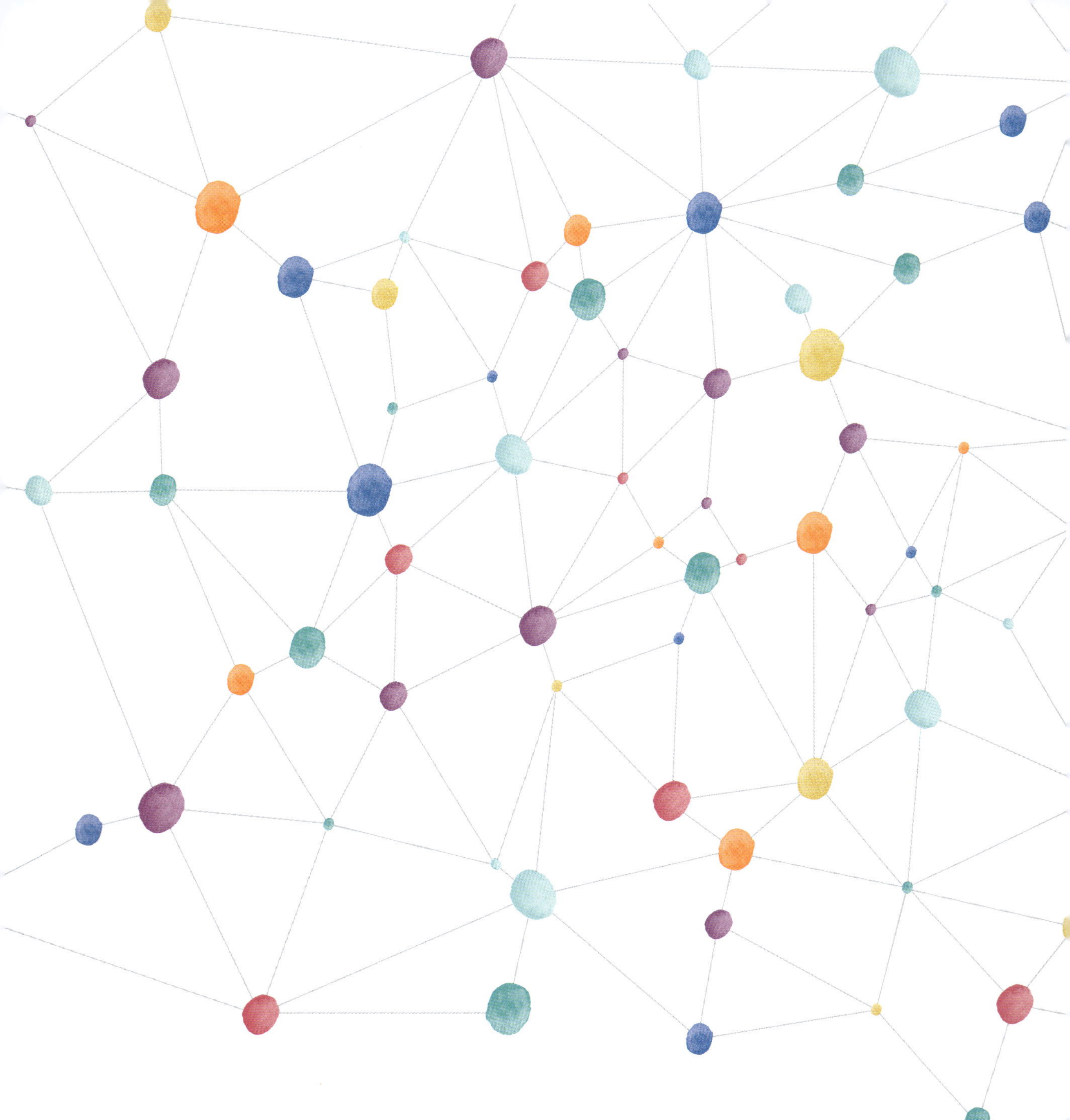

PIKANTE SNACKS

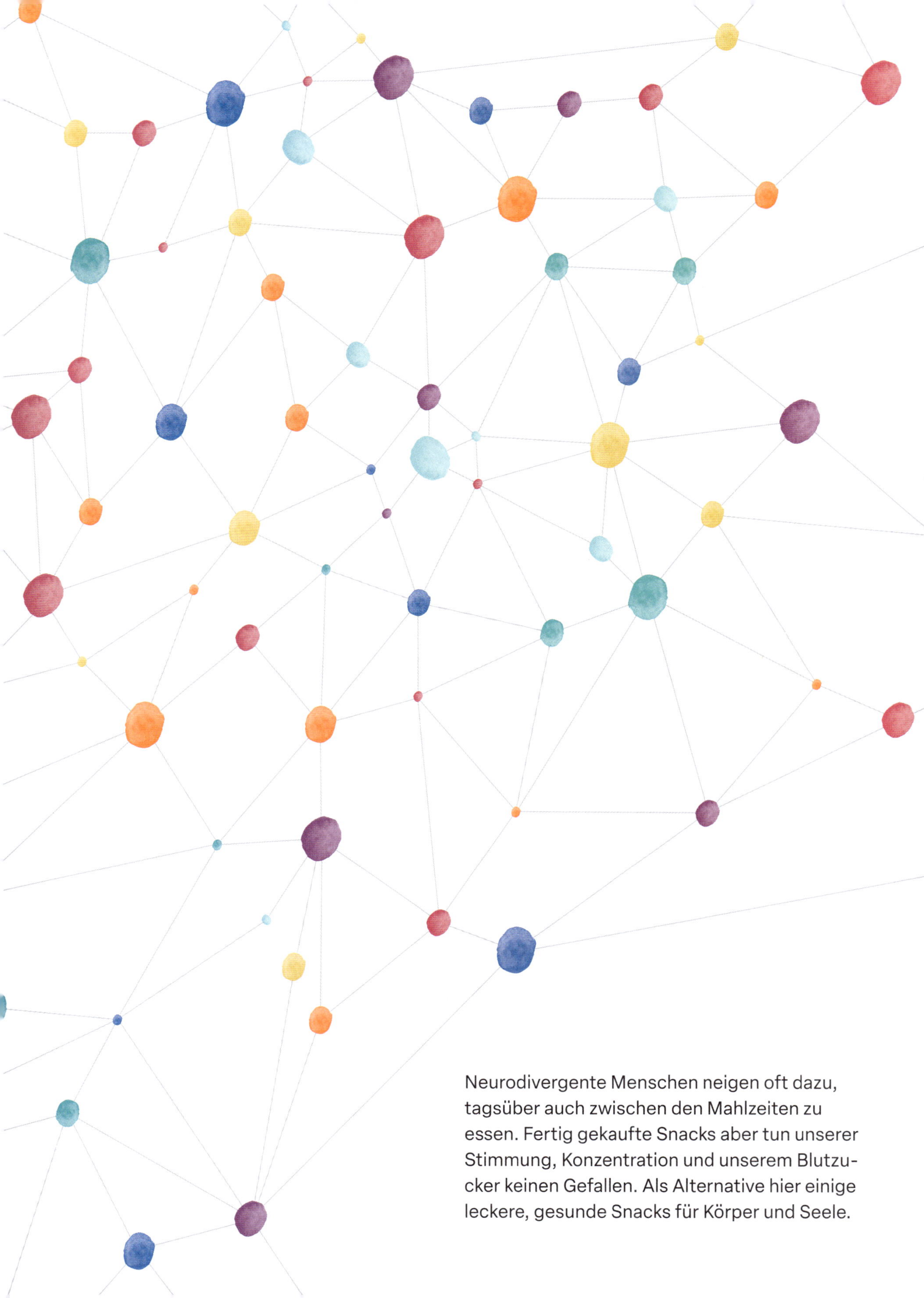

Neurodivergente Menschen neigen oft dazu, tagsüber auch zwischen den Mahlzeiten zu essen. Fertig gekaufte Snacks aber tun unserer Stimmung, Konzentration und unserem Blutzucker keinen Gefallen. Als Alternative hier einige leckere, gesunde Snacks für Körper und Seele.

PIZZAWAFFELN MARGHERITA

Ein knuspriger Imbiss aus nährstoffreichem Dinkelmehl, Eiern und Milch sowie zwei Sorten Käse. Waffeln kommen bei Klein und Groß gut an, vor allem, wenn sie wie Pizza Margherita schmecken!

Ergibt 6 Pizzawaffeln

320g Dinkelmehl
1 TL Backpulver
150g geriebener Cheddar oder fester Mozzarella
100g geriebener Parmesan
3 TL italienisches Gewürz (oder getrocknete Kräutermischung, Oregano oder Basilikum)
2 Eier, vorzugsweise von freilaufenden Hühner
250ml Milch nach Wahl
4 EL sonnengetrocknetes Tomatenpüree
1½ EL zerlassene Butter
Salz und schwarzer Pfeffer
Olivenöl zum Fetten

Das Waffeleisen auf höchster Stufe vorheizen.

Mehl, Backpulver, Cheddar und Parmesan, italienisches Gewürz und Salz und Pfeffer in eine große Schüssel geben und gut verrühren.

In einer zweiten Schüssel Eier, Milch, Tomatenpüree und Butter vermischen. In die Schüssel mit den trockenen Zutaten geben und leicht verrühren, bis alles vermischt ist.

Das Waffeleisen mit etwas Öl fetten (falls das Waffeleisen nicht beschichtet ist) und mit Waffelteig füllen; nur so viel Teig in die Fächer geben, dass nichts überlaufen kann. Die Waffeln etwa 5 Minuten backen; dabei nach 4 Minuten prüfen, Waffeln wenden und 1 Minute auf der anderen Seite backen. Sie sollten fertig sein, wenn kein Dampf mehr aus dem Waffeleisen kommt.

Die Waffeln auf einem Kuchenrost leicht abkühlen lassen, während du den restlichen Teig verarbeitest.

Die Waffeln warm oder kalt servieren. Sie sind gut als Pausenbrot oder für unterwegs geeignet. Du kannst sie auch in einer einzigen Schicht auf einem Tablett einfrieren und bis zu 3 Monaten in der Tiefkühltruhe aufbewahren. Zum Auftauen und Aufwärmen einfach in den Toaster geben.

Veganen Mozzarella, beliebigen Pflanzendrink und Pflanzenöl verwenden.

Glutenfreie Mehlmischung oder Hirsemehl verwenden.

Eier weglassen und halb und halb Dinkel- und Kichererbsenmehl verwenden.

milchfrei | glutenfrei | nussfrei | sesamfrei | eifrei | sojafrei | vegetarisch

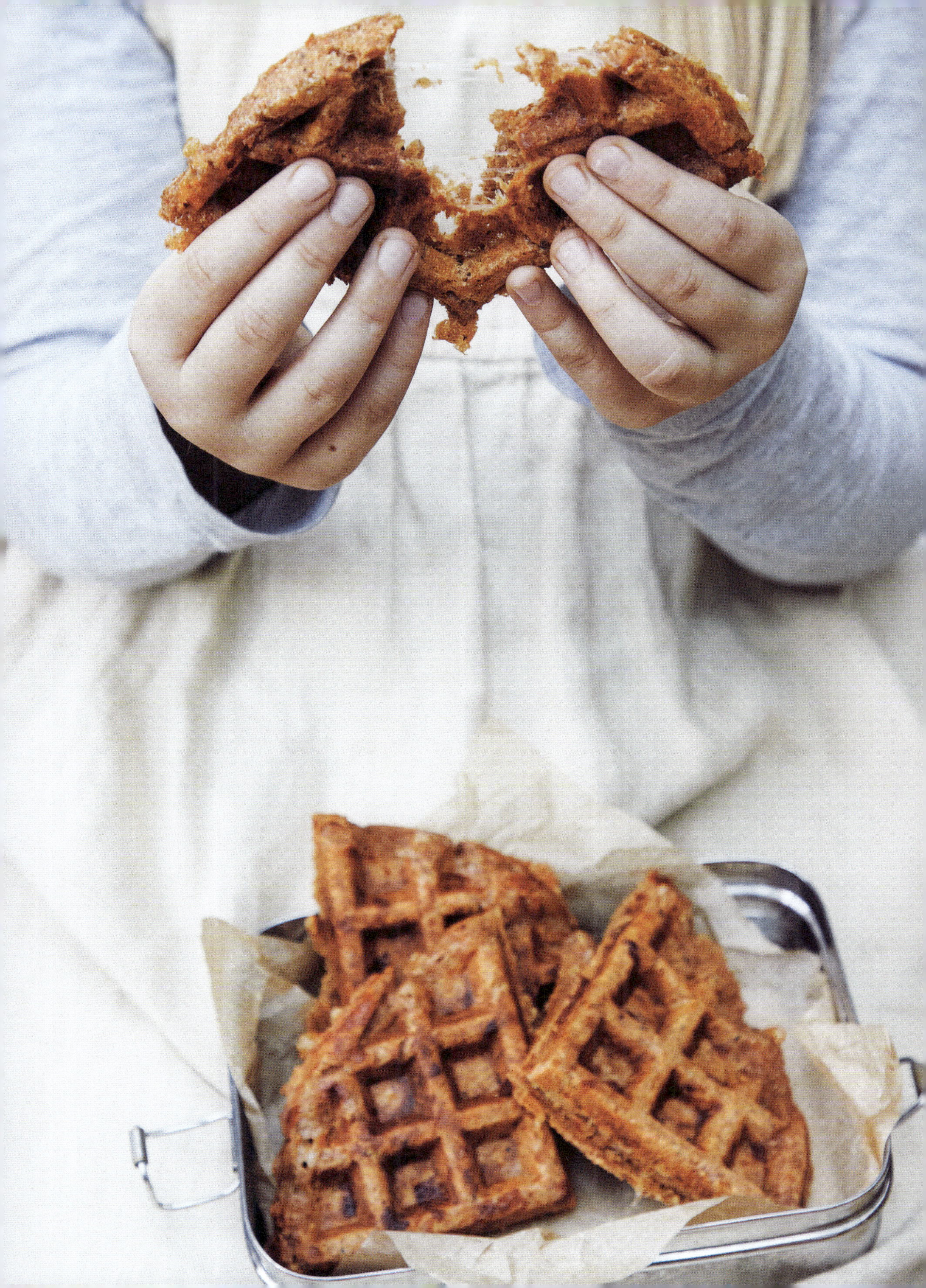

KICHERERBSEN-FOCACCIA MIT ROSMARIN UND KNOBLAUCH

Für 4 Personen

2 TL Trockenhefe
80 ml lauwarmes Wasser
2 TL Ahornsirup oder Honig
150 g Kichererbsenmehl
10 g Flohsamenschalenpulver
1½ TL Backpulver
½ TL Meersalzflocken
1 Ei plus 2 Eiweiß, vorzugsweise von freilaufenden Hühnern
3–4 EL natives Olivenöl extra, plus mehr zum Fetten
2 TL Apfelweinessig

Topping
1 EL fein gehackter frischer oder ½ EL getrockneter Rosmarin
1 Knoblauchzehe, in dünne Scheiben geschnitten
1½–2 EL natives Olivenöl extra
1 TL Meersalzflocken

Rosmarin ist eines der besten kulinarischen Kräuter zum Aufhellen der Stimmung und hilft außerdem bei der Konzentration. Diese gluten- und getreidefreie Focaccia ist reich an Eiweiß und Ballaststoffen, Eisen und Cholin – und schmeckt einfach unglaublich! Wunderbar für alle, die gern beigefarbene Lebensmittel essen und mehr Nährstoffe brauchen.

Flohsamenschalen helfen, alle Zutaten zu binden und ein krümelfreies Brot herzustellen. Dieser natürliche Ballaststoff schafft sanfte Abhilfe bei Darmverstopfung.

Die Hefe mit warmem Wasser und Ahornsirup in eine mittlere Schüssel geben. Umrühren und 7 Minuten stehen lassen, bis die Hefe gärt und Bläschen bildet.

Inzwischen Mehl, Flohsamenschalenpulver, Backpulver und Salz in eine große Schüssel geben und gut miteinander vermischen.

Eier, Eiweiß, Olivenöl und Essig zur Hefemischung geben und mit einer Gabel 2 Minuten zu einer leichten, schaumigen Masse verquirlen.

Die nassen Zutaten zu den trockenen geben und zu einem dicken Teig vermischen.

Eine rechteckige Backform mit Backpapier auslegen oder ein Silikonbackblech verwenden. Mit etwas Olivenöl fetten, damit der Teig nicht anhaftet. Den Teig in die Backform oder auf das Backblech geben und mit einem Backspachtel etwa 1 cm dick verstreichen. Mit einem sauberen Küchenhandtuch bedecken und 40–50 Minuten an einem warmen Ort gehen lassen.

Nach 40 Minuten den Backofen auf 200 °C/180 °C Umluft vorheizen.

Fortsetzung umseitig

Die Eier weglassen und 4 EL geschlagenes Aquafaba (Kichererbsenwasser) verwenden.

milchfrei · glutenfrei · nussfrei · sesamfrei · eifrei · sojafrei · vegetarisch

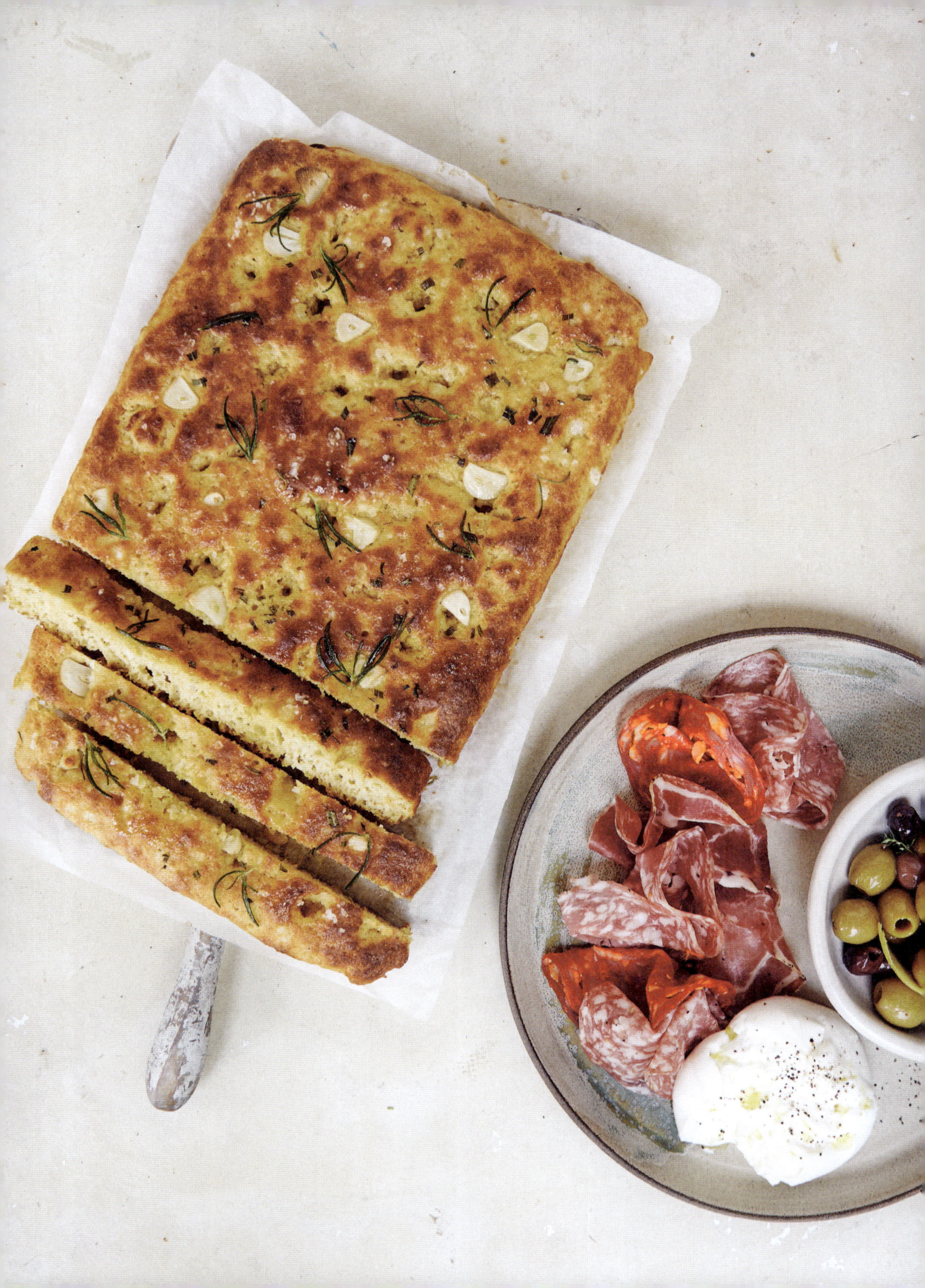

KICHERERBSEN-FOCACCIA MIT ROSMARIN UND KNOBLAUCH, FORTSETZUNG

Sobald der Teig aufgegangen ist, mit nassen Fingern Vertiefungen hineindrücken und mit Rosmarin und Knoblauch bestreuen. Olivenöl darüberträufeln und mit Meersalz bestreuen. Den Teig auf der mittleren Schiene 18 Minuten im Ofen backen; nach 10 Minuten Backzeit mit Backpapier abdecken, damit der Teig nicht zu dunkel wird. Nach 15 Minuten Teig prüfen (manche Backöfen sind heißer als andere).

Die Focaccia aus dem Ofen nehmen und vor dem Servieren auf einem Kuchenrost vollständig erkalten lassen – das ergibt eine bessere Textur.

Die Focaccia in Streifen schneiden. In Balsamessig und Olivenöl tunken und mit Oliven, Käse, Salami und/oder Schinken servieren.

In einem luftdichten Behälter verpackt bis zu 3 Tagen im Kühlschrank oder 3 Monaten in der Tiefkühltruhe haltbar.

GEFÜLLTE SELLERIESTANGEN

Für 2 Personen

2 Stangen Staudensellerie
6 TL Mandelbutter
18 getrocknete Cranberrys

Eine leckere, nahrhafte Snackvariante. Staudensellerie ist eine gute Luteolinquelle und kann Sprache und Kommunikation unterstützen (siehe S. 86). Mandelbutter ist voll von Proteinen und gesunden Fetten, und Cranberrys sind reich an Antioxidantien. Dein Kind kann bei der Zubereitung mithelfen und die Cranberrys auf die Selleriestangen setzen.

Statt Mandelbutter lässt sich auch Frischkäse, Ricotta, Hüttenkäse, Cashew-/Mandelweichkäse, Hummus oder Hühnerleberpastete verwenden.

Den Staudensellerie säubern, putzen und in 3–4 gleichmäßige Stücke schneiden.

Mit einem Teelöffel die Selleriestücke mit Mandelbutter füllen und die Cranberrys daraufsetzen.

In einem luftdichten Behälter bis zu 3 Tagen im Kühlschrank haltbar.

Statt Mandelbutter Weichkäse, Hummus oder Pastete verwenden.

milchfrei | glutenfrei | nussfrei | sesamfrei | eifrei | sojafrei | vegetarisch

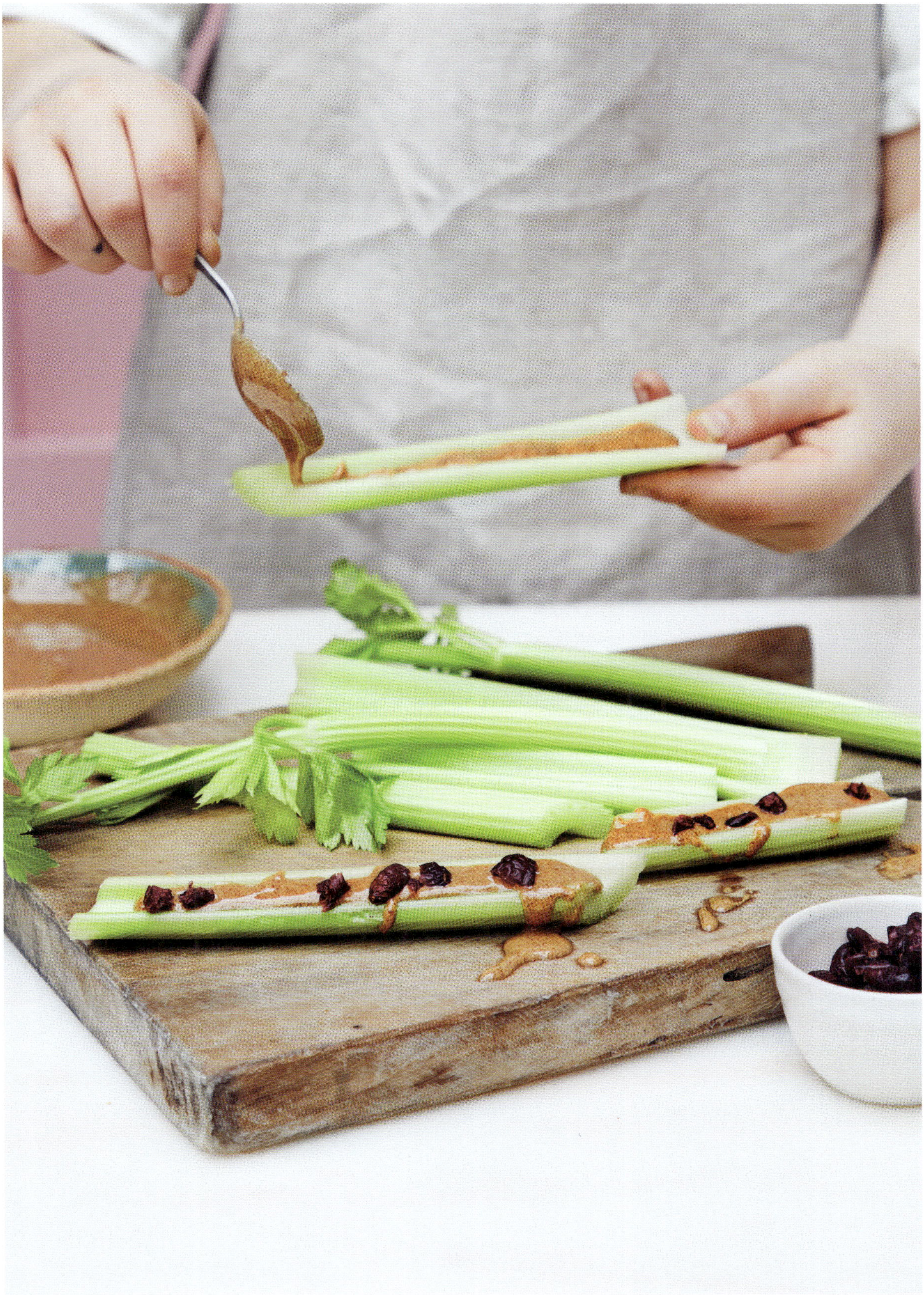

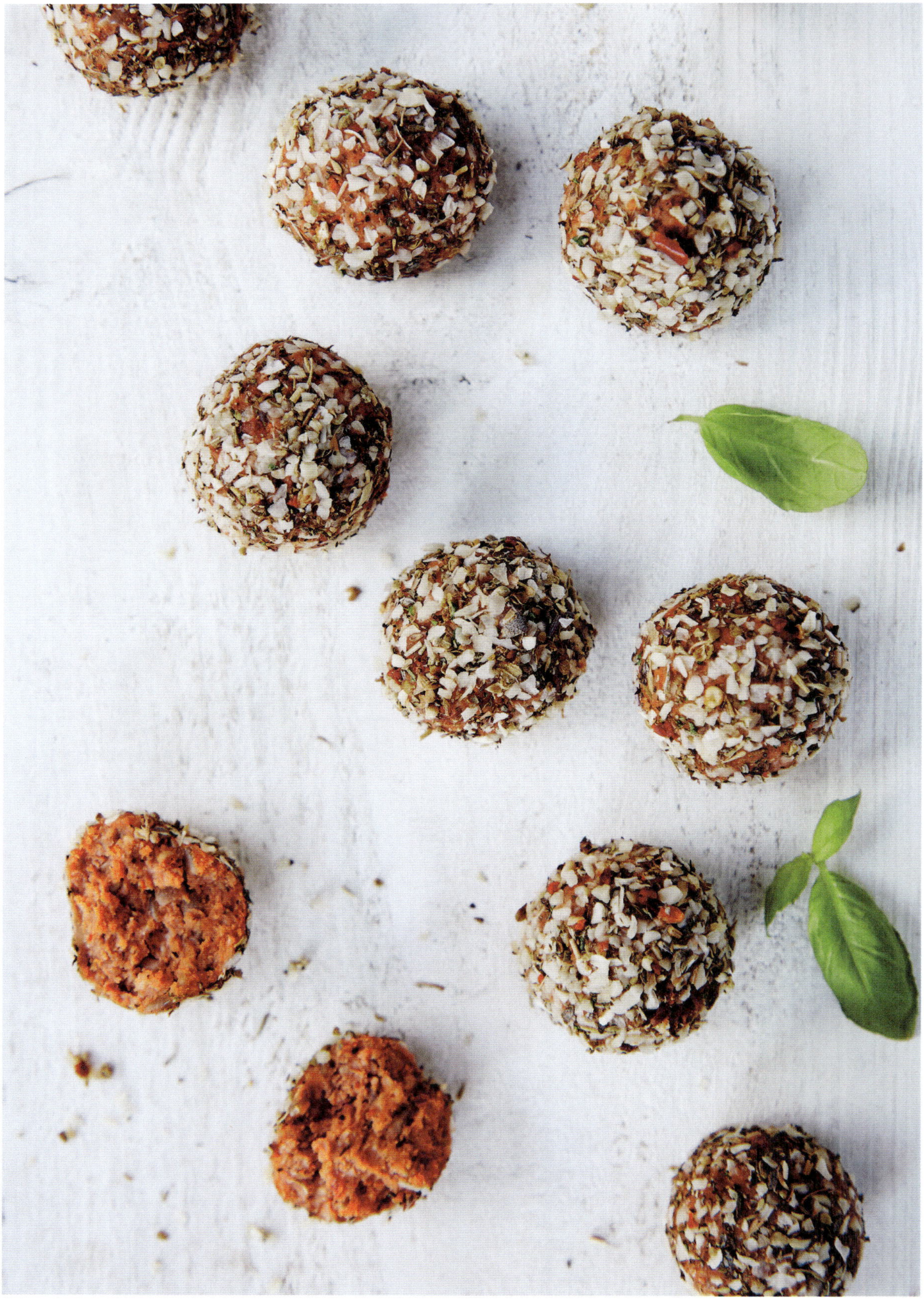

PIZZA-ENERGIE-KUGELN

Ergibt 12 Kugeln

130 g Cannellini-Bohnen (aus der Dose, Abtropfgewicht)
35 g kernige Haferflocken
35 g Sonnenblumenkerne
6 sonnengetrocknete Tomaten
2 EL geriebener fester Mozzarella
3 TL italienisches Gewürz (oder getrocknete Kräutermischung, Oregano oder Basilikum)
Salz und schwarzer Pfeffer
1 EL Zwiebelgranulat

Diese pikanten Energiekugeln schmecken mit ihren an die italienische Küche erinnernden Aromen wie Pizza, stecken aber voller Eiweiß und nahrhaften Zutaten. Sie sind der perfekte Imbiss für unterwegs, und da sie keine Nüsse enthalten, kannst du sie auch unbesorgt in den Pausenbrotbehälter deines Kindes packen.

Die Cannellini-Bohnen abspülen und abtropfen lassen. Mit Haferflocken, Sonnenblumenkernen, Tomaten, Mozzarella, 2 TL italienisches Gewürz und Salz und Pfeffer in einer Küchenmaschine 2–3 Minuten zu einer dicken, glatten Paste mischen; dabei die Küchenmaschine mehrmals kurz abschalten und die Masse mit einem Gummispachtel nach unten drücken.

Jeweils 1 EL von der Mischung abnehmen und zu einer Kugel rollen. Zwiebelgranulat und 1 TL italienisches Gewürz auf einem Teller vermischen. Die Kugel darin rollen, bis sie gut mit der Würzmischung bedeckt ist. Die restliche Masse auf dieselbe Weise verarbeiten und die Kugeln in der Würzmischung wälzen.

Die Kugeln im Kühlschrank aufbewahren und innerhalb von 3 Tagen aufbrauchen. Sie halten sich auch bis zu 3 Monaten in der Tiefkühltruhe.

TIPP
Die restlichen Cannellini-Bohnen in der Dose für einen Dip verwenden oder zu Ragouts und Salaten geben.

Den Mozzarella durch 2 EL Hefeflocken ersetzen.

Glutenfreie Haferflocken verwenden.

milchfrei | glutenfrei | nussfrei | sesamfrei | eifrei | sojafrei | vegetarisch

GEMÜSEMUFFINS

Ergibt 12 Muffins

1 Handvoll Grünkohl oder Cavolo nero
4 EL Olivenöl, plus mehr zum Kochen
1 kleine Schalotte, fein gewürfelt
160 g Dinkel- oder Vollkornmehl
100 g gemahlene Mandeln
1 TL Backpulver
¼ TL Natron
250 g Joghurt (3,5 % Fett)
2 Eier, vorzugsweise von freilaufenden Hühnern
90 g Feta, zerkrümelt, plus mehr zum Bestreuen
1 Zucchini, fein gerieben
1 TL frische Thymianblätter oder ½ TL getrockneter Thymian
Salz und schwarzer Pfeffer

Topping
1 EL Sonnenblumenkerne
1 EL Kürbiskerne

Neurodivergente Kinder sind von der Idee, Grüngemüse zu essen, oft abgeschreckt, und manchmal muss man über den Tellerrand schauen, um eine Lösung dafür zu finden, dass sie mit ihrer Ernährung genügend Folsäure erhalten.

Diese pikanten Muffins mit viel Gemüse und leichtem Käsearoma kommen wie gerufen! Sie eignen sich allein als Snack oder als Pausenimbiss, passen als Beilage zu Suppe oder können mit Pastete oder Frischkäse aufgepeppt werden.

Den Backofen auf 180 °C/160°C Umluft vorheizen und eine Muffinform mit 12 Vertiefungen mit Papierbackförmchen auslegen.

Die harten Stiele vom Grünkohl entfernen und die Blätter in feine Streifen schneiden. Etwas Olivenöl in einer Pfanne erhitzen. Grünkohl und Schalotte darin 4–5 Minuten weich dünsten. Beiseitestellen und abkühlen lassen.

Inzwischen Mehl, Mandeln, Backpulver, Natron, Salz und Pfeffer in einer großen Rührschüssel vermischen. Beiseitestellen.

In einer zweiten großen Schüssel Joghurt, Eier und 4 EL Olivenöl vermischen. Feta, Zucchini und Thymian sowie Grünkohl und Schalotte unterrühren.

Die nassen Zutaten zu den trockenen geben und kurz verrühren – nicht zu lange vermischen.

Mit einem Eisportionierer den Teig auf die Papierbackförmchen verteilen. Jede Teigportion mit etwas Feta und einigen Sonnenblumen- und Kürbiskernen bestreuen. 15–18 Minuten im vorgeheizten Ofen backen, bis die Muffins aufgegangen, goldbraun und durch sind (Stäbchenprobe machen). Da jeder Ofen anders ist, nach 14 Minuten prüfen, ob die Muffins fertig sind. Vor dem Servieren 30 Minuten auf einem Kuchenrost abkühlen lassen.

Diese Muffins bleiben bis zu 4 Tagen in einem luftdichten Behälter frisch. Sie lassen sich auch gut bis zu 3 Monaten einfrieren.

Kokosjoghurt oder weichen Nusskäse verwenden und den Feta durch 2 EL Hefeflocken ersetzen, plus mehr zum Bestreuen der Muffins.

Glutenfreies Mehl oder eine Backmischung verwenden. Gut geeignet ist z. B. Hirsemehl.

Die Mandeln durch 100 g Kichererbsenmehl ersetzen.

Die Eier durch 2 EL gemahlene Leinsamen, mit 3 EL Wasser vermischt und mindestens 10 Minuten eingeweicht, ersetzen.

milchfrei · glutenfrei · nussfrei · sesamfrei · eifrei · sojafrei · vegetarisch

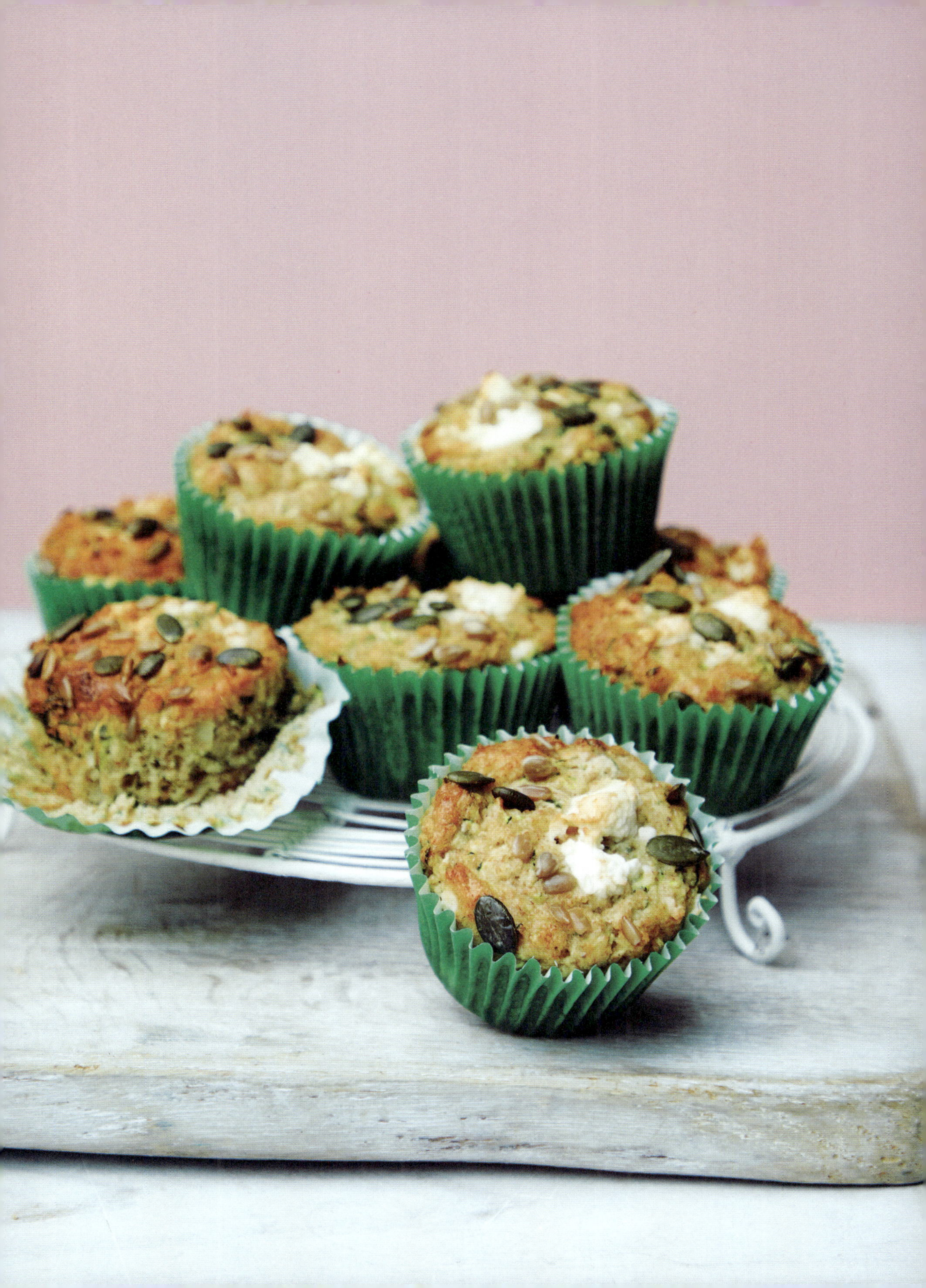

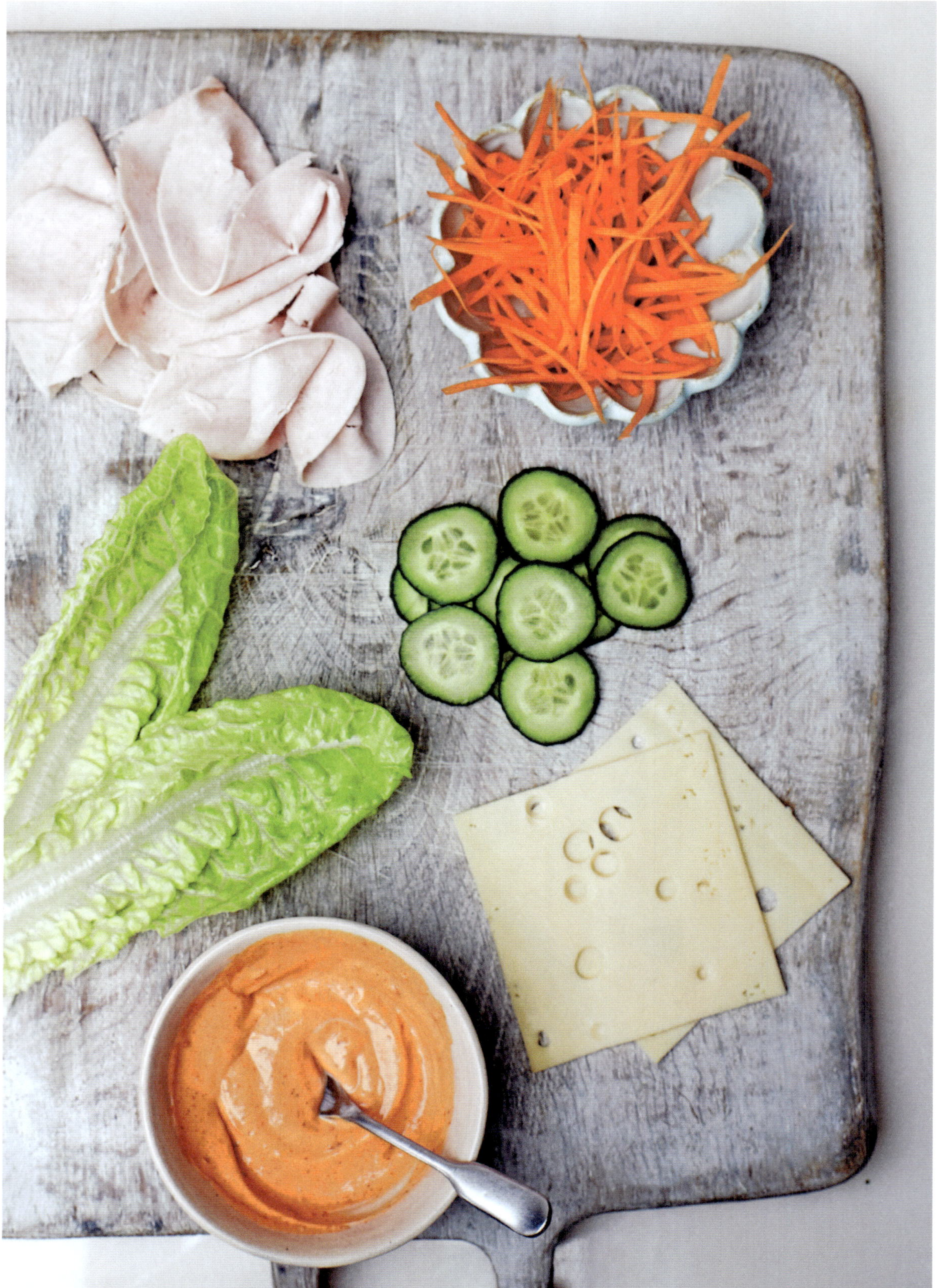

SALATROLLEN MIT PUTE UND KÄSE

Ein Wrap ohne Brot! Statt Wraps auf Weizenbasis Salat- oder Frühkohlblätter verwenden und um eine feine Füllung aus Pute, Käse und knackigem Salatgemüse mit Harissamayonnaise aufrollen.

Pute und Truthahn sind eine wichtige Quelle für Tryptophan, das bei der Produktion des Neurotransmitters Serotonin, auch als »Glückshormon« bekannt, beteiligt ist. Statt Putenscheiben bieten sich auch Parmaschinken, gekochtes Hähnchen, geräucherte Makrele oder zerdrückte Kichererbsen an.

Ergibt 2 Rollen

2 Römersalatblätter
2 TL Mayonnaise (ohne Ei)
etwas Harissapaste
4 Scheiben gekochte Pute
2 Scheiben Emmentaler oder Cheddar
1 kleine Karotte, in sehr feine Streifen geschnitten
6 dünne Gurkenscheiben

Die Salatblätter so auf die Arbeitsfläche legen, dass sie sich leicht überlappen.

Die Mayonnaise mit der Harissapaste verrühren und auf den Salatblättern verstreichen.

Puten- und Käsescheiben, Karotte und Gurke daraufgeben. Fest aufrollen und in zwei Hälften schneiden.

Sofort servieren oder bis zu 24 Stunden im Kühlschrank aufbewahren.

Milchfreie Mayonnaise verwenden und den Käse durch zerdrückte Kichererbsen, mit 2 zusätzlichen TL milchfreier Mayonnaise vermischt, verwenden.

Statt Putenscheiben zerdrückte Kichererbsen verwenden.

milchfrei glutenfrei nussfrei sesamfrei eifrei sojafrei vegetarisch

KURKUMA-HUMMUS

Für 4 Personen

3 getrocknete entkernte Aprikosen (möglichst naturbelassen und ungeschwefelt, z. B. Hunza-Aprikosen)
1 Dose Kichererbsen (à 400 g), abgetropft
1 EL Tahin (Sesampaste)
Saft von 1 Zitrone
3 EL Olivenöl
1 Knoblauchzehe, zerdrückt
1 TL gemahlene Kurkuma
1 TL gemahlener Ingwer
1 TL getrocknete Minze
1 TL gemahlener Kreuzkümmel
Salz und schwarzer Pfeffer

Dieser süß-würzige Hummus strotzt nur so von entzündungshemmenden guten Dingen für den Darm und bietet eine tolle Möglichkeit, die wohltuende Wirkung von Kurkuma zu genießen. Als ich dieses Rezept ausprobierte, verdrückte mein Sohn im Teenageralter eine ganze Schüssel voll in fünf Minuten!

Mit knackiger Rohkost servieren oder auf einen Wrap oder auf Cracker streichen. Kurkuma-Hummus schmeckt auch mit einem Salat oder als Füllung einer gebackenen Süßkartoffel. Wer mag, ersetzt die Kichererbsen durch weiße Bohnen wie Cannellini oder Butterbohnen.

Die getrockneten Aprikosen mindestens 10 Minuten in Wasser einweichen. Das Wasser anschließend wegschütten.

Die Kichererbsen in einem Sieb abspülen, abgießen und in einen Standmixer geben. Aprikosen, Tahin, Zitronensaft, Olivenöl, Knoblauch, Kurkuma, Ingwer, Minze, Kreuzkümmel und Salz und Pfeffer 2–3 Minuten glatt pürieren (für eine etwas körnigere Textur 1–2 Minuten pürieren); dabei den Mixer zweimal ausschalten und die Mischung von den Seiten nach unten schieben. Falls die Mischung zu dick erscheint, etwas Olivenöl oder 1 EL Wasser dazugeben.

Bis zu 3 Tagen im Kühlschrank haltbar.

Das Tahin durch Cashewmus, Sonnenblumenbutter oder Sonnenblumenkerne ersetzen. (Du kannst das Tahin auch ganz weglassen, wenn mehrere Allergien vorliegen.)

milchfrei glutenfrei nussfrei sesamfrei eifrei sojafrei vegetarisch

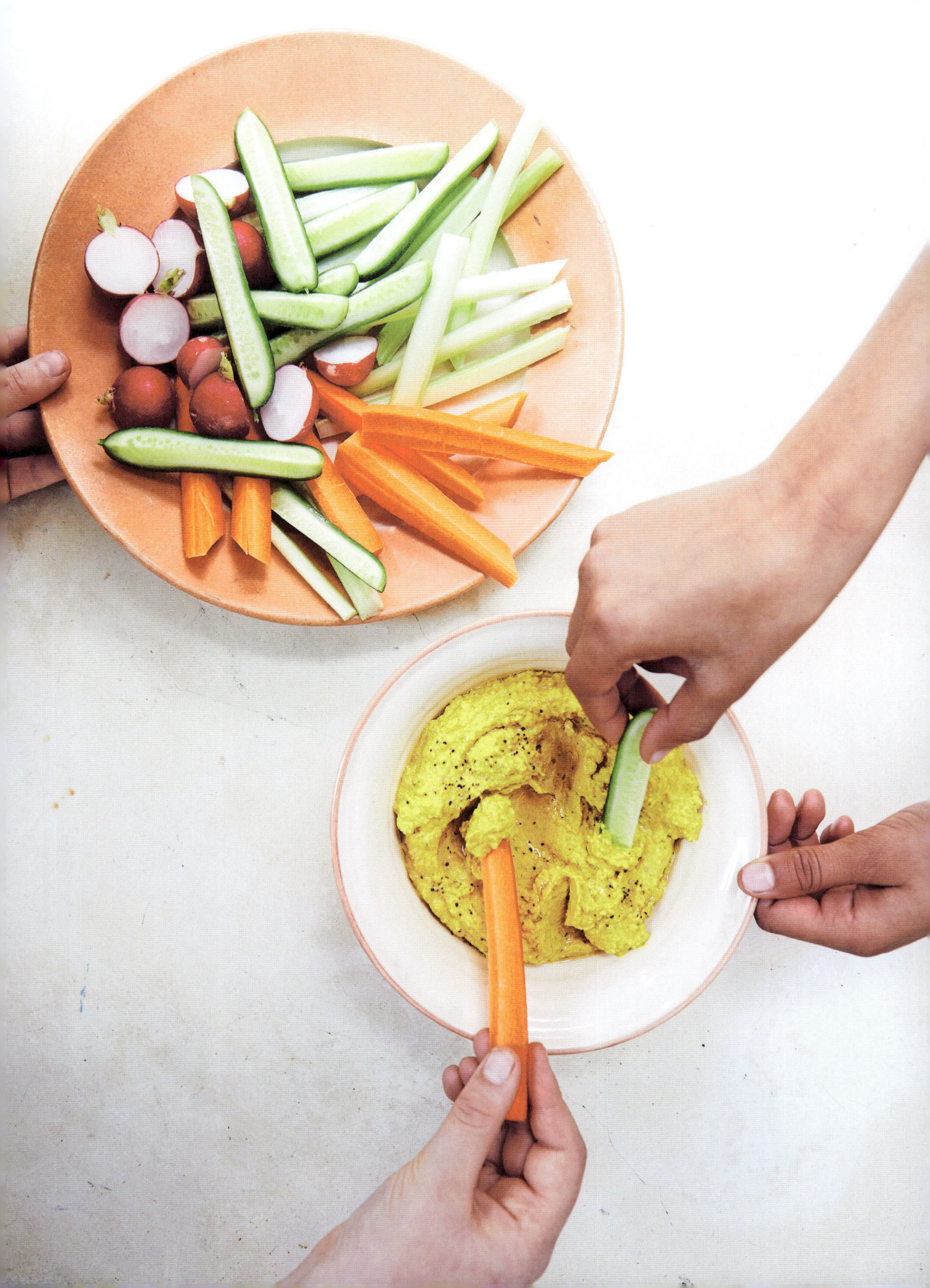

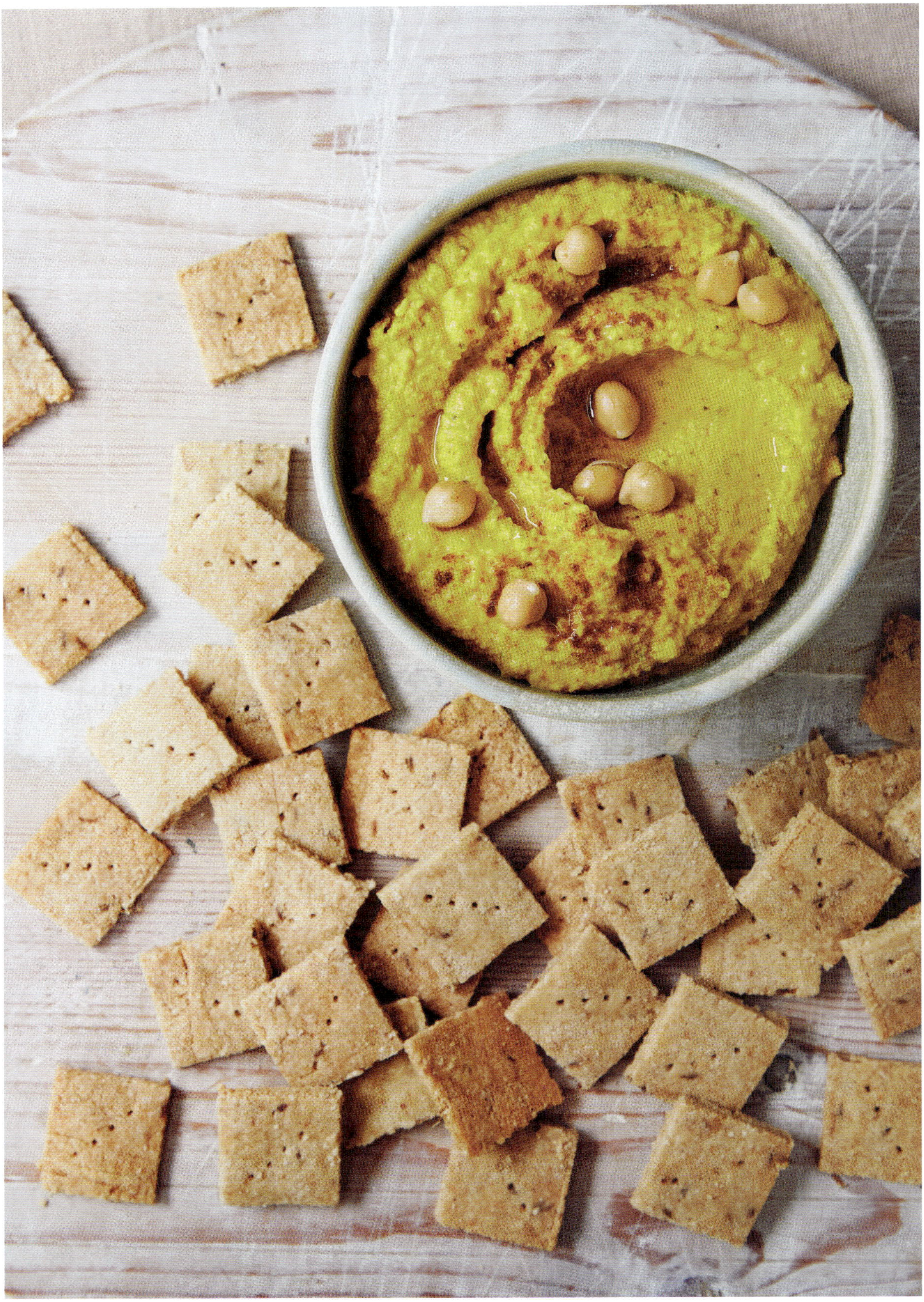

MANDELCRACKER MIT KREUZKÜMMEL UND KORIANDER

Ergibt 12–16 Cracker

160 g gemahlene Mandeln
2 TL Kreuzkümmelsamen
1 EL gemahlener Koriander
½ TL Meersalzflocken
1 EL Olivenöl
1 großes Ei, vorzugsweise von freilaufenden Hühnern

Diese Knuspercracker schmecken herrlich nach Kreuzkümmel und Koriander. Sie werden mit gemahlenen Mandeln zubereitet, die Kalzium und Eiweiß enthalten. Mit Oliven oder meinem Kurkuma-Hummus (siehe S. 176) servieren.

Den Backofen auf 170 °C/150 °C Umluft vorheizen. Mandeln, Kreuzkümmel, Koriander und Salz in einer Schüssel vermischen.

Olivenöl und Eier in einer kleinen Schüssel miteinander verquirlen.

Die nassen Zutaten zu den trockenen geben und mit einem Holzlöffel oder sauberen Händen gut vermischen. Den Teig zu einer Kugel formen. Diese zwischen zwei große Lagen Backpapier geben und mit einem Nudelholz zu einem etwa 3 mm dicken flachen Oval oder Rechteck ausrollen.

Die obere Lage Backpapier abziehen und die untere Lage mit dem ausgerollten Teig auf ein Backblech geben. Den Teig mit einem Pizzaschneider oder Messer in 3 cm große Vierecke schneiden und diese mit einer Gabel einstechen. Im vorgeheizten Ofen 12–15 Minuten backen, bis der Teig leicht goldbraun und knusprig ist. Die Vierecke an den Rändern werden eher durch sein als die in der Mitte; daher die äußeren Vierecke entfernen und die restlichen für weitere 2 Minuten in den Ofen schieben.

Die Cracker 30 Minuten auf dem Backblech abkühlen lassen und dann genießen!

Die Cracker bis zu 3 Tagen in einem luftdichten Behälter aufbewahren. Wenn du sie aufbacken möchtest, für 2–3 Minuten in einen auf 170 °C/150 °C Umluft vorgeheizten Ofen schieben.

Das Ei weglassen und 1 EL gemahlene Leinsamen, mit 2 EL Wasser vermischt, verwenden.

milchfrei glutenfrei sesamfrei eifrei sojafrei vegetarisch

GERÖSTETE KICHERERBSEN MIT FENCHEL UND PAPRIKA

Ergibt 1 Glas (à 350 g)

400 g Kichererbsen
1 EL Olivenöl
2 TL Paprikapulver geräuchert
2 TL getrocknete gemischte Kräuter
2 TL Fenchelsamen
1 TL Salz

Perfekt zum Knabbern: knackige Kichererbsen mit wärmenden Gewürzen. Über Salate gestreut, verleihen sie Ballaststoffe und zusätzliches Eiweiß.

Den Backofen auf 200 °C/180 °C Umluft vorheizen.

Die Kichererbsen abgießen, in einem Sieb abspülen und überschüssige Flüssigkeit abschütteln. Die Kichererbsen auf Küchenpapier geben und vorsichtig trocken tupfen.

Olivenöl, Paprikapulver, Kräuter, Fenchelsamen und Salz in einer Schüssel vermischen. Die Kichererbsen dazugeben und gut verrühren. Auf einem Backblech verteilen und 30–40 Minuten oder so lange im Ofen rösten, bis sie gebräunt und knusprig sind. Gegen Ende der Backzeit häufig prüfen, damit sie nicht verbrennen. Warm oder kalt servieren.

In einem Glasbehälter bis zu 3 Tagen im Kühlschrank aufbewahren.

milchfrei glutenfrei nussfrei sesamfrei eifrei sojafrei vegetarisch

GERÖSTETE TAMARI-SAMENKERNE

Ergibt 1 Glas

100 g Kürbiskerne
100 g Sonnenblumenkerne
2 TL Tamari-Sojasauce

Dies ist einer der leckersten, einfachsten Snacks, den man stets zur Hand haben sollte. Gleich eine größere Menge zubereiten und in einem Glasbehälter aufbewahren, wenn du Lust auf einen raschen Snack hast, der gesunde Fette, Eisen, Cholin und Vitamin E enthält. Geröstete Tamari-Samenkerne lassen sich auch prima über Salate und Dips streuen und schmecken super auf pikanten Sandwiches.

Japanische Tamari-Sojasauce ist von Natur aus glutenfrei und hat ein milderes umami Aroma als chinesische Sojasauce.

Eine tiefe Pfanne erhitzen. Die Samenkerne darin auf starker Hitze unter ständigem Rühren rösten, bis sie anfangen, zu bräunen. Herd ausschalten. Die Tamari-Sojasauce in die Pfanne geben und weiterrühren. Da die Sauce rasch klebrig wird, ist es wichtig, dass sie alle Samenkerne gleichmäßig umhüllt.

Samenkerne aus der Pfanne nehmen, auf einem Teller ausbreiten und vollständig abkühlen lassen, dann in einem Glasbehälter bis zu 3 Monaten aufbewahren.

milchfrei glutenfrei nussfrei sesamfrei eifrei vegetarisch

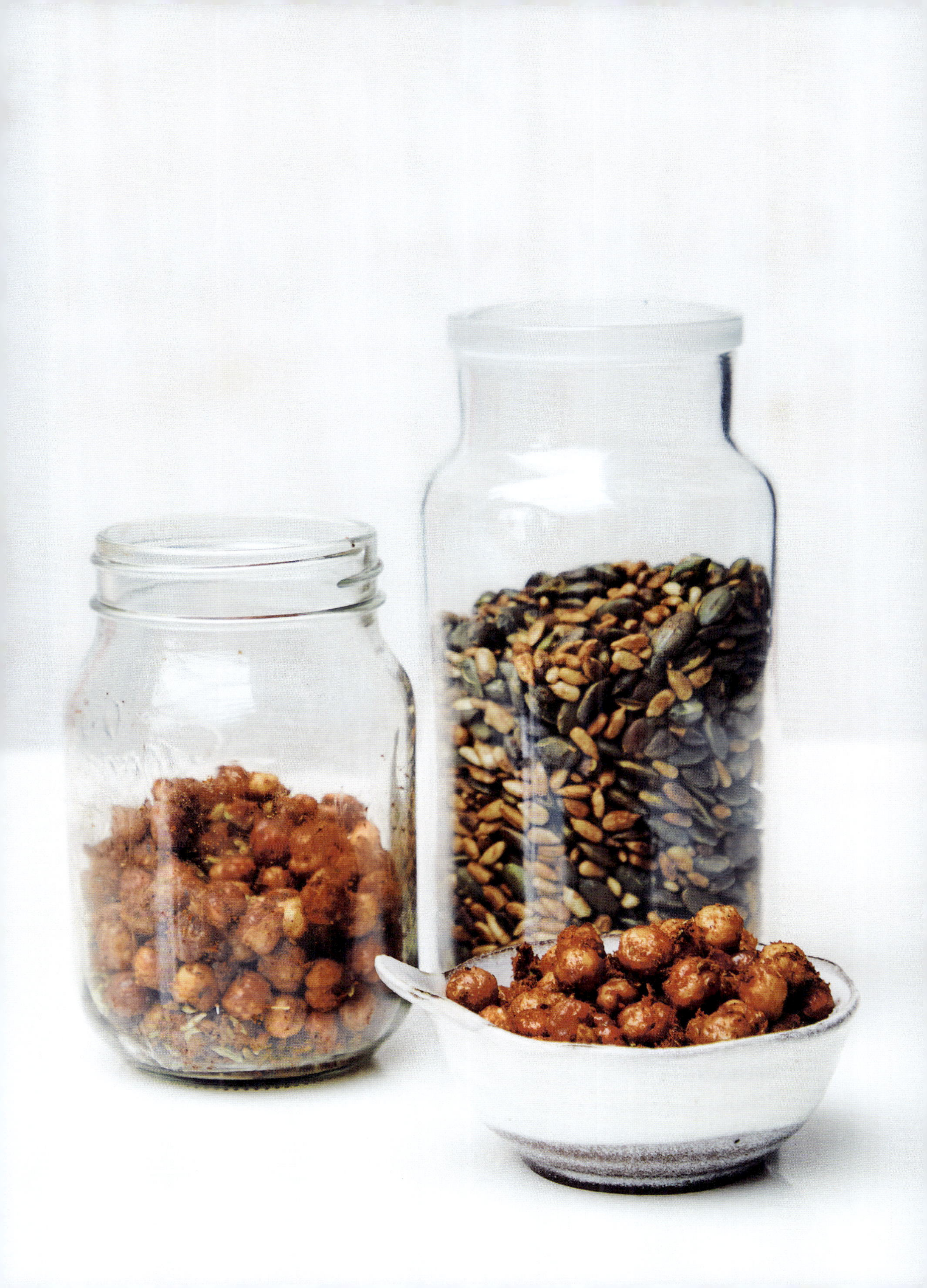

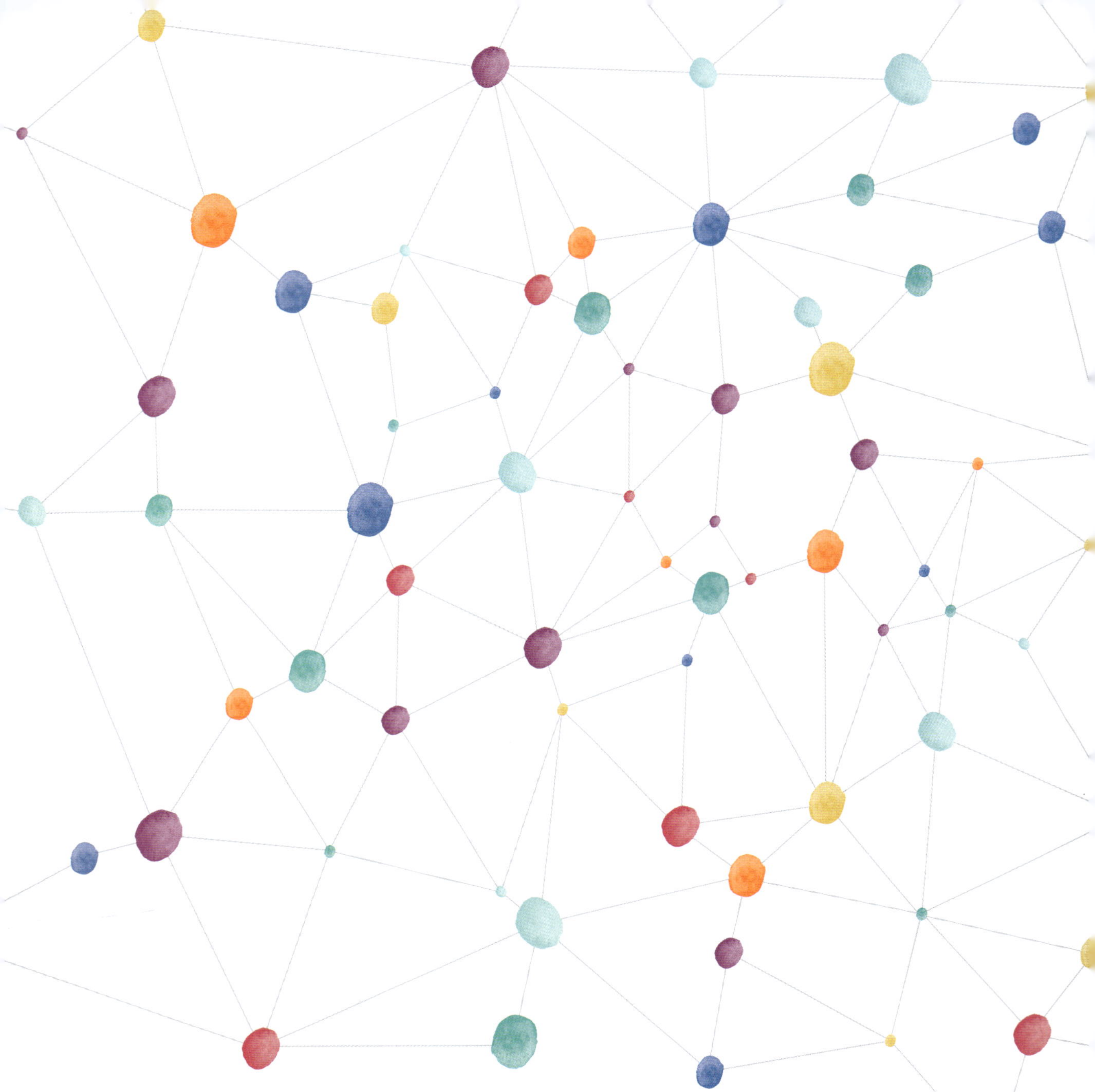

SÜSSE SNACKS

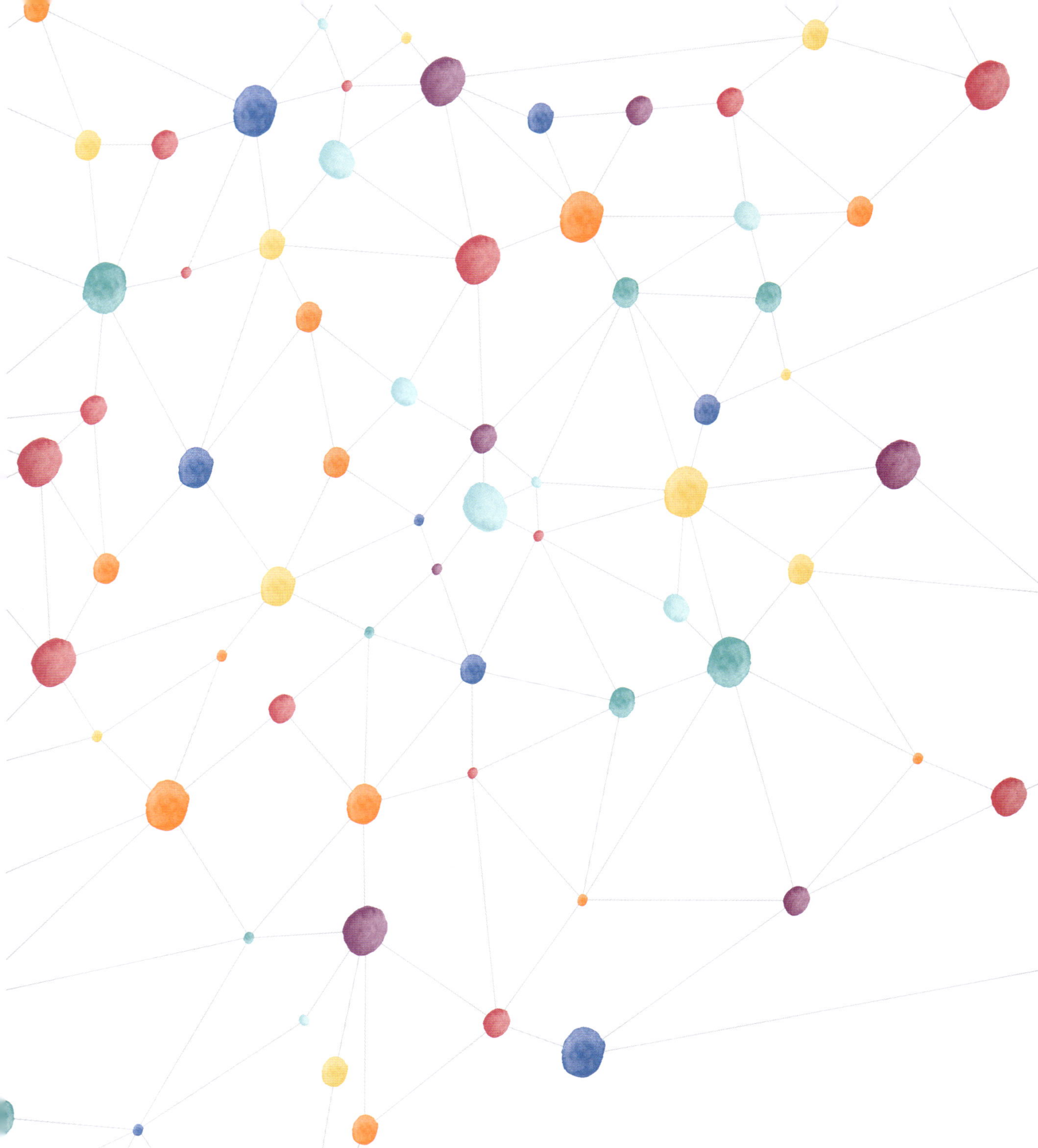

Wenn dein Kind Süßes oder die wohltuende Wirkung von zuckerhaltigem Essen mag, sind dies die richtigen Rezepte für dich. Die Leckereien sind alle natürlich gesüßt und enthalten eine ausgewogene Mischung aus Eiweiß und gesunden Fetten. Dies fördert die Konzentration, Stimmung und Ausdauer, und der Hunger auf Süßes wird gestillt, ohne dass der Blutzuckerspiegel in die Höhe schnellt.

APFEL-ZIMT-WOLKENKEKSE

Ergibt 16 Kekse

120g Butter
110g Ahornsirup
1 Ei plus 1 Eigelb, vorzugsweise von freilaufenden Hühnern
160g Kichererbsenmehl
½ TL Backpulver
1 Apfel, geschält, entkernt und fein gewürfelt
2 TL gemahlener Zimt
½ TL Meersalzflocken

Die klassische Kombination aus Apfel und Zimt verleiht diesen leichten, lockeren Keksen einen herrlichen Geschmack und ein unwiderstehliches Aroma. Sie sind wunderbar weich und zergehen auf der Zunge und sind für alle geeignet, die beim Kauen Schwierigkeiten haben. Sie sind gluten- und getreidefrei und enthalten reichlich Eiweiß, Ballaststoffe, Eisen und Cholin. Kichererbsenmehl ist in Supermärkten und Bioläden erhältlich; du kannst aber auch getrocknete Kichererbsen für 2 Minuten in einer Küchenmaschine zu einem feinen Pulver zerkleinern.

Für eine milch- und eifreie Alternative Mehl, Eier und Butter durch 400g abgetropfte Kichererbsen aus der Dose und 120g Mandel-/Erdnussbutter oder Tahin ersetzen. Dies ergibt Kekse mit einer etwas anderen Konsistenz – dichter und nicht ganz so locker.

Den Backofen auf 180°C/160°C Umluft vorheizen. Die Kekse portionsweise backen oder 3 Backbleche mit Backpapier auslegen.

Die Butter in einem kleinen Topf auf schwacher Hitze zerlassen. Beiseitestellen und leicht abkühlen lassen.

Ahornsirup, Ei und Eigelb in eine Rührschüssel geben und mit einer Gabel verquirlen. Die Butter unterrühren und alles mit einem Schneebesen zu einer schaumig-cremigen Masse verrühren.

In einer zweiten Schüssel Mehl, Backpulver, Apfel, Zimt und Salz miteinander vermischen.

Die trockenen Zutaten zu den nassen geben und alles zu einem lockeren Teig vermengen. Den Teig esslöffelweise mit genügend Abstand auf das/die Backblech/e geben – er breitet sich beim Backen aus. 12–15 Minuten backen, bis die Kekse leicht gebräunt und am Rand fest sind. Auf dem Backblech leicht abkühlen lassen und dann auf einem Kuchenrost erkalten und fest werden lassen. Sie schmecken aber auch köstlich, wenn sie noch warm sind!

Bis zu 2 Tagen in einem luftdichten Behälter aufbewahren. Die Kekse lassen sich auch einfrieren, vorzugsweise am Backtag, und bis zu 3 Monaten in der Tiefkühltruhe aufbewahren.

milchfrei: Die Butter durch Kokosöl oder einen milchfreien Aufstrich ersetzen.

glutenfrei: Siehe Rezepteinleitung

nussfrei

sesamfrei

eifrei: Siehe Rezepteinleitung

sojafrei

vegetarisch

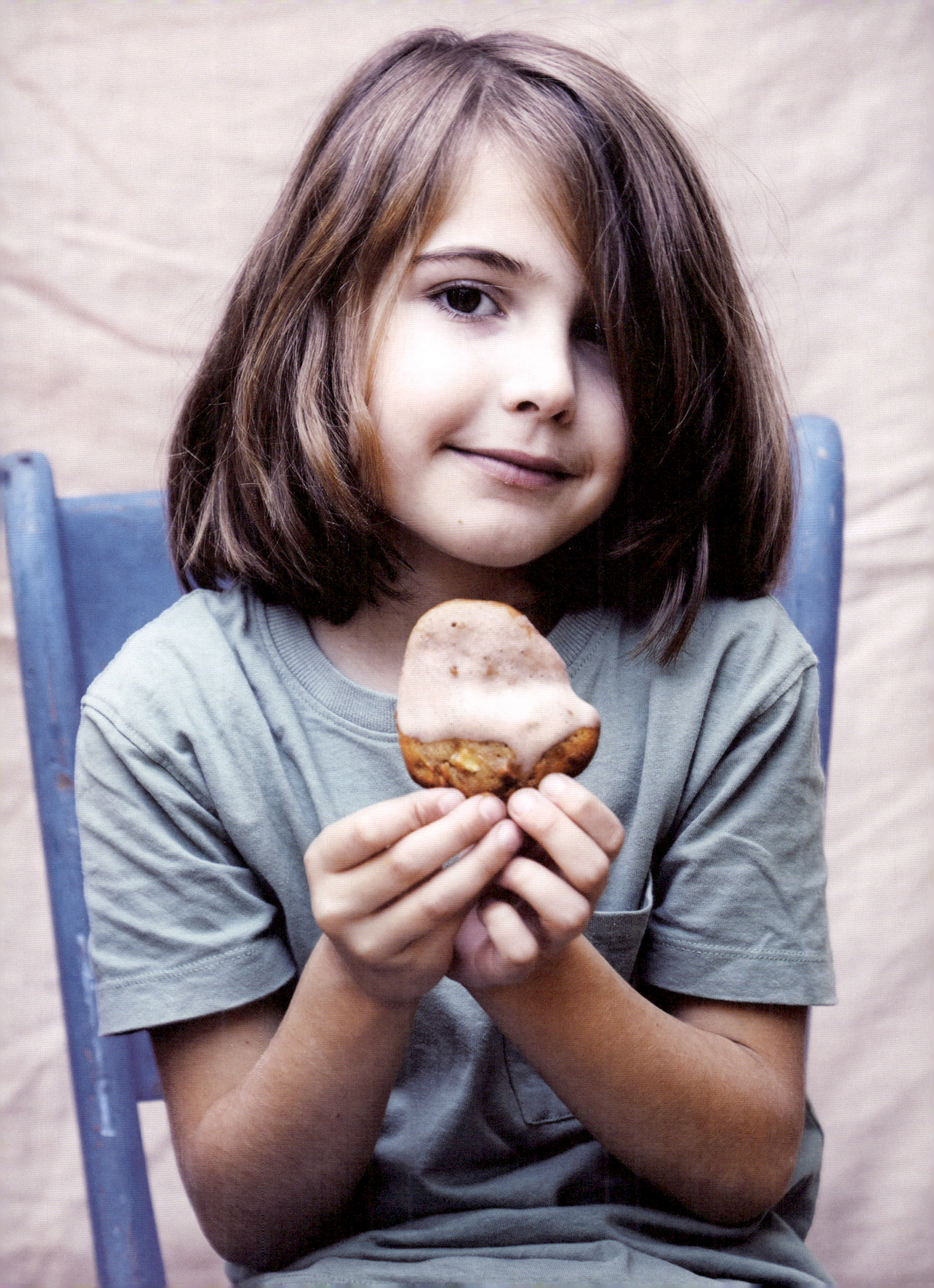

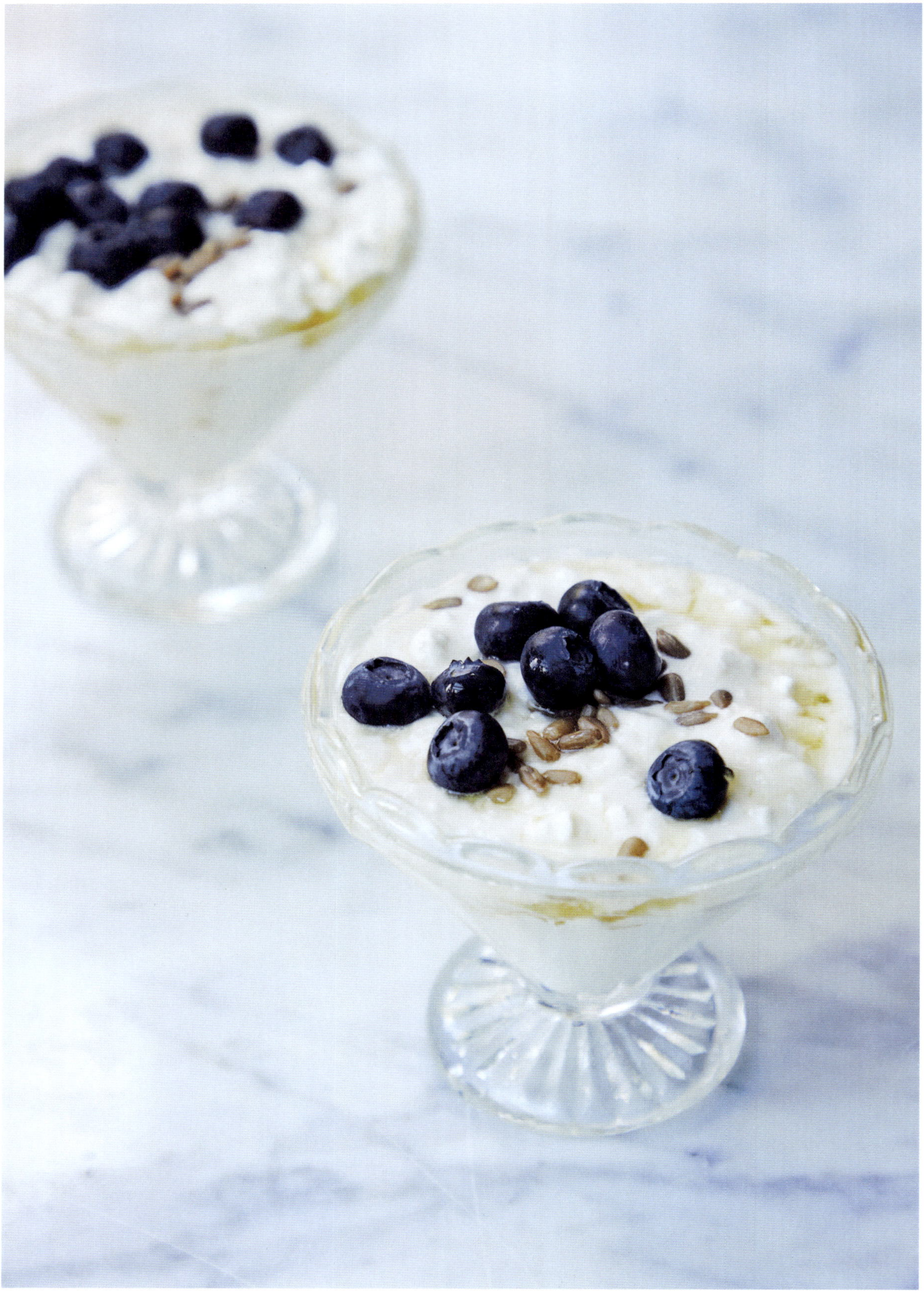

HÜTTENKÄSE-TÖPFCHEN MIT VANILLE UND HEIDELBEEREN

Für 2 Personen

300 g Hüttenkäse (4 % Fett)
1 TL Vanilleextrakt
1 TL Honig oder Ahornsirup
2 TL Sonnenblumenkerne
1 Handvoll Heidelbeeren

Diese kleinen cremigen Leckereien liefern jede Menge Eiweiß für ein rasches Frühstück oder einen Snack auf die Schnelle. Heidelbeeren enthalten Flavonoide, die helfen können, das Gedächtnis, die Lernfähigkeit und die allgemeine kognitive Funktion zu verbessern. Sonnenblumenkerne sorgen für den Knuspereffekt und liefern zusätzlich Cholin und Vitamin E.

Wenn du oder dein Kind eine glattere Konsistenz mögen, Hüttenkäse, Vanilleextrakt und Honig 1 Minute im Standmixer pürieren. Sonnenblumenkerne und Heidelbeeren können auch unter den pürierten Hüttenkäse gerührt und die Creme anschließend zu Eis am Stiel oder Eiscreme gefroren werden.

Mit anderen frischen Früchten der Saison oder Tiefkühlobst wie Himbeeren, Erdbeeren, Mango, Nektarinen, Pfirsichen, Pflaumen oder Kirschen genießen.

Hüttenkäse, Vanilleextrakt und Honig oder Ahornsirup gut miteinander verrühren.

In kleine Dessertgläser oder Schalen füllen und mit Sonnenblumenkernen und Blaubeeren bestreut servieren.

Den Hüttenkäse durch 300 g Seidentofu oder 300 g Cashewnüsse, 2 Stunden in Wasser eingeweicht, abgetropft und püriert, ersetzen.

milchfrei | glutenfrei | nussfrei | sesamfrei | eifrei | sojafrei | vegetarisch

ENERGIEBÄLLCHEN

Ergibt 12 Kugeln

Für Schoko-Miso-Energiebällchen
12 entkernte Datteln
100 g kernige Haferflocken
70 g Kakao oder Kakaopulver
4 TL Misopaste
3 EL Tahin (Sesampaste)
1 EL Ahornsirup

Salziges Miso, kombiniert mit cremigem Tahin und mit Ahornsirup gesüßt – was für eine Geschmacksempfindung! Diese Energiekugeln sind im Handumdrehen zubereitet (Kochen fällt weg) und enthalten nahrhaftes Kalzium und Eisen sowie fermentiertes Miso, das das Darmmikrobiom nährt. Meine Familie und ich essen die Energiebällchen direkt aus der Tiefkühltruhe!

Wenn die Datteln trocken oder hart sind, 10 Minuten in warmem Wasser einweichen. Abgießen. Alle Zutaten in eine Küchenmaschine geben und 2–3 Minuten mischen (Pulsfunktion wählen), bis sich eine Teigkugel bildet.

2 TL Teig abnehmen und zwischen den Handflächen zu einer Kugel rollen. (Hände leicht anfeuchten, damit der Teig nicht an den Fingern kleben bleibt; die Kugeln werden dadurch auch schön glatt.) Den Vorgang wiederholen, bis die Mischung aufgebraucht ist – du solltest 12 Energiebällchen erhalten.

Die Energiebällchen auf einen Teller oder in einen verschließbaren Behälter geben und mindestens 30 Minuten im Kühlschrank fest werden lassen.

Sie halten sich 3 Tage im Kühlschrank oder 3 Monate in der Tiefkühltruhe.

Für Himbeer-Erdnussbutter-Energiebällchen
12 entkernte Datteln
100 g kernige Haferflocken
4 TL Erdnussbutter
3 EL geschälte Hanfsamen
1 EL Ahornsirup
12 Himbeeren, frisch oder tiefgekühlt

Diese Energiebällchen mit Himbeeren und Erdnussbutter enthalten reichlich Omega-3 und Cholin – gut für Konzentration und Lernen – und als Clou eine ganze Himbeere in der Mitte.

Wenn die Datteln trocken oder hart sind, 10 Minuten in warmem Wasser einweichen. Abgießen. Alle Zutaten bis auf die Himbeeren in eine Küchenmaschine geben und 2–3 Minuten mischen (Pulsfunktion wählen), bis sich eine Teigkugel bildet.

2 TL Teig abnehmen, leicht flach drücken und eine Himbeere in die Mitte setzen. Teig vorsichtig über die Himbeere falten und zwischen den Handflächen zu einer Kugel rollen. (Hände leicht anfeuchten, damit der Teig nicht an den Fingern kleben bleibt; die Kugeln werden dadurch auch schön glatt.) Den Vorgang wiederholen, bis die Mischung aufgebraucht ist – du solltest 12 Energiebällchen erhalten.

Die Energiebällchen auf einen Teller oder in einen verschließbaren Behälter geben und mindestens 30 Minuten im Kühlschrank fest werden lassen.

Sie halten sich 3 Tage im Kühlschrank oder 3 Monate in der Tiefkühltruhe.

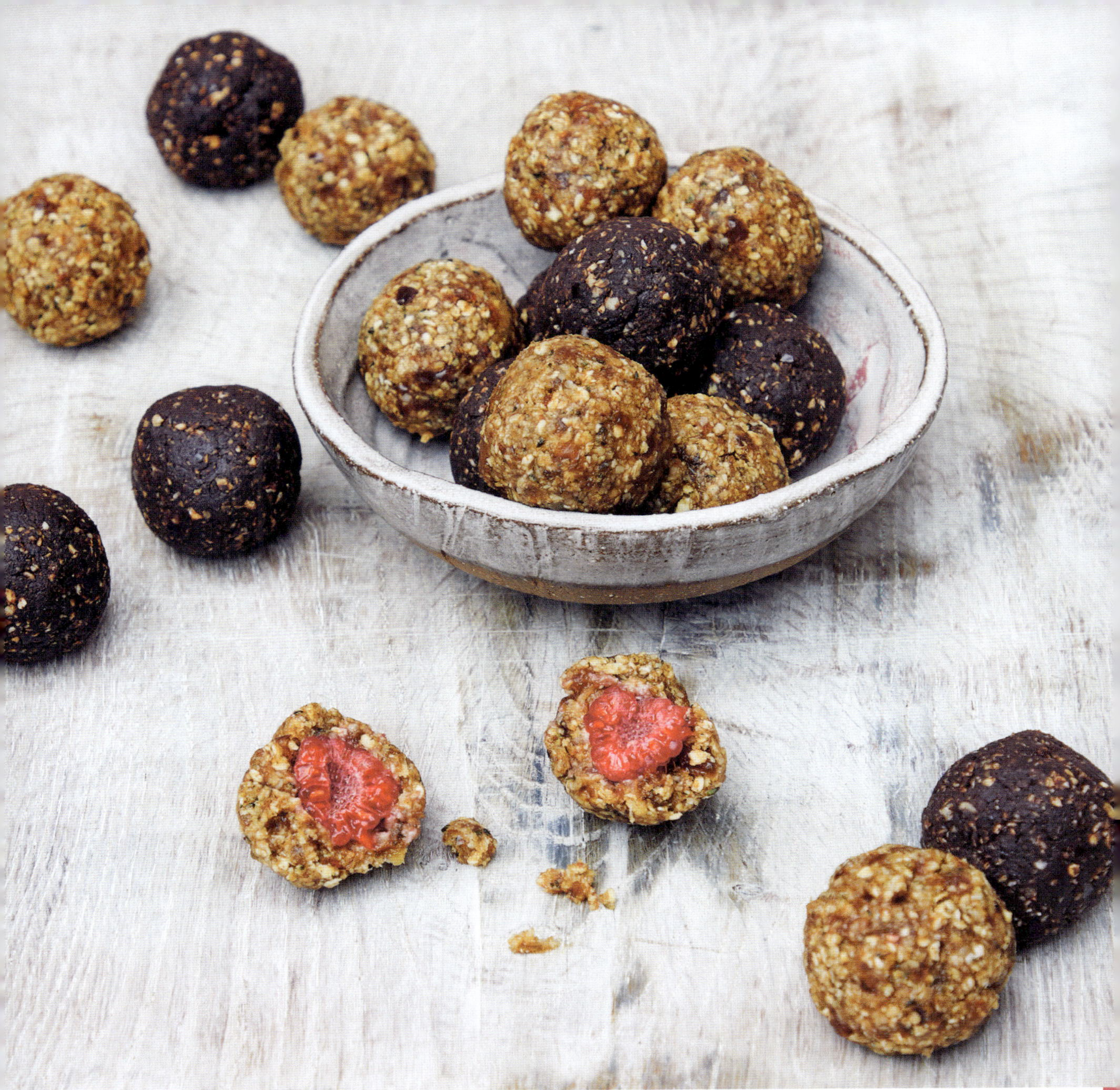

Glutenfreie Hafer- oder Quinoaflocken verwenden.

Die Erdnussbutter durch Sonnenblumenbutter oder Sonnenblumenkerne ersetzen.

Das Tahin durch Mandel- oder Sonnenblumenbutter ersetzen.

Nur die Himbeer-Erdnussbutter-Energiebällchen sind sojafrei.

milchfrei | glutenfrei | nussfrei | sesamfrei | eifrei | sojafrei | vegetarisch

ROCKY ROAD MIT KICHERERBSEN UND ROSINEN

Die gesunde Version von Rocky Road für alle, die mehr Brainfood brauchen! Haselnüsse, Kürbiskerne und Rosinen sorgen für den süßen Knusperknack, und Kichererbsen tragen Eisen, Eiweiß und Ballaststoffe bei.

Ergibt 10 Scheiben oder 20 kleine Vierecke

225 g dunkle Schokolade (70 % Kakaogehalt), in Stücke gebrochen
2½ EL Kokosöl
1½ EL Ahornsirup
150 g abgetropfte Kichererbsen (Glas oder Dose)
1½ EL geröstete, gehackte Haselnüsse oder grob gehackte Haselnüsse
75 g Rosinen
40 g Kürbiskerne
1 Prise Meersalzflocken, nach Belieben

Ein kleines Backblech mit Backpapier auslegen.

Schokolade, Kokosöl und Ahornsirup in eine Rührschüssel geben. Zum Schmelzen der Schokolade die Schüssel einige Minuten auf einen Topf mit köchelndem Wasser stellen; dabei gelegentlich umrühren.

Inzwischen die Kichererbsen abgießen, abspülen und trocken tupfen.

Kichererbsen, Haselnüsse, Rosinen und Kürbiskerne unter die geschmolzene Schokolade rühren. Bei Verwendung ungesalzener Kichererbsen eine Prise Salz dazugeben. Die Mischung auf das Backblech geben, festdrücken und 1 Stunde im Kühlschrank fest werden lassen.

Zum Servieren in 10 Scheiben oder 20 mundgerechte Vierecke schneiden. Im Kühlschrank bis zu 3 Tagen oder in der Tiefkühltruhe bis zu 3 Monaten haltbar.

Milchfreie Schokolade verwenden.

Die Haselnüsse durch Sonnenblumenkerne oder Chiasamen ersetzen.

milchfrei | glutenfrei | nussfrei | sesamfrei | eifrei | sojafrei | vegetarisch

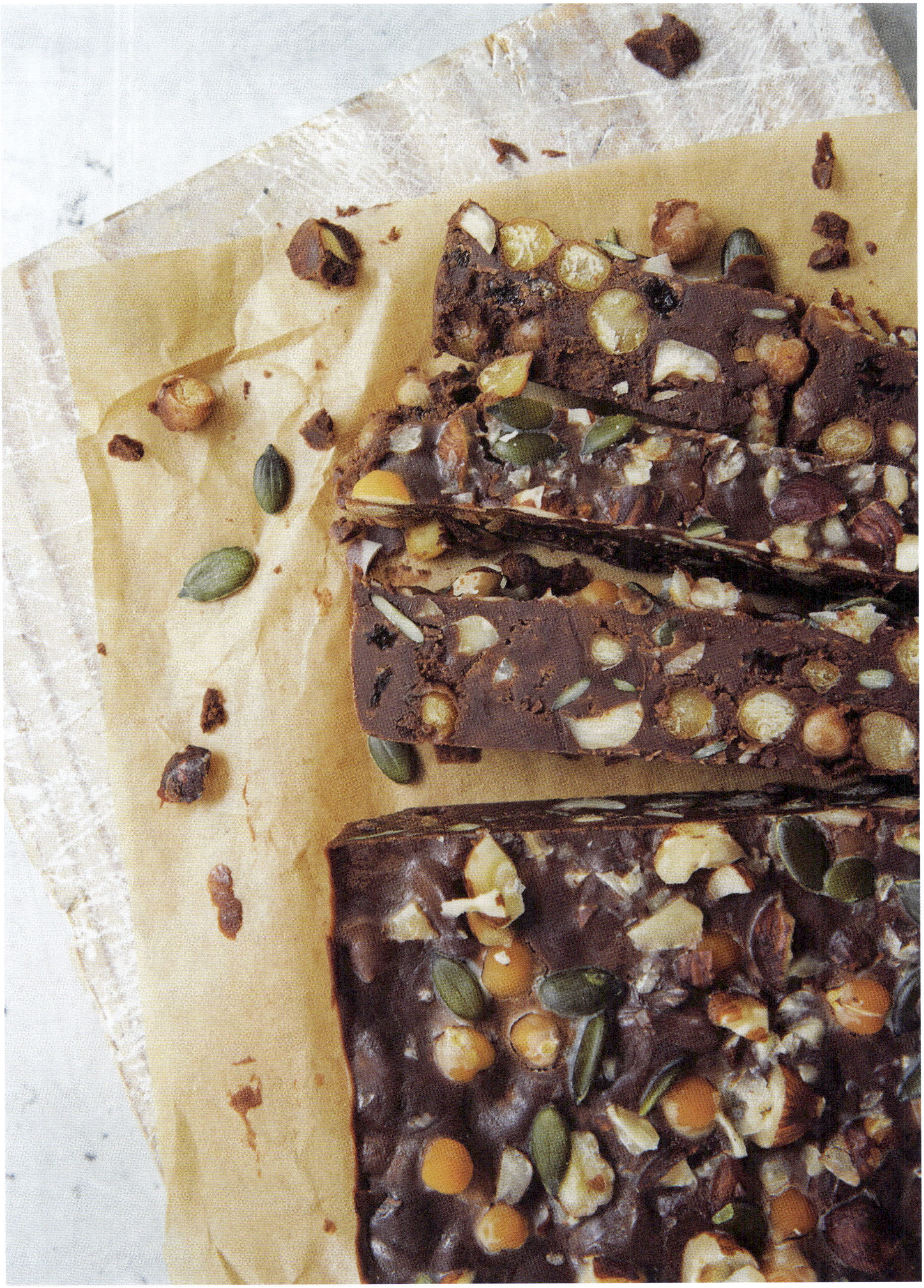

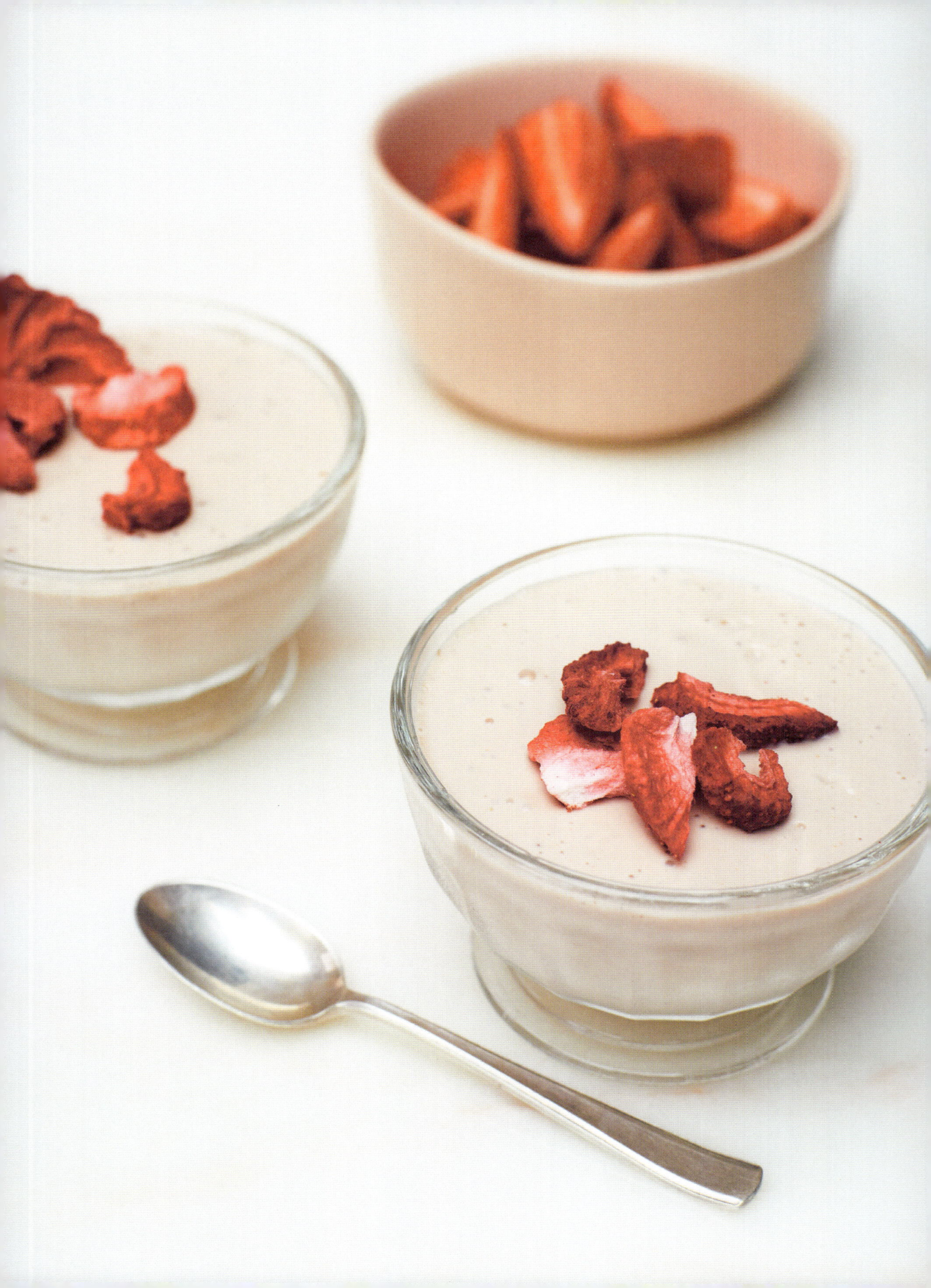

ERDBEERMOUSSE

Für 4 Personen

1½ TL Butter
3 Eier, vorzugsweise von freilaufenden Hühnern
125 g Ricotta
200 g Erdbeeren, frisch oder tiefgekühlt
1 TL Vanilleextrakt
1½ EL Honig
gefriergetrocknete Erdbeerstreusel oder tiefgekühlte Erdbeerstücke oder -scheiben (nach Belieben)

Ein Rezept für eine leichte, zarte Mousse zum Frühstück, als Snack zwischendurch oder als eiweißreiches Dessert. Ricotta ist eine ausgezeichnete Quelle für GABA, den Neurotransmitter, der dafür sorgt, dass wir gelassen und entspannt bleiben. Eier enthalten Cholin, einen essenziellen Nährstoff, der das Gedächtnis, Konzentration und kognitive Leistungsfähigkeit und die emotionale Regulierung unterstützt. Erdbeeren liefern natürliche Süße und Vitamin C.

Die Butter auf schwacher Hitze in einer Pfanne zerlassen. Die Eier in die Pfanne aufschlagen und mit einem Spatel verrühren. Unter Rühren leicht stocken lassen; sie sollten weder zu trocken noch dünnflüssig sein. Vom Herd nehmen und leicht abkühlen lassen.

Eier, Ricotta, Erdbeeren, Vanille und Honig in eine Küchenmaschine geben und etwa 1 Minuten zu einer glatten Mischung pürieren. Die Mischung in Serviergläser oder Auflaufförmchen füllen.

Mit gefriergetrockneten Erdbeerstreuseln oder -stücken bestreuen und leicht warm servieren oder für 30–60 Minuten in den Kühlschrank stellen und kalt essen.

Im Kühlschrank bis zu 3 Tagen haltbar.

Den Ricotta durch 125 g Seidentofu ersetzen und Olivenöl statt Butter verwenden.

milchfrei glutenfrei nussfrei sesamfrei sojafrei vegetarisch

SALZKARAMELL-DONUTS

Ergibt 8 große oder 16 kleine Donuts

1 TL Kokosöl, zerlassen, plus mehr zum Fetten
220 g gemahlene Mandeln
1 TL Lebkuchengewürz
½ TL Backpulver
¼ TL Natron
4 EL Ahornsirup
4 EL Pflanzendrink
3 Eier, vorzugsweise von freilaufenden Hühnern
1 TL Vanilleextrakt
1 TL Apfelweinessig

Topping
135 g oder etwa 7–8 weiche Medjool-Datteln, entkernt
6 EL heißes Wasser
3 EL Cashewmus (selbst gemachtes Cashewmus: siehe Einleitung, S. 203)
½ TL Meersalzflocken

Wer will, kann Donuts mit nahrhaften Dingen anreichern! Diese Salzkaramell-Donuts – einfach in der Zubereitung und nicht frittiert, sondern gebacken – schmecken unvergleichlich gut. Sie sind getreide- und glutenfrei, da wir Mandeln, kein Mehl, verwenden, und reich an Eiweiß, Kalzium und Cholin.

Den Backofen auf 200 °C/180 °C Umluft vorheizen. Eine Donut-Form mit etwas Kokosöl auspinseln.

In einer großen Schüssel Mandeln, Lebkuchengewürz, Backpulver und Natron miteinander vermischen.

Kokosöl, Ahornsirup, Milch, Eier und Vanilleextrakt in einer kleinen Schüssel verrühren.

Die nassen Zutaten unter die trockenen rühren. Essig dazugeben und gut verrühren.

Die Teigmischung jeweils zu zwei Dritteln in die Mulden der Donut-Form füllen. Für kleine Donuts 12–15 Minuten backen; größere Donuts benötigen 20–25 Minuten oder so lange, bis der Teig auf Fingerdruck zurückspringt. Die Donuts in der Form abkühlen lassen, dann auf einem Kuchenrost vollständig erkalten lassen.

Inzwischen das Topping zubereiten. Wenn die Datteln zu trocken oder hart sind, mindestens 10 Minuten in warmem Wasser einweichen und anschließend abgießen.

Datteln, heißes Wasser, Cashewmus und Salz in einem Standmixer einige Minuten glatt mischen; die Mischung dabei nach Bedarf mit einem Spatel von den Seiten nach unten schieben. Die abgekühlten Donuts jeweils mit etwas Topping bestreichen. (Übrig gebliebenes Topping als Dip für Obst verwenden.)

In einem luftdichten Behälter bis zu 3 Tagen im Kühlschrank oder bis zu 3 Monaten in der Tiefkühltruhe haltbar.

Die gemahlenen Mandeln durch Kokosmehl und das Cashewmus durch Tahin (Sesampaste) ersetzen.

milchfrei | glutenfrei | nussfrei | sesamfrei | sojafrei | vegetarisch

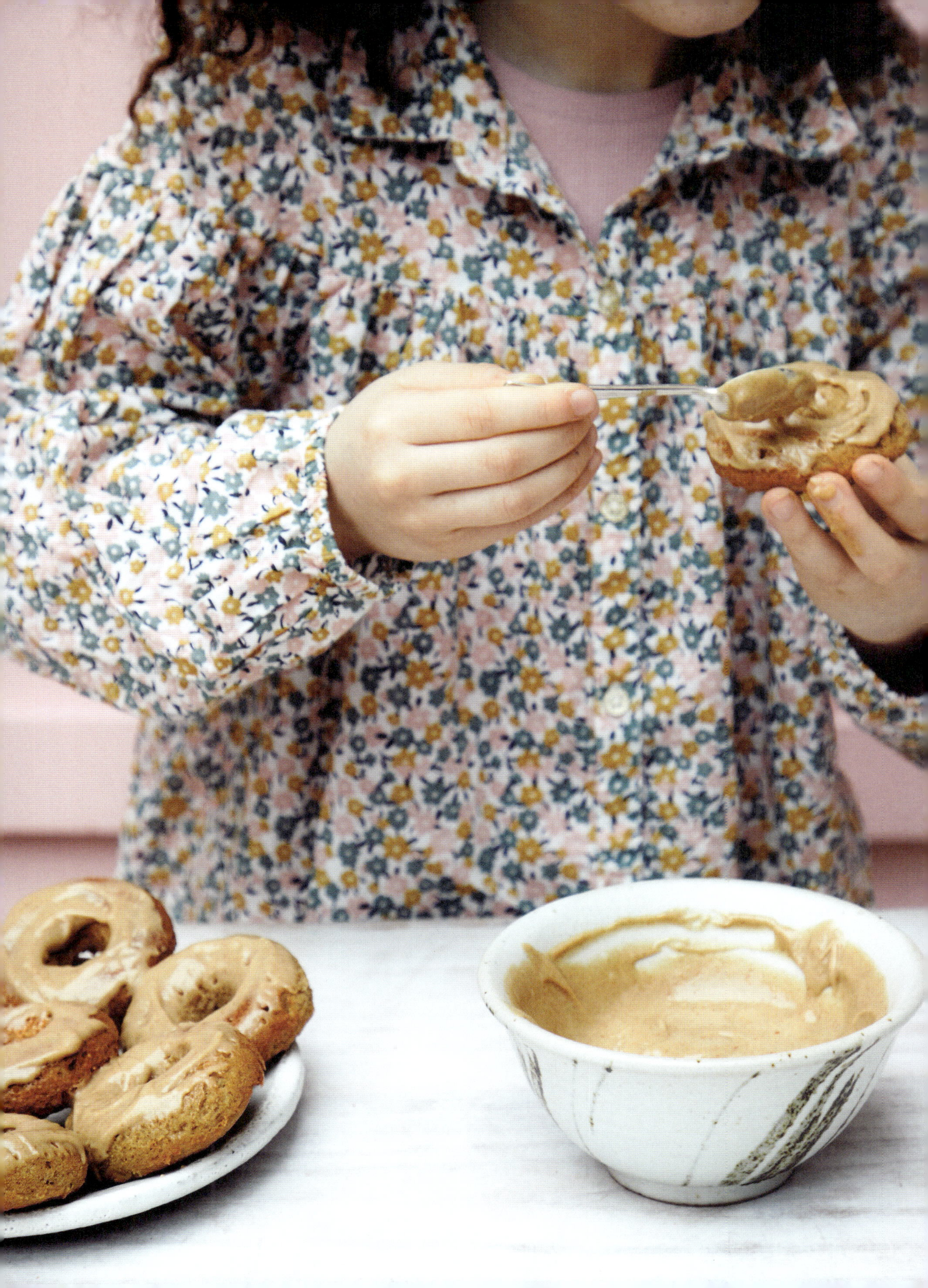

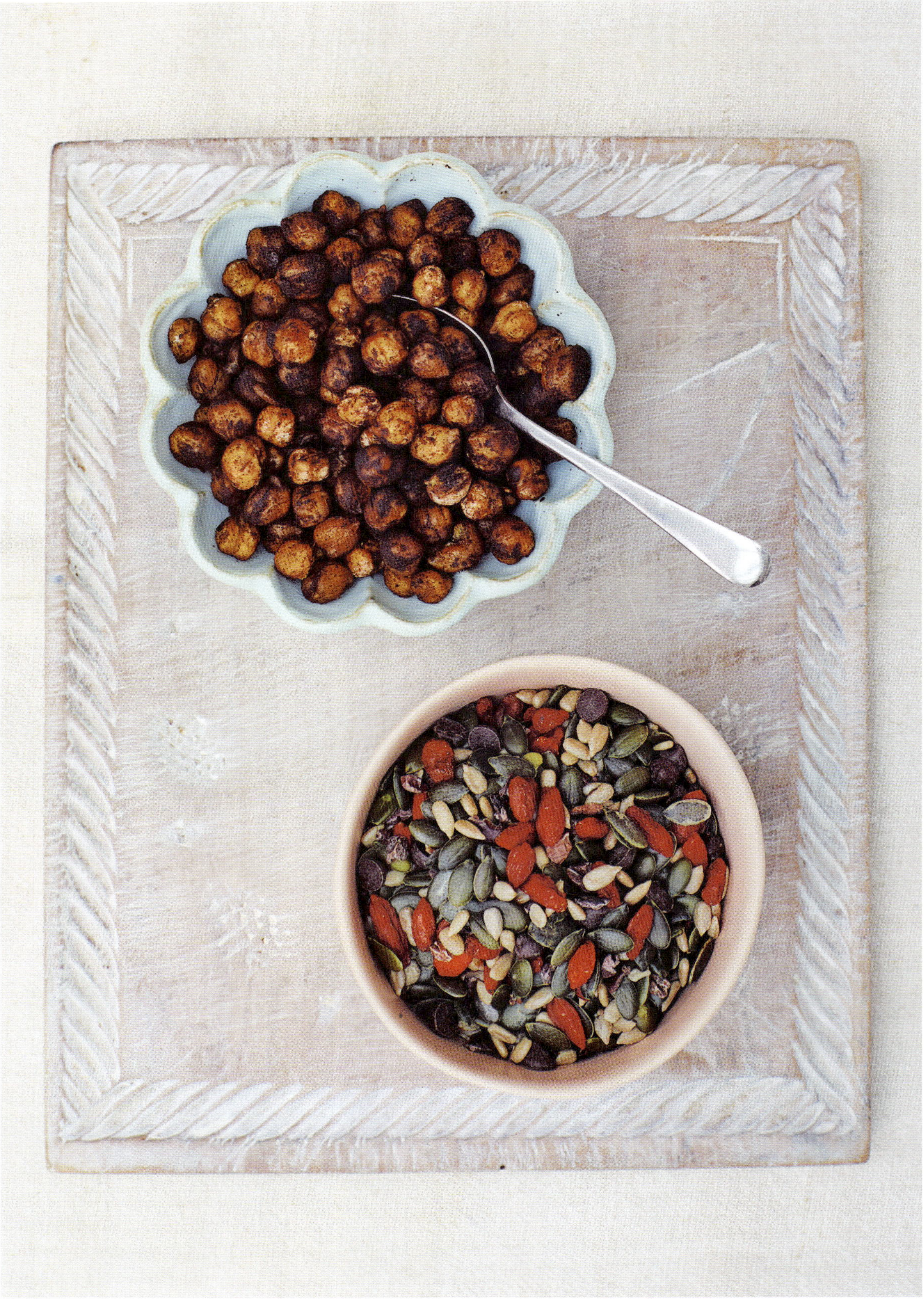

GERÖSTETE ZIMT-VANILLE-KICHERERBSEN

Ergibt 1 Glas (à 350 g)

1 Dose Kichererbsen (à 400 g)
1 EL Olivenöl
1 TL Vanilleextrakt
2 TL gemahlener Zimt
2 TL Kokosblütenzucker oder leichter Muscovado-Zucker (Vollrohrzucker)
1 TL Meersalzflocken

Diese gerösteten Kichererbsen, süß, aber ohne Zuckerrausch, sind ein herrlicher Snack mit viel Eiweiß, Ballaststoffen und Eisen. Wenn du pikante Kichererbsen bevorzugst, mein Rezept für Geröstete Kichererbsen mit Fenchel und Paprika (siehe S. 180) ausprobieren.

Den Backofen auf 200 °C/180 °C Umluft.

Die Kichererbsen in ein Sieb geben und abspülen. Abtropfen lassen, auf Küchenpapier geben vorsichtig trocken tupfen.

Olivenöl, Vanilleextrakt, Zimt, Zucker und Salz in einer kleinen Schüssel vermischen und die Kichererbsen unterrühren. Das Ganze auf ein Backblech geben und 30–40 Minuten rösten, bis die Kichererbsen braun und knusprig sind. Gegen Ende der Backzeit häufig nachsehen, damit sie nicht verbrennen. Warm oder leicht abgekühlt essen.

In einem Glasbehälter im Kühlschrank bis zu 3 Tagen aufbewahren.

GOJI-STUDENTEN-FUTTER

Ergibt 1 Glas (à 350 g)

100 g Kürbiskerne
100 g Sonnenblumenkerne
50 g Goji-Beeren
50 g rohe Kakaonibs (Kakaokernbruch)
30 g dunkle Schoko- oder Milchschokodrops (nach Belieben)

Milchfreie Schokolade verwenden.

Für meinen Mann und mich ist diese Mischung seit zehn Jahren unser Lieblingssnack und unser Lieblingstopping für Joghurt und Müsli: Wir bekommen nie genug davon! In unserer Küche steht immer ein großes Glas Studentenfutter für den Fall, dass wir Kraft und Energie brauchen. Die Goji-Beeren und die Kakaonibs passen wunderbar zusammen.

Goji-Beeren sind eine gute Quelle für Eisen und Vitamin C; rohe Kakaonibs sind reich an Magnesium, Zink und Eisen. Kürbis- und Sonnenblumenkerne enthalten viel Vitamin E, Zink und Magnesium. Alle Zutaten sind in großen Supermärkten sowie im Bioladen und Reformhaus erhältlich.

Alle Zutaten in ein Vorratsglas geben und gut verrühren. Luftdicht verschlossen bis zu 3 Monaten haltbar.

milchfrei · glutenfrei · nussfrei · sesamfrei · eifrei · sojafrei · vegetarisch

EISLUTSCHER MIT OBSTSAFT UND KRÄUTERN

Ergibt 4 Eislutscher

240 ml ungefilterter Apfel- oder Birnensaft
2 TL getrocknete Kamille, Zitronenmelisse und Passionsblume (Blätter und Blüten) oder 1 Teebeutel mit einem der Kräuter oder einer Kombination derselben
Saft von ½ Zitrone
¼ Gurke, geschält und Samenkerne entfernt

Viele neurodivergente Menschen sind ständig in einem Kampf-oder-Flucht-Zustand, und ein Eis am Stiel ist oft das einzige Nahrungsmittel, das sie ertragen können. An einem kühlen Eis zu lutschen, kann an sich schon wohltuend sein. Für dieses Rezept verwende ich eine Mischung aus beruhigenden Kräutern, die du selbst anbauen oder im Bioladen kaufen kannst. Kamille, Zitronenmelisse und Passionsblumen enthalten den Neurotransmitter GABA, der uns hilft, gelassen und entspannt zu bleiben und schlafen zu können, wenn wir gestresst sind.

Den Apfelsaft in einem Topf sanft zum Köcheln bringen. Die getrockneten Kräuter dazugeben und zugedeckt 5 Minuten köcheln lassen. Den Herd abschalten und die Kräuter mindestens 10 Minuten ziehen lassen, während der Saft etwas abkühlt.

Die Kräuter mit einem kleinen Sieb aus dem Saft entfernen; dabei mit einem Teelöffel gut ausdrücken.

Die Flüssigkeit in einen Standmixer gießen, Zitronensaft und Gurke dazugeben und das Ganze 10–20 Sekunden glatt pürieren.

Die Masse in Eislutscherformen geben und die Deckel mit Stiel aufsetzen. Die Formen auf einem kleinen Tablett oder einer flachen Oberfläche 4 Stunden in der Tiefkühltruhe gefrieren lassen, dann die Lutscher in einen Gefrierbeutel umfüllen und in der Kühltruhe bis zu 3 Monaten aufbewahren.

milchfrei · glutenfrei · nussfrei · sesamfrei · eifrei · sojafrei · vegetarisch

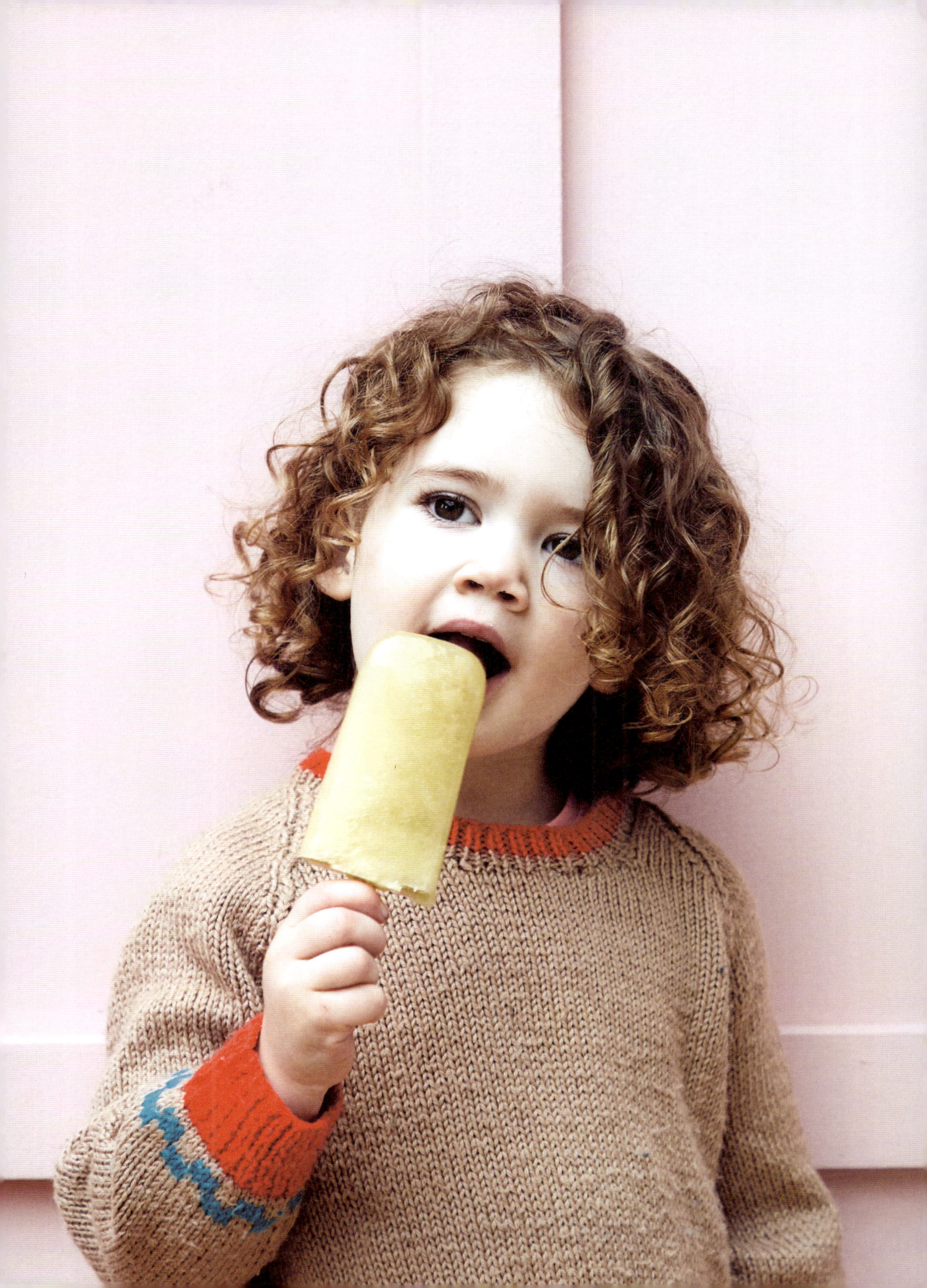

MANDARINEN-VIERECKE

Ergibt 25 Vierecke

100 g kernige Haferflocken
250 g entkernte getrocknete Aprikosen (idealerweise naturbelassen und ungeschwefelt, z. B. Hunza-Aprikosen)
1 TL Piment
25 g Kokosraspel
60 g Kürbiskerne
60 g Pekannüsse
1 TL Vanilleextrakt
5 EL Cashewmus (selbst gemachtes Cashewmus: siehe Einleitung, S. 203)
3 TL Kokosöl
Schale und Segmente von 2 Bio-Mandarinen

Diese weichen, sättigenden Vierecke mit feiner Zitrusnote sind reich an Zink und Magnesium. Das Gebäck auf Pflanzenbasis wird nur mit eisenhaltigen Aprikosen und mild-würzigem Piment gesüßt, ist milchfrei und lässt sich auch mühelos in glutenfrei umwandeln. Ein nahrhafter Snack für Kinder und Erwachsene, von dem man unbedingt einen Vorrat in der Tiefkühltruhe haben sollte!

Alle trockenen Zutaten in eine Küchenmaschine geben und 30 Sekunden mischen, bis die Aprikosen fein gehackt sind.

Vanilleextrakt, Cashewbutter und Kokosöl dazugeben und weitere 30 Sekunden mischen.

Bei laufender Maschine langsam Mandarinenschale und -fleisch dazugeben, bis eine klebrige Teigkugel entsteht.

Eine 20 x 20 cm große Kuchenform mit Backpapier auslegen. Den Teig mit den Händen in die Form füllen, gleichmäßig verteilen und in die Ecken drücken. Im Kühlschrank 45 Minuten oder in der Tiefkühltruhe 20 Minuten fest werden lassen.

In 16 Vierecke schneiden. Im Kühlschrank 3 Tage oder in der Tiefkühltruhe bis zu 3 Monaten haltbar.

Glutenfreie Hafer- oder Quinoaflocken verwenden.

Pekannüsse durch Sonnenblumenkerne ersetzen und statt Cashewmus Tahin (Sesampaste) verwenden.

milchfrei | glutenfrei | nussfrei | sesamfrei | eifrei | sojafrei | vegetarisch

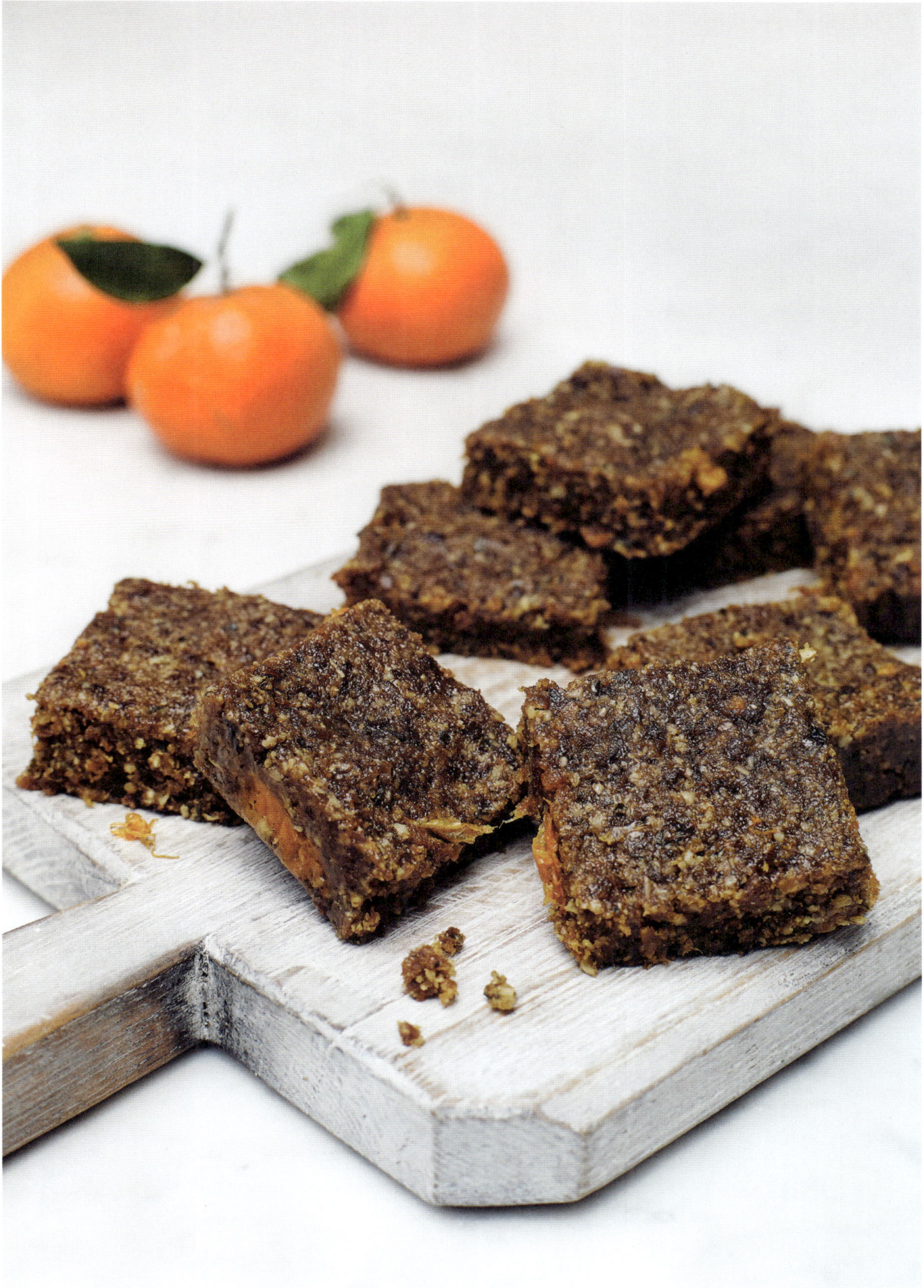

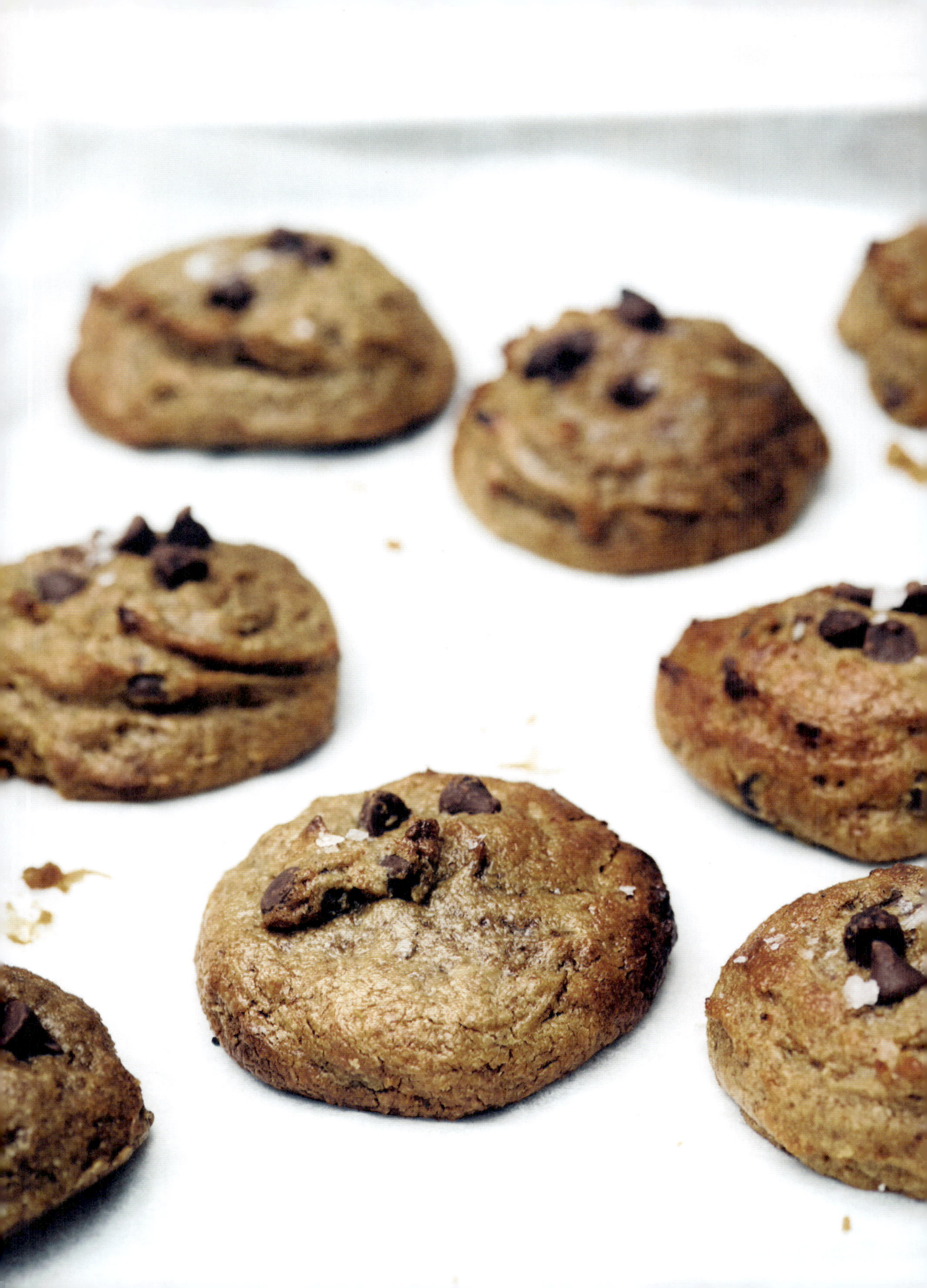

CASHEWMUS-KEKSE MIT SCHOKOCHIPS

Ergibt 8 Kekse

250 g Cashewmus
1 Ei, vorzugsweise von freilaufenden Hühnern
90 g Kokosblütenzucker oder heller Muscovado-Zucker (Vollrohrzucker)
½ TL Vanilleextrakt
¼ TL Meersalzflocken, plus mehr (nach Belieben) zum Bestreuen
2 EL dunkle Schokochips oder Milchschokochips

Diese Knusperkekse mit einer cremigen Basis aus magnesiumreichen Cashewmus machen gute Laune!

Keine fertige Erdnussbutter im Haus? Einfach 240 g geschälte Cashewnüsse in einem auf 180 °C/160 °C Umluft vorgeheizten Ofen etwa 8–10 Minuten rösten. Etwas abkühlen lassen und in einer Küchenmaschine 10 Minuten zu einer glatten Paste vermischen; dabei alle 2 Minuten anhalten und die Mischung mit einem Spatel von den Seiten nach unten schieben. Damit die Mischung noch cremiger wird, nach 5 Minuten 2 TL Kokosöl in die Küchenmaschine geben.

Den Backofen auf 180 °C/160 °C Umluft vorheizen. Ein Backblech mit Backpapier auslegen.

Cashewmus, Ei, Kokosblütenzucker, Vanilleextrakt und Salz in einer Rührschüssel glatt rühren. Schokochips unterrühren.

Den Teig in 12 Stücke teilen und jedes Stück zu einer Kugel rollen. Die Kugeln mit genügend Abstand auf das Backblech setzen und mit einer Gabel flach drücken. Falls gewünscht, jede Kugel mit etwas Salz bestreuen. 8–10 Minuten, bis die Kekse hellbraun und am Rand fest sind. Auf dem Backblech abkühlen lassen und vor dem Servieren auf einem Kuchenrost vollständig erkalten lassen.

In einem luftdichten Behälter bis zu 3 Tagen im Kühlschrank oder bis zu 3 Monaten in der Tiefkühltruhe haltbar.

Milchfreie Schokolade verwenden.

Statt Cashewmus einfach Tahin (Sesampaste) oder Sonnenblumenbutter verwenden, die du genau wie das Mus (siehe oben) selbst herstellen kannst.

Anstelle von Ei kannst du 1 EL gemahlene Leinsamen, mit 2 EL warmem Wasser vermischt, verwenden.

milchfrei | glutenfrei | nussfrei | sesamfrei | eifrei | sojafrei | vegetarisch

SCHWARZE BOHNEN-TAHIN-BROWNIES

Ergibt 9 Brownies

Brownie-Basis

150 g dunkle Schokolade (70% Kakaogehalt), in Stücke gebrochen
150 g Butter
3 Eier, vorzugsweise von freilaufenden Hühnern
125 g Kokosblütenzucker oder heller Muscovado-Zucker (Vollrohrzucker)
1 TL Vanilleextrakt
1 Dose schwarze Bohnen (à 400 g), abgetropft
1 Prise Meersalzflocken

Tahin-Marmorierung

4 EL Tahin (Sesampaste)
2 EL Dattel- oder Ahornsirup
1 Ei, vorzugsweise von freilaufenden Hühnern

Brownies kommen immer gut an! Und mit schwarzen Bohnen voller Eiweiß und Eisen zubereitet, sind sie ein wahrer Genuss für neurodivergente Kinder, die ihre Nährstoffeinnahme steigern müssen. Die besondere Note: eine herrlich cremige Tahin-Marmorierung.

Den Backofen auf 180 °C/160 °C Umluft vorheizen. Eine 20 x 20 cm große Backform fetten und mit Backpapier auslegen.

Für die Brownie-Basis Schokolade und Butter in einen Topf geben und auf schwacher Hitze schmelzen lassen; dabei gelegentlich umrühren. Vom Herd nehmen und leicht abkühlen lassen.

Die Eier aufschlagen und in eine Küchenmaschine geben. Kokosblütenzucker und Vanilleextrakt dazugeben und zu einer lockeren, schaumigen Masse rühren.

Schwarze Bohnen, Schoko-Butter-Mischung und Meersalzflocken dazugeben. 1–2 Minuten zu einem glatten Teig vermischen.

Für die Tahin-Marmorierung Tahin, Sirup und Ei in eine kleine Schüssel geben und zu einer dicken cremigen Sauce verrühren.

Den Schokoteig in die Backform füllen und bis in die Ecken glatt streichen.

Die Tahin-Sauce auf den Teig geben und mit einer Gabel spiralenförmig durch die Brownie-Basis ziehen, sodass eine Marmorierung entsteht – nicht zu lange mischen. Ganz leicht mit Meersalzflocken bestreuen und 25 Minuten backen, bis der Teig an den Rändern fest, in der Mitte aber noch etwas locker ist. In der Backform abkühlen lassen und anschließend in 9 Vierecke schneiden.

Bis zu 3 Tagen im Kühlschrank oder bis zu 3 Monaten in der Tiefkühltruhe haltbar.

Die Butter durch einen milchfreien Aufstrich oder Kokosöl ersetzen. Milchfreie Schokolade verwenden.

Das Tahin durch Cashewmus oder Sonnenblumenbutter ersetzen.

Für die Brownie-Basis die Eier durch 3 EL gemahlene Leinsamen, mit 6 EL Wasser vermischt, ersetzen. Oder aber 4½ EL Kichererbsenwasser (Aquafaba) mit einem elektrischen Handrührgerät rühren, bis weiche Spitzen entstehen, und in die Küchenmaschine geben. Für die Tahin-Marmorierung das Ei durch 1 EL gemahlene Leinsamen, mit 1 EL warmen Wasser vermischt, ersetzen.

milchfrei · glutenfrei · nussfrei · sesamfrei · eifrei · sojafrei · vegetarisch

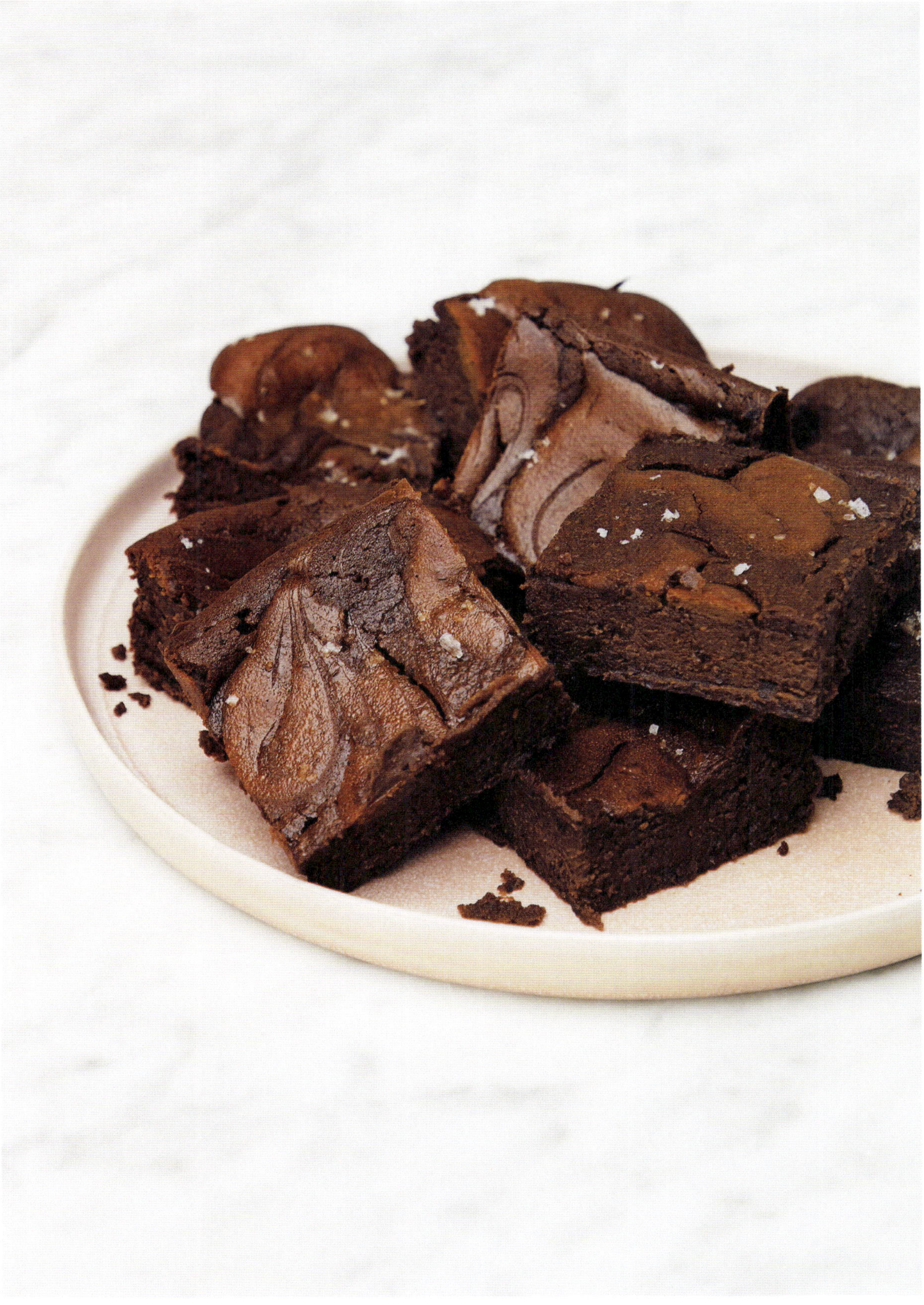

ERDNUSS-KARAMELL-SCHNITTEN

Ergibt 12 Schnitten

Basis
50 g Walnussstücke
50 g blanchierte Mandeln
½ TL Salz
6 entkernte Datteln
1½ EL Wasser

Karamell
8 entkernte Datteln
100 g Mandelbutter
1 TL Vanillextrakt
1 EL Ahornsirup
¼ TL Salz
2 EL Wasser

Topping
50 g geröstete Erdnüsse
150 g dunkle Schokolade (70% Kakaogehalt), in Stücke gebrochen
1 EL Kokosöl

Schokolade, Erdnüsse und Karamell sind eine köstliche Kombination, und Familie und Freunde freuen sich, wenn du sie mit diesen Schnitten, die nicht gebacken werden müssen, verwöhnst. Sie sind unglaublich nahrhaft und schmecken direkt aus der Kühltruhe super!

Für die Basis Walnüsse, Mandeln und Salz in einer Küchenmaschine zermahlen. Die Datteln dazugeben und so lange mischen (Pulsfunktion), bis sie klein gehackt sind; dabei nach und nach das Wasser dazugeben, bis sich eine Teigkugel bildet. (Du benötigst wahrscheinlich nur 1 EL Wasser; ½ EL nur dazugeben, wenn die Datteln sehr trocken sind.)

Eine 20 x 20 cm Backform oder ein Backblech mit hohem Rand mit Backpapier auskleiden bzw. auslegen. Den Teig hineingeben und glatt streichen.

Alle Zutaten für den Karamell in eine Küchenmaschine geben und 3 Minuten glatt mischen; dabei nach und nach das Wasser dazugeben – die Masse jede Minute von den Seiten der Rührschüssel nach unten schieben –, bis eine dicke Mischung entsteht. Mit einem Palettenmesser auf der Basis verstreichen und mit den Erdnüssen bestreuen. Für mindestens 4 Stunden in die Tiefkühltruhe geben.

Anschließend Schokolade und Kokosöl in einen kleinen Topf geben und unter ständigem Rühren auf schwacher Hitze schmelzen lassen. Die Basis aus der Kühltruhe nehmen und in Vier- oder Rechtecke schneiden. Diese in die Schoko-Kokosöl-Mischung tauchen, wieder in die Form oder auf das Backblech geben und 15–20 Minuten in der Tiefkühltruhe fest werden lassen.

Im Kühlschrank 3 Tage oder in der Tiefkühltruhe bis zu 3 Monaten haltbar.

TIPP
Dieses Rezept eignet sich auch hervorragend für andere Nüsse wie Pekan- oder Cashewnüsse. Wer mag, kann Bio-Milchschokolade oder vegane Schokolade verwenden.

Milchfreie Schokolade verwenden.

Die Walnüsse durch Kürbiskerne und die Mandeln durch Sonnenblumenkerne ersetzen. Statt Mandelbutter Tahin (Sesampaste) verwenden und Erdnüsse durch Gojibeeren, getrocknete Maulbeeren oder gehackte getrocknete Aprikosen ersetzen.

milchfrei | glutenfrei | nussfrei | sesamfrei | eifrei | sojafrei | vegetarisch

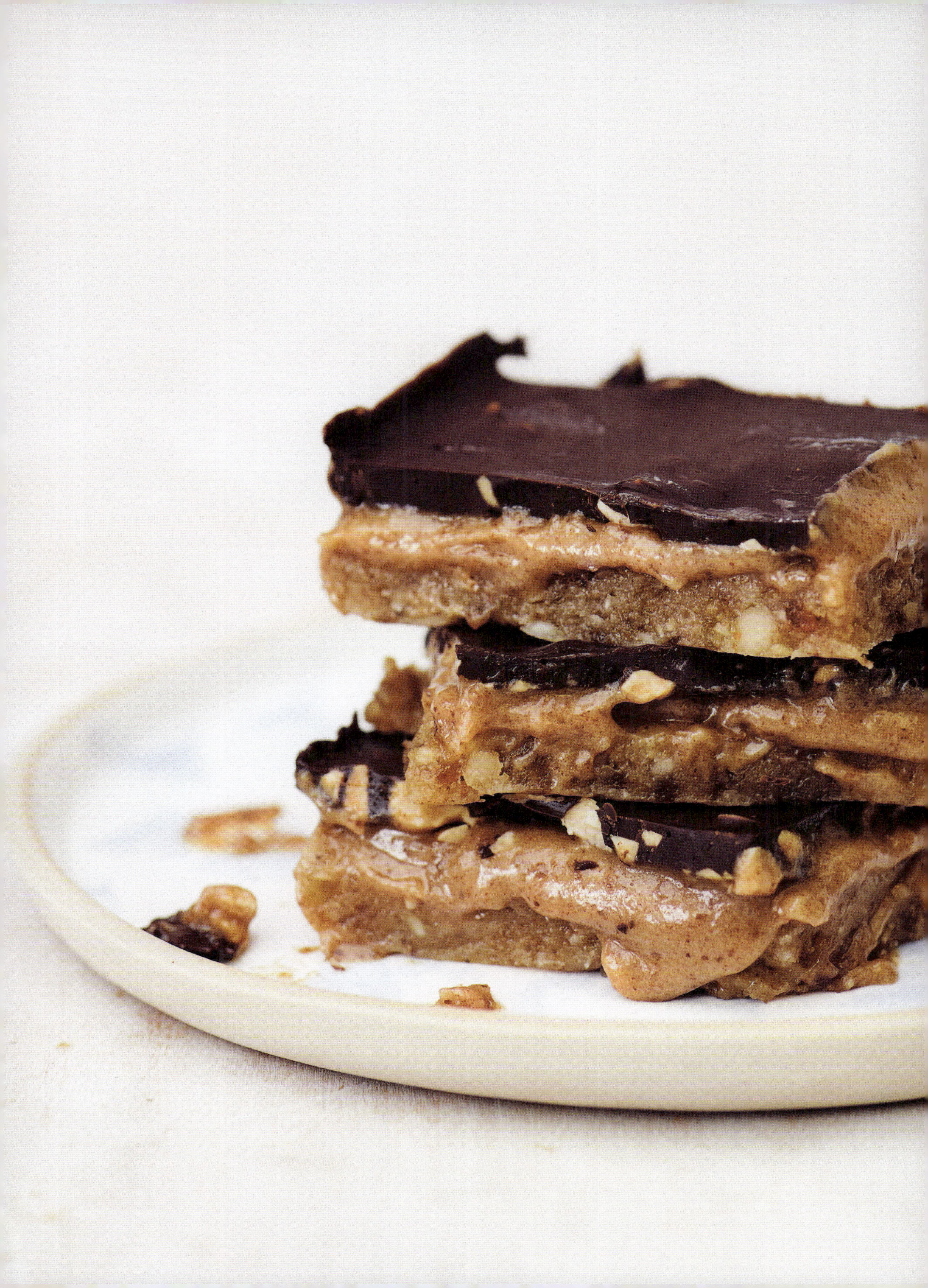

HIMBEER-SCHOKO-TASSENKUCHEN

Ergibt 1 Tassenkuchen

1 EL leichtes Olivenöl, plus mehr zum Fetten
30 g gemahlene Mandeln
1 EL Kakao oder ungesüßtes Kakaopulver
¼ TL Backpulver
Prise Meersalzflocken
2 EL Kokosblütenzucker oder heller Muscovado-Zucker (Vollrohrzucker)
1 Ei, vorzugsweise von freilaufenden Hühnern, gut verquirlt
5 Himbeeren
1 Dattel, entkernt und fein gehackt, oder 8 Rosinen
1 TL dunkle Schokochips oder Milchschokochips

Himbeeren und Schokolade – eine Geschmackskombination, die ich liebe, vor allem in einem luftig-lockeren Tassenkuchen!

Es gibt viele, die keinen Backofen, sondern nur eine Mikrowelle haben. Sie können aber trotzdem einen schnellen, warmen, für das Gehirn nahrhaften Snack genießen, der ihnen über die Runden hilft. Ein Tassenkuchen ist in weniger als 3 Minuten in der Mikrowelle zubereitet, und mein Himbeer-Schoko-Tassenkuchen garantiert einen stabilen Blutzuckerspiegel und hält das Gehirn fit.

Eine mikrowellengeeignete Tasse mit etwas Olivenöl, auf Küchenpapier gegeben, einfetten.

Mandeln, Kakao, Backpulver, Salz und Kokosblütenzucker in die Tasse geben und gut umrühren. Das Ei und 1 EL Olivenöl unterrühren und alles gut vermischen.

Himbeeren, Datteln und Schokochips vorsichtig unterrühren.

Die Tasse in der Mikrowelle bei 800 Watt 30 Sekunden erhitzen. Die Tasse herausnehmen, die Mischung erneut umrühren und leicht schütteln, bis die Oberfläche gleichmäßig ist.

Für 60 Sekunden in die Mikrowelle zurückgeben. Wenn der Tassenkuchen an der Oberfläche zu locker ist, weitere 20–30 Sekunden in die Mikrowelle geben. Nicht zu lange backen, da die Oberfläche sonst zu trocken wird.

Etwas abkühlen lassen, da der Kuchen in der Mitte heiß ist, dann mit einem Löffel direkt aus der Tasse genießen!

Der Tassenkuchen hält sich abgedeckt bis zu 3 Tagen in der Tasse.

TIPP
Für Schleckermäulchen etwas mehr Zucker als angegeben verwenden.

Milchfreie Schokolade verwenden.

Die gemahlenen Mandeln entweder durch Dinkelmehl ersetzen oder 45 g Tahin (Sesampaste) verwenden und das Olivenöl weglassen.

Statt des Eis 1 EL gemahlene Chia- oder Leinsamen, 10 Minuten in 1 EL warmem Wasser eingeweicht, verwenden und anschließend zur Teigmischung geben.

milchfrei · glutenfrei · nussfrei · sesamfrei · eifrei · sojafrei · vegetarisch

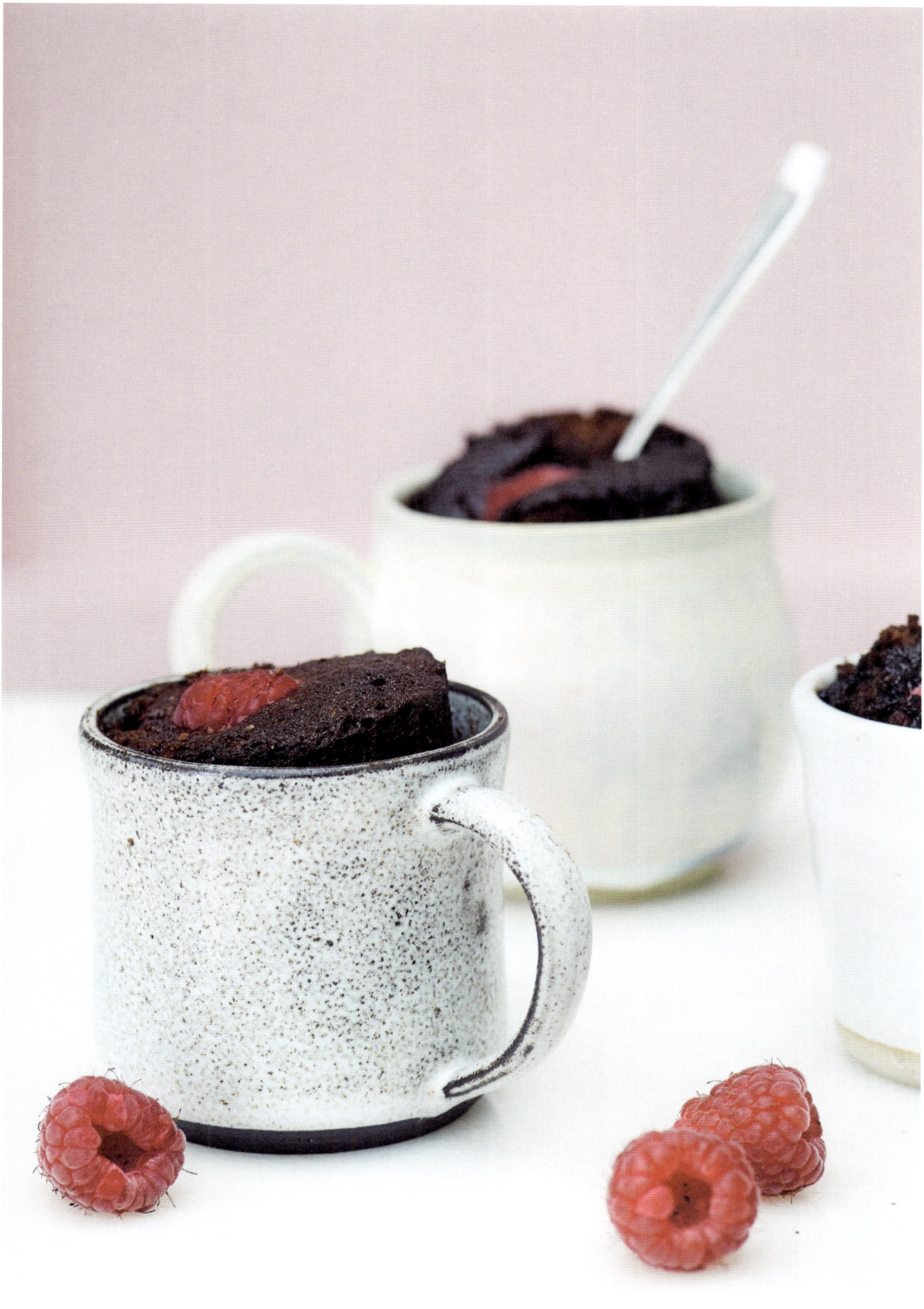

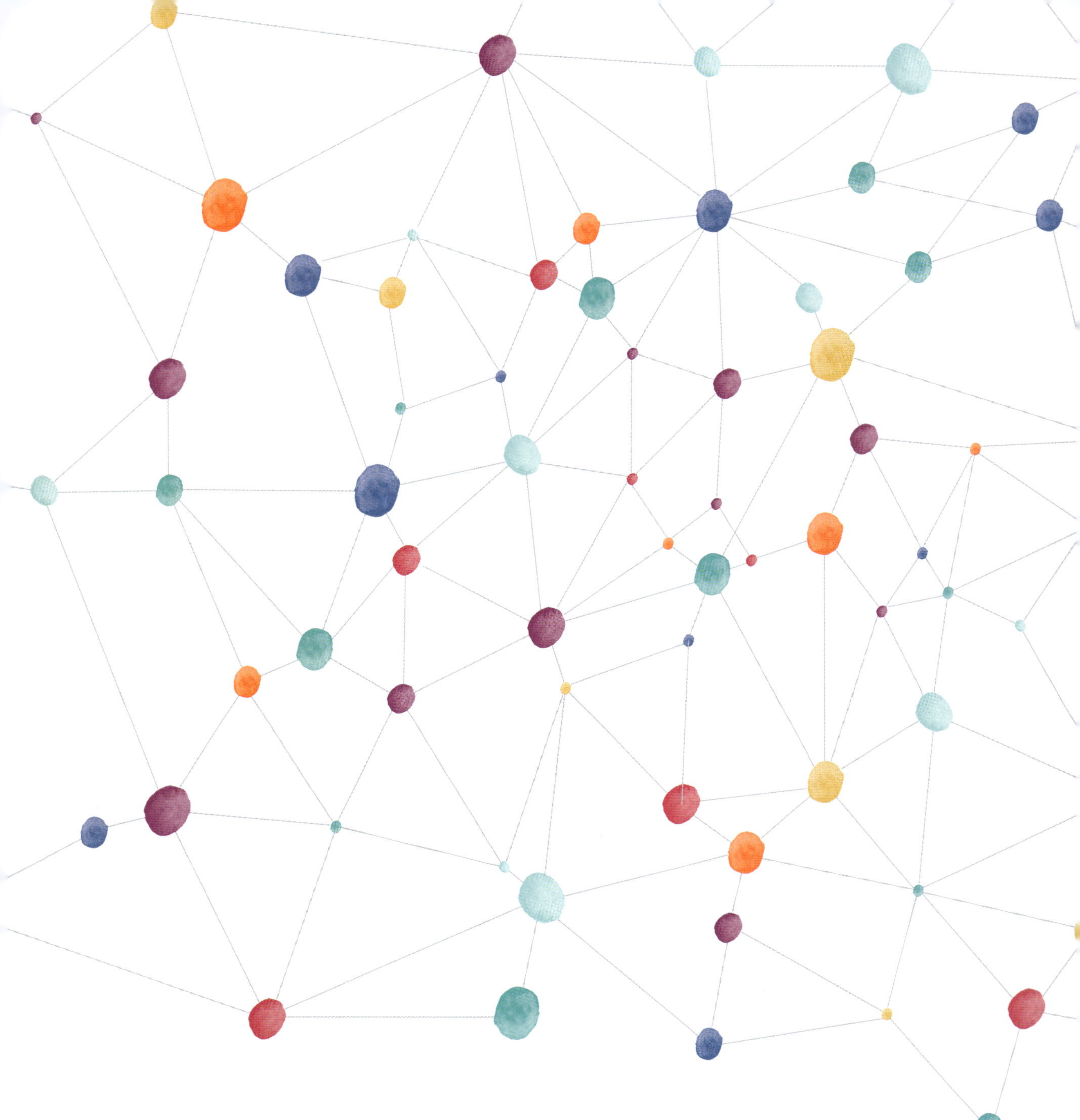

GENIALE GETRÄNKE

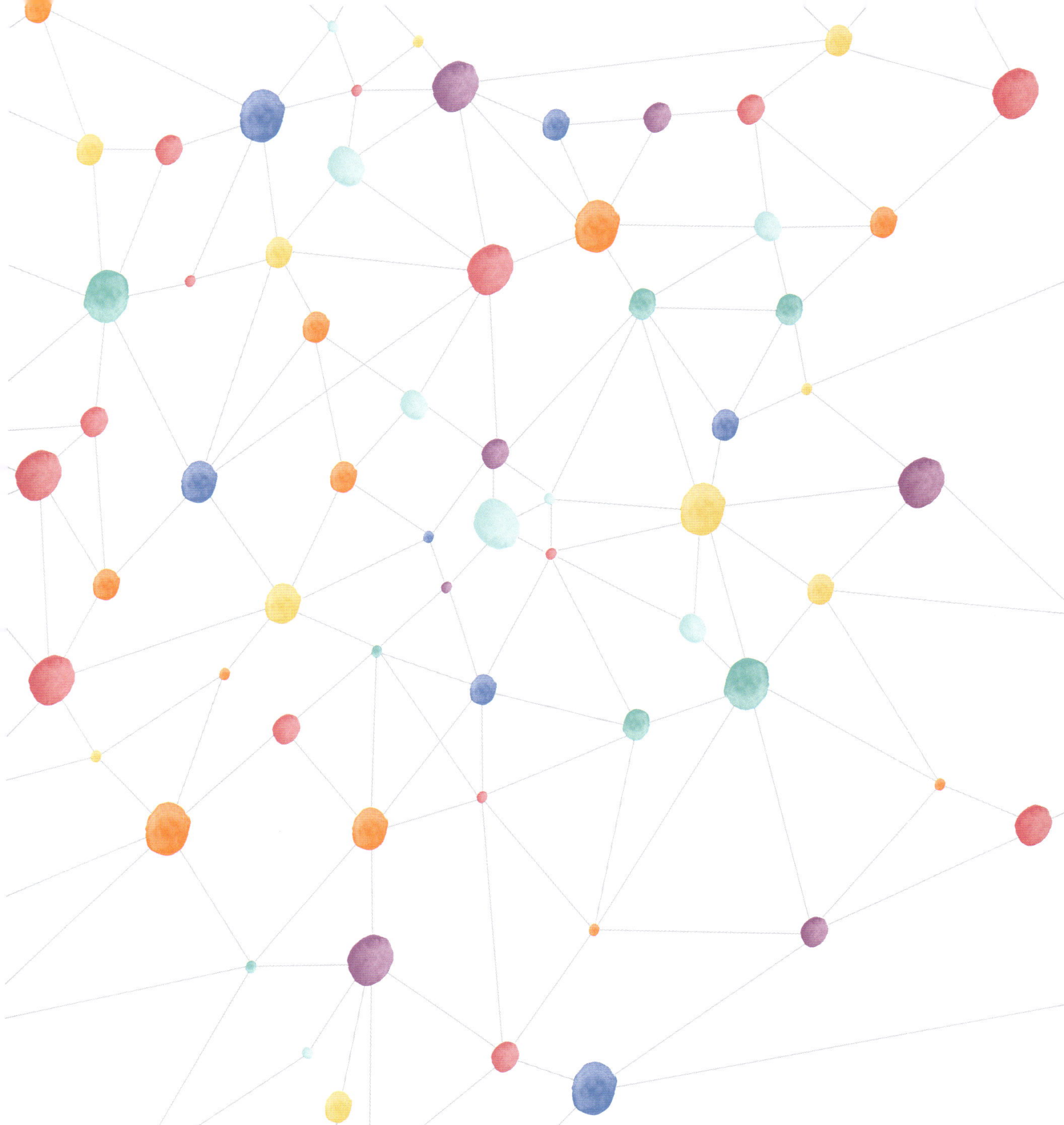

Smoothies, Milchshakes, Säfte und Lattes sind ausgezeichnete Möglichkeiten, mehr Brainfood in die Ernährung einzubauen. Die Rezepte enthalten supergute Zutaten, die die Konzentration fördern, aber auch dir oder deinem Kind helfen, wenn ihr euch aufgedreht oder innerlich etwas unsicher fühlt. Die meisten dieser Drinks eignen sich auch zum Mitnehmen.

KAKAO-ERDNUSSBUTTER-MILCHSHAKE

Ergibt 1 Getränk

240 ml Pflanzendrink
2 Datteln, entkernt
1 EL Kakao oder ungesüßtes Kakaopulver
1 Banane (frisch oder tiefgekühlt), in Scheiben geschnitten
2 EL Erdnussbutter
¼ TL Vanilleextrakt
1 EL Vanille- oder Schoko-Proteinpulver (nach Belieben)
½ TL Löwenmähnen- oder Igelstachelbartpulver (nach Belieben)
3 Eiswürfel (nach Belieben)

Dieser Shake, vollgepackt mit sättigenden Zutaten, die die Konzentration fördern, ist ein vollwertiges Frühstück, wenn man es morgens eilig hat, oder ein leckerer Nachmittagssnack. Du kannst ihn mit 1 EL Vanille- oder Schoko-Proteinpulver oder ½ TL Löwenmähnenpulver aufpeppen – Ergänzungsmittel, die den Smoothie noch wirkungsvoller machen und das Gehirn fit halten. Die Pulver sind in Bioläden und Reformhäusern erhältlich.

Die Milch in einen Standmixer gießen, die restlichen Zutaten bis auf das Eis dazugeben und 1 Minute glatt pürieren.

Eis, falls verwendet, erst zum Schluss dazugeben und nochmals pürieren oder den Smoothie über Eiswürfel in einem Glas gießen.

Sofort servieren oder bis zu 12 Stunden im Kühlschrank aufbewahren. Aus etwaigen Resten Eis am Stiel zubereiten.

Statt Erdnussbutter Tahin (Sesampaste) oder Sonnenblumenbutter verwenden.

milchfrei glutenfrei nussfrei sesamfrei eifrei sojafrei vegetarisch

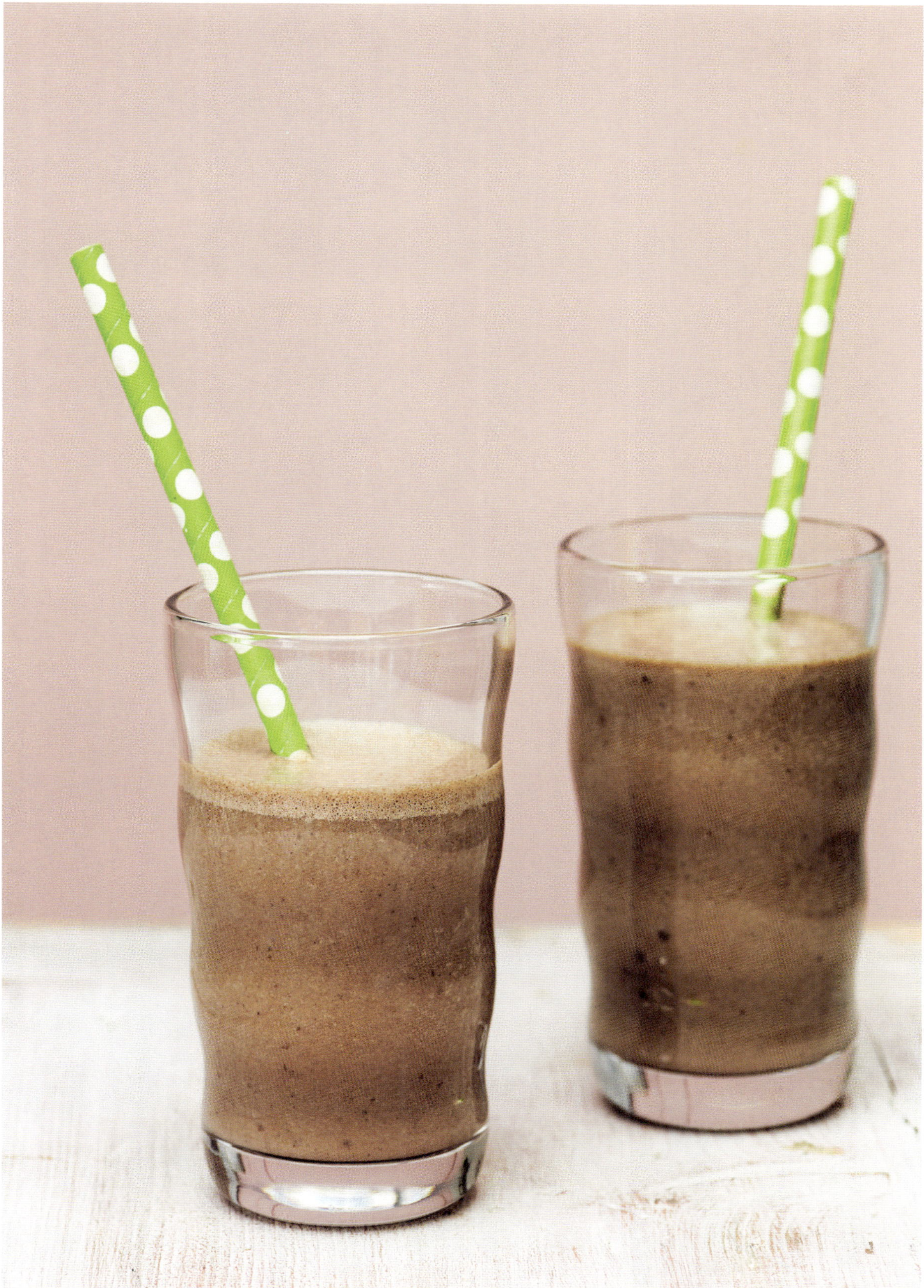

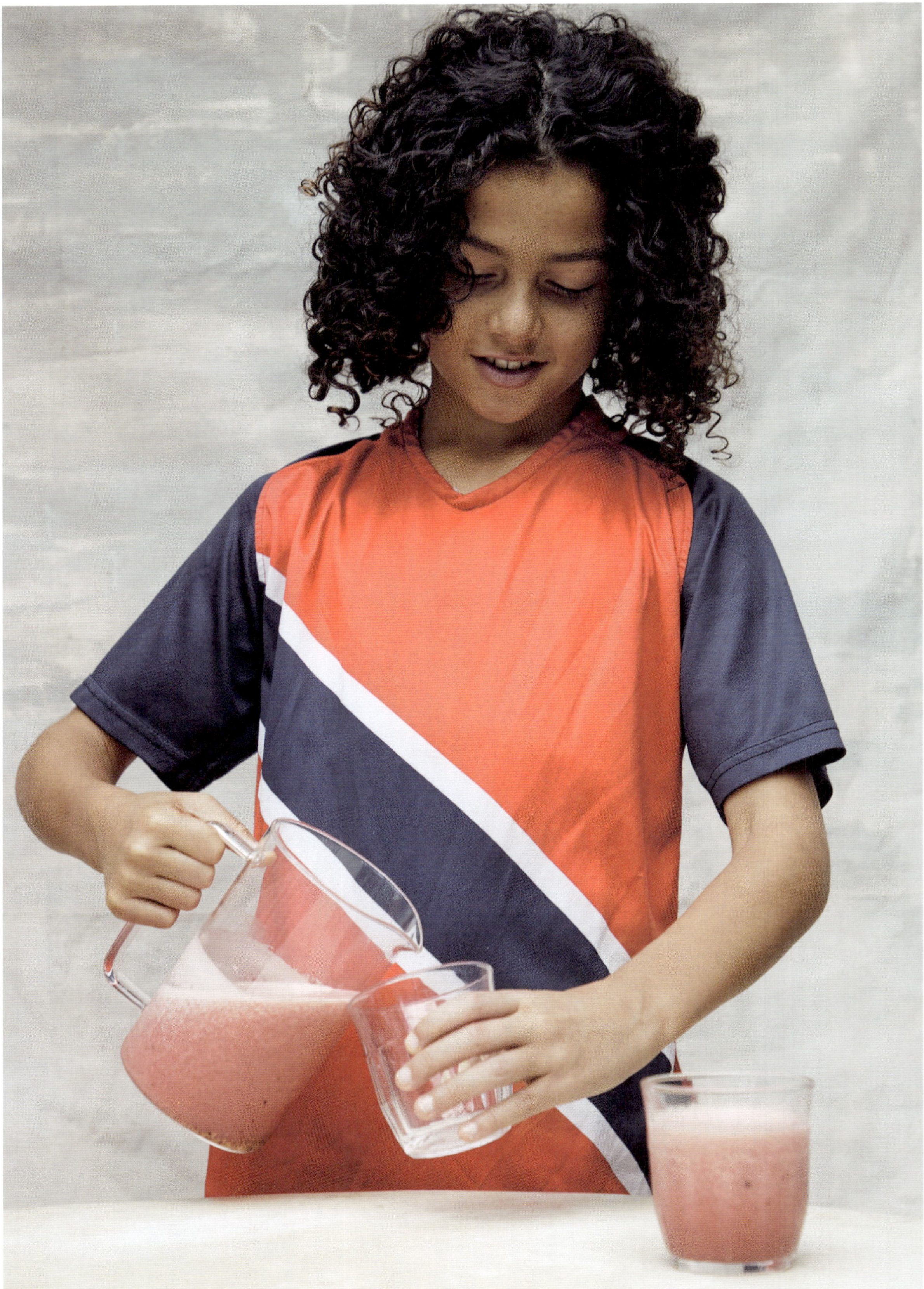

WASSERMELONE-HIMBEER-ERFRISCHUNGSDRINK

Ergibt 1 Getränk

3 dicke Scheiben oder ¼ Wassermelone, Schale entfernt
100 ml Kokoswasser
8 Himbeeren
4 Eiswürfel

Wassermelone und Himbeeren, mit Kokoswasser gemischt, ergeben ein erfrischendes pinkfarbenes Elektrolytgetränk – perfekt, wenn man sich dehydriert fühlt oder einen Energieschub braucht.

Alle Zutaten bis auf das Eis 1 Minute in einem Standmixer mischen. Das Eis dazugeben und erneut mischen. In ein Glas gießen und sofort servieren.

Bis zu 12 Stunden im Kühlschrank aufbewahren. Aus etwaigen Resten Eis am Stiel zubereiten.

milchfrei glutenfrei nussfrei sesamfrei eifrei sojafrei vegetarisch

HEIDELBEER-SMOOTHIE

Ergibt 1 Getränk

100 ml Milch
1 EL griechischer Joghurt (10 % Fett) oder Kefir
50 g Heidelbeeren (frisch oder tiefgekühlt)
1 kleine Banane oder 1 Handvoll Mangowürfel (frisch oder tiefgekühlt)
1 TL Chiasamen
1 TL geschälte Hanfsamen

Heidelbeeren zum Frühstück verbessern nachweislich die kognitive Leistungsfähigkeit morgens und nachmittags. Diese nährstoffreichen Beeren sind also nicht nur gut fürs Gehirn, sondern schmecken auch echt lecker! Dieser Smoothie vereint Eiweiß und gesunde Fette – und ist in nur 1 Minute fertig.

Die Milch in einen Standmixer gießen, alle anderen Zutaten dazugeben und 1 Minute mischen. Beim Verwenden von tiefgekühlten Heidelbeeren den Mixer nach 30 Sekunden ausschalten, die Masse von den Seiten nach unten schieben und weitere 30 Sekunden mischen.

Sofort servieren oder bis zu 12 Stunden im Kühlschrank aufbewahren. Aus etwaigen Resten Eis am Stiel zubereiten.

TIPP

Bei der Zubereitung von Smoothies die Flüssigkeit immer zuerst in den Mixer gießen, dann die restlichen Zutaten dazugeben.

Pflanzenmilch verwenden und den Joghurt/Kefir durch Kokosjoghurt/Kokosnuss-Kefir oder Seidentofu ersetzen.

Bild auf S. 219

milchfrei glutenfrei nussfrei sesamfrei eifrei sojafrei vegetarisch

SAFRAN-KARDAMOM-LATTE

Ergibt 1 Getränk

240 ml Pflanzendrink
1 TL flüssiger Honig oder Ahornsirup
1 Safranfaden
1 Kardamomkapsel (nur die Samen, zerdrückt)
¼ TL Vanilleextrakt

Ein Milchgetränk vor dem Schlafengehen beruhigt, und dieser Latte enthält Safran, der die Konzentration fördern, die Stimmung ausgleichen und Stress abbauen soll. Kardamom ist magenfreundlich. Wenn du vom Leben überwältigt bist, ist dieser Latte die ultimative Umarmung in einer Tasse!

Die Milch in einen kleinen Topf gießen und leicht erwärmen. Die übrigen Zutaten dazugeben und mit einem kleinen Schneebesen schaumig rühren. In eine Tasse oder einen Becher gießen und warm trinken. Du kannst den Latte durch ein Sieb in die Tasse gießen, wenn du ein glattes Getränk bevorzugst; idealerweise aber sollte man den Safran und Kardamom mittrinken, da sie die therapeutische Wirkung verstärken.

Etwaige Reste bis zu 48 Stunden im Kühlschrank aufbewahren und einmal erhitzen. Wer kein warmes Getränk mag, kann aus dem abgekühlten Latte Eis am Stiel zubereiten.

milchfrei glutenfrei nussfrei sesamfrei eifrei sojafrei vegetarisch

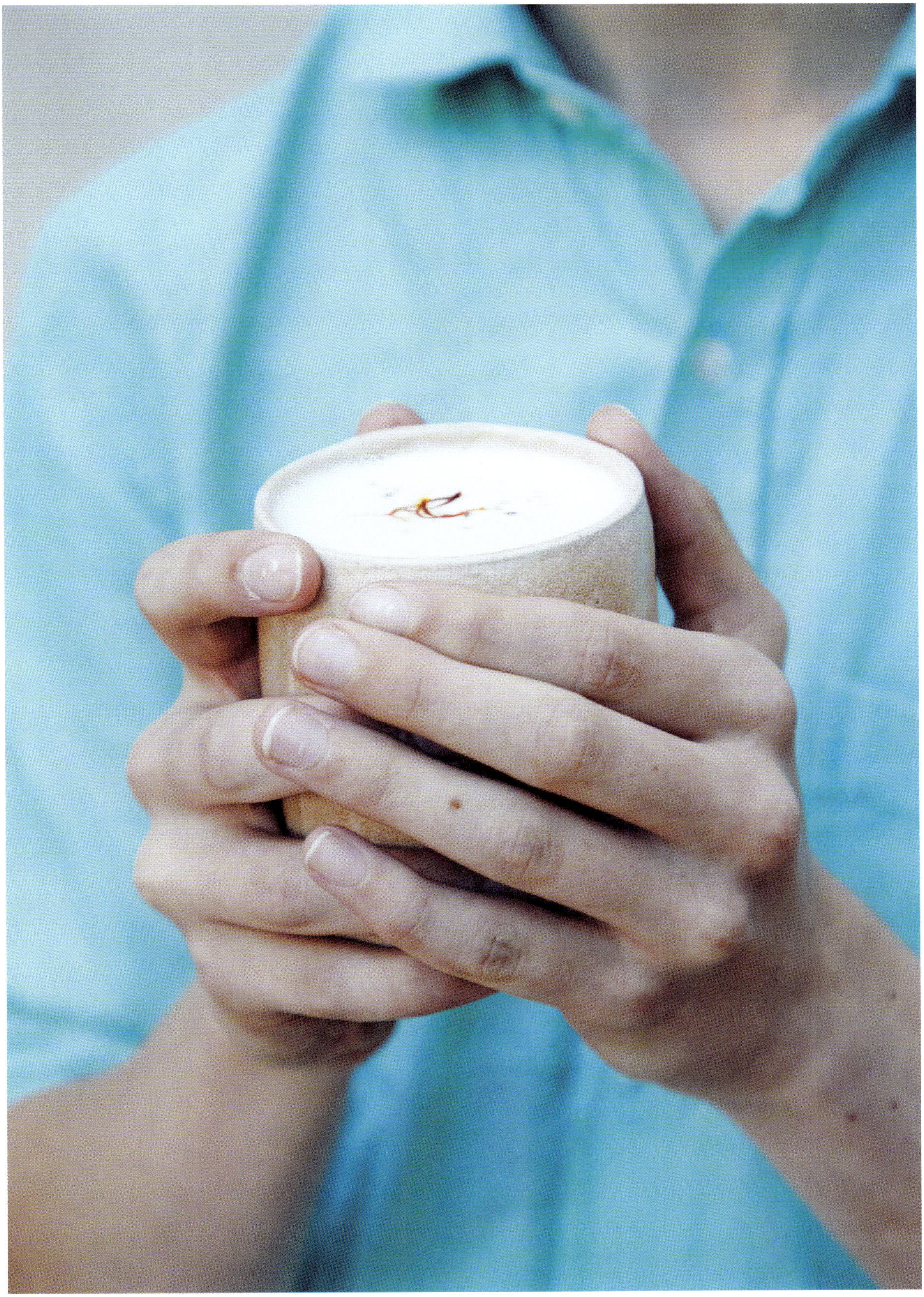

SCHLAF-SMOOTHIE MIT KAMILLE UND KIRSCHEN

Ergibt 1 Getränk

1 Kamillenteebeutel
240 ml kochendes Wasser
2 EL Kokosmilch oder cremige Kokosmilch
2 EL kernige Haferflocken
1 TL Mandelbutter
50 g entsteinte Kirschen (frisch oder tiefgekühlt)
1 entkernte Nektarine (frisch oder tiefgekühlt)

Eine Kombination köstlicher Zutaten, die Körper und Geist abends beim Entspannen unterstützen und das Einschlafen erleichtern. Kirschen sind eine natürliche Quelle des Schlafhormons Melatonin, und Kamille, Hafer und Mandeln enthalten die Aminosäure GABA, die uns nach einem stressigen Tag ein ausgeglichenes Gefühl verleiht. Nektarinen süßen diesen Smoothies auf natürliche Weise; Pfirsiche, Aprikosen, ein paar Himbeeren oder Mango-, Ananas- und Bananenstücke eignen sich ebenfalls.

Du kannst eine große Menge starken Kamillentee zubereiten und im Kühlschrank aufbewahren oder in Eiswürfelbehältern einfrieren – auf diese Weise lässt sich der Smoothie abends schneller zubereiten. Pro Portion 4–5 Eiswürfel rechnen.

Den Kamillenteebeutel mindestens 15 Minuten lang in kochendem Wasser ziehen lassen. Teebeutel entfernen und den Tee abkühlen lassen (das geht schneller, wenn man ein oder zwei Eiswürfel dazugibt). Der Tee hält sich im Kühlschrank bis zu 3 Tagen.

Alle Zutaten in einen Standmixer geben und mindestens 1 Minute glatt und cremig mischen.

Der Smoothie ist bis zu 12 Stunden im Kühlschrank haltbar. Aus etwaigen Resten Eis am Stiel zubereiten und dieses bis zu 6 Monaten in der Tiefkühltruhe aufbewahren.

Glutenfreie Hafer-, Quinoa- oder Hirseflocken verwenden.

Die Mandelbutter durch Tahin (Sesampaste) oder 1 TL Sonnenblumenkerne ersetzen.

milchfrei glutenfrei nussfrei sesamfrei eifrei sojafrei vegetarisch

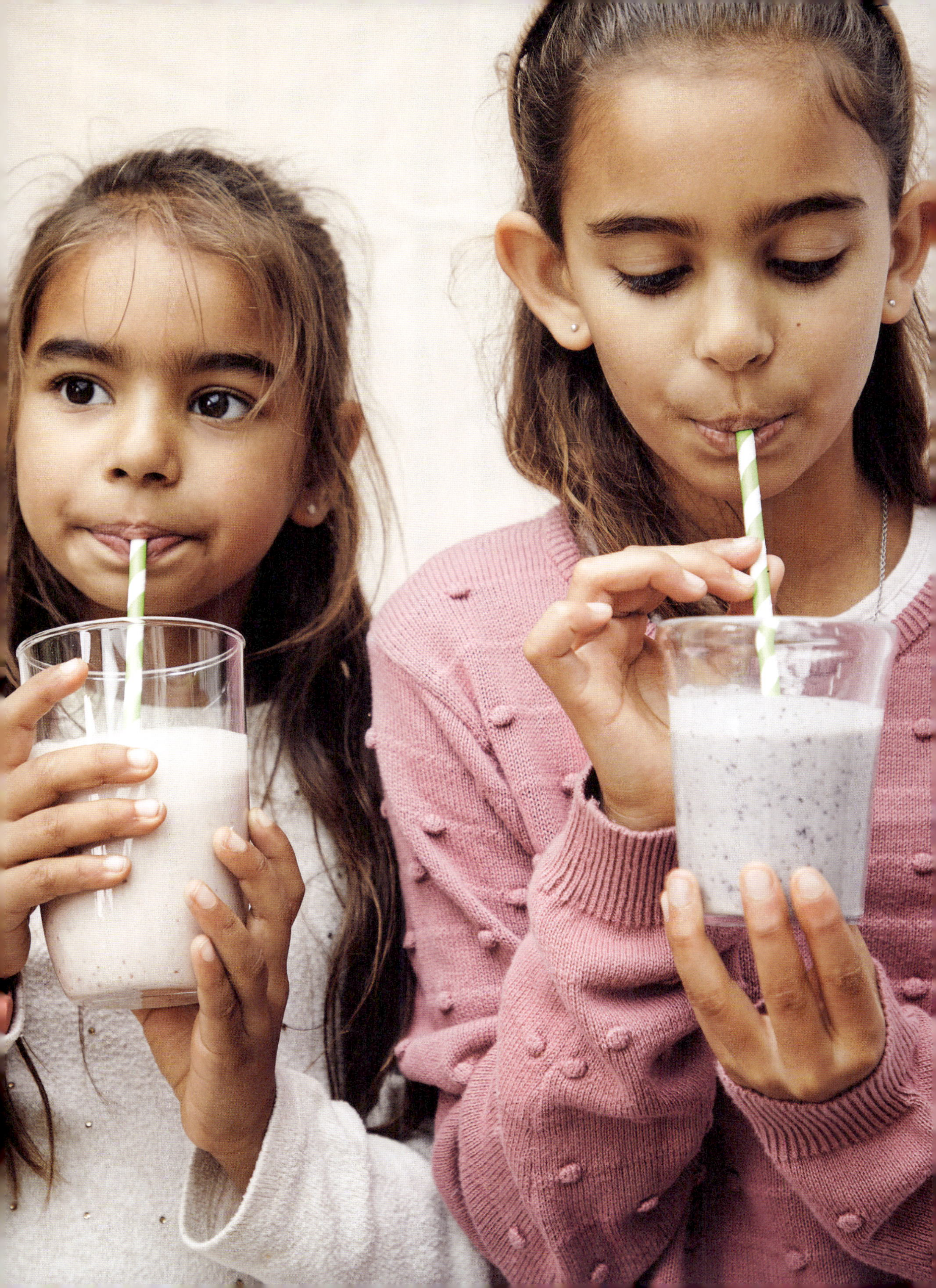

FUSSNOTEN

1 Veröffentlichung von »Die Prävalenz von Autismus« (einschließlich Asperger-Syndrom) bei Kindern im Schulalter in Nordirland. Jahresbericht 2023. https://www.health-ni.gov.uk/news/publication-prevalence-Autism-including-aspergers-syndrome-school-age-children-northern-ireland-1

2 Neue schockierende Zahlen heben die Beschäftigungslücke bei Autisten hervor. https://www.Autism.org.uk/what-we-do/news/new-data-on-the-Autism-employment-gap

3 Ergebnisse für Behinderte in Großbritannien, 2020. https://www.ons.gov.uk/peoplepopulationandcommunity/healthandsocialcare/disability/articles/outcomesfordisabledpeopleintheuk/2020

4 Die Rolle epigenetischer Veränderung bei Autismus-Spektrum-Störungen (ASS). https://www.ncbi.nlm.nih.gov/pmc/articles/PMC4443738/

5 Epigenetische Forschungsergebnisse bei Autismus: neue Therapieperspektiven. https://www.ncbi.nlm.nih.gov/pmc/articles/PMC3799534/

6 Von Genen zur Umgebung: integrative Genomik zum Aufbau eines systemischen Verständnisses von Autismus-Spektrum-Störungen. https://www.ncbi.nlm.nih.gov/pmc/articles/PMC3402607/

7 Risiko- und Schutzfaktoren im Zusammenhang mit Autismus-Spektrum-Störungen. https://www.ncbi.nlm.nih.gov/pmc/articles/PMC6406684/

8 Der Beitrag von Umwelteinflüssen zur Ätiologie von Autismus-Spektrum-Störungen. https://www.ncbi.nlm.nih.gov/pmc/articles/PMC6420889/

9 Höhere Autismusraten und Aufmerksamkeitsdefizit-/Hyperaktivitätsstörungen (ADHS) bei amerikanischen Kindern: Beeinflussen Probleme bzgl. der Lebensmittelqualität die epigenetische Vererbung? https://www.wjgnet.com/2219-2808/full/v12/i2/25.htm

10 Das Wissen um das eigene genetische Risiko verändert die Physiologie, unabhängig vom tatsächlichen genetischen Risiko. https://www.ncbi.nlm.nih.gov/pmc/articles/PMC6874306/

11 Wasser, Getränke und Flüssigkeitszufuhr – NHS [National Health Service, Großbritannien]. https://www.nhs.uk/live-well/eat-well/food-guidelines-and-food-labels/water-drinks-nutrition/

12 Die Oxford-Durham-Studie: eine randomisierte, kontrollierte Studie zur Nahrungsergänzung mit Fettsäuren bei Kinder mit Entwicklungsstörungen der Koordination. https://pubmed.ncbi.nlm.nih.gov/15867048/

13 Omega-3-Supplementation verbessert die Wahrnehmung und verändert die Gehirnaktivierung bei jungen Erwachsenen. https://pubmed.ncbi.nlm.nih.gov/24470182/

14 Docosahexaensäure (DHA) für Lesen, Kognition und Verhalten bei Kindern im Altern von 7–9 Jahren (DOLAB-Studie). https://pubmed.ncbi.nlm.nih.gov/22970149/

15 Reduzierte Symptome von Unaufmerksamkeit nach Nahrungsergänzung mit Omega-3-Fettsäuren bei Jungen mit und ohne Aufmerksamkeitsdefizit-/Hyperaktivitätsstörung. https://www.ncbi.nlm.nih.gov/pmc/articles/PMC4538345/

16 Die Bedeutung mariner Omega-3-Fettsäuren für die Gehirnentwicklung und die Präventation und Behandlung von Verhaltens-, Stimmungs- und anderen Gehirnstörungen. https://www.ncbi.nlm.nih.gov/pmc/articles/PMC7468918/

17 Die Beziehung von Docosahexaensäure zu Lernen und Verhalten bei gesunden Kindern: eine Übersicht. https://www.ncbi.nlm.nih.gov/pmc/articles/PMC3738999/

18 Docosahexaensäure (DHA) in fetaler Entwicklung und Säulingsernährung. https://pubmed.ncbi.nlm.nih.gov/11775350/

19 Docosahexaensäure und Kognition im Laufe des Lebens. https://www.ncbi.nlm.nih.gov/pmc/articles/PMC4772061/

20 Vergleichende Omega-3-Fettsäureanreicherung von Eigelb von Legehennen im ersten Zyklus, mit Leinsamenöl oder gemahlenem Leinsamen gefüttert. https://pubmed.ncbi.nlm.nih.gov/28108729/

21 Neue Studie zeigt deutliche Unterschiede zwischen Bio-Milch und -Fleisch und konventioneller Milch/konventionellem Fleisch. https://www.sciencedaily.com/releases/2016/02/160215210707.htm

22 Sind alle n-3-mehrfach ungesättigten Fettsäuren gleich? https://lipidworld.biomedcentral.com/articles/10.1186/1476-511X-8-33

23 Erreichen eines optimalen Status essenzieller Fettsäuren bei Vegetariern. https://pubmed.ncbi.nlm.nih.gov/12936959/

24 Mikroalgen als Quelle für mehrfach ungesättigte Omega-3-Fettsäuren: biotechnologische Aspekte. https://www.sciencedirect.com/science/article/abs/pii/S2211926421002290

25 Körperliche Anzeichen eines Fettsäuremangels bei Kindern mit ADHS-Symptomen. https://pubmed.ncbi.nlm.nih.gov/17825546/

26 Omega-3-Fettsäuren und Hautkrankheiten. https://www.ncbi.nlm.nih.gov/pmc/articles/PMC7892455/

27 Phrynoderma: eine Manifestation von Vitamin-A-Defizienz? … Der Rest der Geschichte. https://pubmed.ncbi.nlm.nih.gov/15660900

28 Zöliakie und dermatologische Manifestationen: Viele Hautsymptome weisen auf glutensensitive Enteropathie hin. https://www.ncbi.nlm.nih.gov/pmc/articles/PMC3369470/

29 Vitamin-A-Defizienz (Phrynoderma) aufgrund von Malabsorption und unzureichender Ernährung. https://www.jaad.org/article/S0190-9622(99)70375-0/fulltext

30 Nahrungsaufnahme und Plasmaspiegel von Cholin und Betain bei Kindern mit Autismus-Spektrum-Störungen. https://pubmed.ncbi.nlm.nih.gov/24396597/

31 Cholin- und Arbeitsgedächtnistraining verbessert durch pränatale Ethanolexposition verursachte kognitive Defizite. https://pubmed.ncbi.nlm.nih.gov/28961168/

32 Verhinderung von Behinderungen im Kindes- und Erwachsenenalter: Nahrungsergänzungsmittel für Mütter zur Vorbeugung perinataler Hirnschäden. https://pubmed.ncbi.nlm.nih.gov/30227261/

33 Cholin, neurologische Entwicklung und Gehirnfunktion: eine systematische Übersicht mit Schwerpunkt auf den ersten 1000 Tagen. https://pubmed.ncbi.nlm.nih.gov/32531929/

34 Die Rolle von Cholin bei neurologischen Entwicklungsstörungen: eine narrative Übersicht mit Schwerpunkt auf ASS, ADHS und Legasthenie. https://www.ncbi.nlm.nih.gov/pmc/articles/PMC10343507/

35 Neurochemie sagt Konvergenz von geschriebener und gesprochener Sprache voraus: eine Protonen-Magnetresonanzspektroskopie-Studie zu modalübergreifender Sprachintegration. https://pubmed.ncbi.nlm.nih.gov/30233445/

36 Zusammenhang zwischen mütterlichem Cholin, fetaler Gehirnentwicklung und kindlicher Neurokognition. https://www.ncbi.nlm.nih.gov/pmc/articles/PMC9776654/

37 Anstieg der zytosolischen Phospholipase A2 als hydrolytisches Enzym von Phospholipiden und Schweregrad der kognitiven, sozialen und sensorischen Funktionsstörungen bei Autismus. https://lipidworld.biomedcentral.com/articles/10.1186/s12944-016-0391-4

38 Zusammenhang zwischen psychiatrischen Erkrankungen und Eisenmangelanämie bei Kindern und Jugendlichen. https://www.ncbi.nlm.nih.gov/pmc/articles/PMC3680022/

39 Eisen und Mechanismen emotionalen Verhaltens. https://www.ncbi.nlm.nih.gov/pmc/articles/PMC4253901/

40 Häufigkeit von Anämie bei chronischen Psychiatriepatienten. https://www.ncbi.nlm.nih.gov/pmc/articles/PMC4622486/

41 Eisenmangel als starker Prädiktor für Aufmerksamkeitsdefizit-/Hyperaktivitätsstörung bei Kindern. https://pubmed.ncbi.nlm.nih.gov/25364604/

42 Periphere Eisenwerte bei Kindern mit Aufmerksamkeitsdefizit-/Hyperaktivitätsstörung. https://pubmed.ncbi.nlm.nih.gov/29335588/

43 Zink im zentralen Nervensystem: von Molekülen zum Verhalten. https://www.ncbi.nlm.nih.gov/pmc/articles/PMC3757551/
44 Zinkmangel und kindliche Entwicklung. https://www.sciencedirect.com/science/article/pii/S0002916523006263
45 Entwicklungsdyslexie und Zinkmangel. https://www.thelancet.com/journals/lancet/article/PIIS0140-6736(04)16671-3/fulltext
46 Zinkstatus bei Aufmerksamkeitsdefizit-/Hyperaktivitätsstörung (ADHS). https://www.ncbi.nlm.nih.gov/pmc/articles/PMC8285486/
47 Zinkstatus und Autismus-Spektrum-Störung (ASS) bei Kindern und Jugendlichen. https://www.mdpi.com/2072-6643/15/16/3663
48 Wirksamkeit von Methylphenidat, ergänzt durch Zink, Kalzium und Magnesium zur Behandlung von ADHS-Patienten in Zahedan, Iran. https://brieflands.com/articles/semj-20468.html
49 Frühkindlicher Zinkmangel: Zusammenhang mit Autismus-Spektrum-Störungen. https://www.ncbi.nlm.nih.gov/pmc/articles/PMC3216610/
50 Beurteilung von frühkindlichem Mineralstoffungleichgewicht bei Autismus-Spektrum-Störungen. https://www.ncbi.nlm.nih.gov/pmc/articles/PMC3863885/
51 Dynamische Merkmale fetaler und postnataler Stoffwechselzyklen sagen die Entstehung von Autismus-Spektrum-Störungen voraus. https://pubmed.ncbi.nlm.nih.gov/29854952/
52 Fetale und postnatale Metalldysregulation bei Autismus. https://www.nature.com/articles/ncomms15493.pdf
53 Die Rolle von Zink bei der Entstehung und Behandlung von Stimmungsstörungen. https://pubmed.ncbi.nlm.nih.gov/10801965/
54 Zinkmangel und Essstörungen. https://pubmed.ncbi.nlm.nih.gov/2600063/
55 Neurobiologie des durch Zink beeinflussten Essverhaltens. https://pubmed.ncbi.nlm.nih.gov/10801965/
56 Zinkergänzung bei der Behandlung von Anorexia nervosa. https://pubmed.ncbi.nlm.nih.gov/11930982/
57 Leukonychie. https://www.sciencedirect.com/topics/medicine-and-dentistry/leukonychia
58 Prävalenz und Wiederauftreten von Pica-Verhalten in der frühen Kindheit: Ergebnisse der ALSPAC-Geburtskohortenstudie. https://www.ncbi.nlm.nih.gov/pmc/articles/PMC10275014/
59 Meta-Analyse von Pica und Mikronährstoffstatus. https://www.ncbi.nlm.nih.gov/pmc/articles/PMC4270917/
60 Verbindung zwischen Anämie und Blei-, Kupfer-, Zink- und Eisenwerten im Blut von Kindern. https://www.ncbi.nlm.nih.gov/pmc/articles/PMC2887903/
61 Bleivergiftung. https://www.ncbi.nlm.nih.gov/pmc/articles/PMC5528905/
62 Magnesium, Hyperaktivität und Autismus bei Kindern. https://www.ncbi.nlm.nih.gov/books/NBK507249/
63 Die therapeutischen Wirkungen von Magnesium bei Insulinsekretion und -resistenz. https://www.ncbi.nlm.nih.gov/pmc/articles/PMC9379913/
64 Magnesiumergänzung bei Kindern mit Aufmerksamkeitsdefizit-/Hyperaktivitätsstörung. https://www.sciencedirect.com/science/article/pii/S1110863015000555
65 Die Wirkung von Vitamin-D- und Magnesiumsupplementation auf Verhaltensprobleme bei Kindern mit Aufmerksamkeitsdefizit-/Hyperaktivitätsstörung. https://www.ncbi.nlm.nih.gov/pmc/articles/PMC7011463/
66 Die Wirksamkeit von Magnesiumergänzung bei Kindern mit Aufmerksamkeitsdefizit-/Hyperaktivitätsstörung unter Behandlung mit Methylphenidat. https://www.cjmb.org/uploads/pdf/pdf_CJMB_480.pdf
67 Mythos oder Realität – transdermales Magnesium? https://www.ncbi.nlm.nih.gov/pmc/articles/PMC5579607/
68 Wirkung von Vitamin-D- und Magnesiumergänzung bei Verhaltensproblemen bei Kindern mit Aufmerksamkeitsdefizit-/Hyperaktivitätsstörung. https://www.ncbi.nlm.nih.gov/pmc/articles/PMC7011463/
69 Die Rolle von Vitamin D bei Gehirngesundheit. https://www.ncbi.nlm.nih.gov/pmc/articles/PMC6132681/
70 Spielt Vitamin D eine Rolle bei der Behandlung chronischer Schmerzen? https://www.ncbi.nlm.nih.gov/pmc/articles/PMC5466150/
71 Molekulare Grundlagen des therpautischen Potenzials von Vitamin D zur Behandlung von Depressionen und Angstzuständen. https://www.ncbi.nlm.nih.gov/pmc/articles/PMC9266859/
72 Bauchgefühl: Vitamin D/Vitamin-D-Rezeptor und Mikrobiom bei neurologischen Entwicklungsstörungen. https://www.ncbi.nlm.nih.gov/pmc/articles/PMC7574554/
73 Vitamin-D-Status bei Kindern mit Aufmerksamkeitsdefizit-/Hyperaktivitätsstörung. https://pubmed.ncbi.nlm.nih.gov/24417979/
74 Die Wirkung von Vitamin-D-Ergänzung als Zusatztherapie zu Methylphenidate bei ADHS-Symptomen. https://pubmed.ncbi.nlm.nih.gov/27924679/
75 Serumspiegel von 25-Hydroxyvitamin D bei Kindern mit Autismus-Spektrum-Störungen. https://pubmed.ncbi.nlm.nih.gov/25616297/
76 Der Zusammenhang zwischen Vitamin-D-Status und Autismus-Spektrum-Störungen. https://www.ncbi.nlm.nih.gov/pmc/articles/PMC7824115/
77 Vitamin D und Autismus: Was gibt's Neues? https://pubmed.ncbi.nlm.nih.gov/28217829/
78 Die Aktivität des mTOR-Signalwegs und die Verfügbarkeit von Vitamin D steuern die Expression der meisten Gene für Autismusprädisposition. https://pubmed.ncbi.nlm.nih.gov/31847491/
79 Ernährungsbedingte Rachitis aufgrund starker Nahrungsmittelselektion bei Autismus-Spektrum-Störungen. https://pubmed.ncbi.nlm.nih.gov/32890122/
80 Vitamin-D-Spiegel bei Säuen aus fünf dänischen Freilandherden. https://www.ncbi.nlm.nih.gov/pmc/articles/PMC8833377/
81 Umwelt- und genetische Faktoren beeinflussen den Vitamin-D-Gehalt von Kuhmilch. https://www.cambridge.org/core/journals/proceedings-of-the-nutrition-society/article/environmental-and-genetic-factors-influence-the-vitamin-d-content-of-cows-milk/8754AB72F72B6E5AA8C4502C3B77ADAD
82 Vorteile von Sonnenlicht: ein Lichtblick für die menschliche Gesundheit. https://www.ncbi.nlm.nih.gov/pmc/articles/PMC2290997/
83 Neurologische, psychiatrische und biochemische Aspekte von Thiaminmangel bei Kindern und Erwachsenen. https://www.ncbi.nlm.nih.gov/pmc/articles/PMC6459027/
84 Profilierung der Plasmaspiegel von Thiamin und Histamin bei jordanischen Kindern mit Autismus-Spektrum-Störung: potenzielle Biomarker zur Bewertung von ASS-Therapien und Ernährung. https://pubmed.ncbi.nlm.nih.gov/35900205/
85 Ein Überblick über die Biochemie, den Stoffwechsel und den klinischen Nutzen von Thiamin und seinen Derivaten. https://www.ncbi.nlm.nih.gov/pmc/articles/PMC1375232/
86 Die Aufnahme von Vitamin B1 über die Nahrung beeinflusst die mikrobielle Gemeinschaft im Darm und die daraus resultierende Produktion kurzkettiger Fettsäuren. https://www.ncbi.nlm.nih.gov/pmc/articles/PMC9147846/
87 Unsichtbar: moderner Thiaminmangel. https://www.ncbi.nlm.nih.gov/pmc/articles/PMC8533683/
88 Kritischer Vitaminmangel bei Autismus-Spektrum-Störungen: reversible und irreversible Folgen. https://pubmed.ncbi.nlm.nih.gov/35689090/
89 Riboflavin – Science Direct. https://www.sciencedirect.com/topics/biochemistry-genetics-and-molecular-biology/riboflavin
90 Riboflavin – Linus Pauling. https://lpi.oregonstate.edu/mic/vitamins/riboflavin
91 Niacin – Linus Pauling. https://lpi.oregonstate.edu/mic/vitamins/niacin
92 Die Chemie des Vitamin-B3-Metabolisms. https://www.ncbi.nlm.nih.gov/pmc/articles/PMC6411094/
93 Warum ist Vitamin B6 bei der Linderung der Symptome von Autismus wirksam? https://pubmed.ncbi.nlm.nih.gov/29635187/
94 Vitamin-B6-Mangel führt bei Ratten zu autismusähnlichem Verhalten durch Regulierung der mTor-vermittelten Autophagie im Hippocampus. https://pubmed.ncbi.nlm.nih.gov/37200987/
95 Kombinierte Vitamin-B6-Magnesium-Behandlung bei Autismus-Spektrum-Störungen. https://www.ncbi.nlm.nih.gov/pmc/articles/PMC7003675/
96 Verbesserung neurologischer Verhaltensstörungen bei Kindern durch Ergänzung mit Magnesium-Vitamin-B6. II. Tiefgreifende Entwicklungsstörung – Autismus. https://pubmed.ncbi.nlm.nih.gov/16846101/
97 Auswirkungen von Vitamin B6 (Pyridoxin) und einem B-Komplex-Präparat auf Träume und Schlaf. https://journals.sagepub.com/doi/10.1177/0031512518770326
98 Vitamin B6 – National Institutes of Health (NIH). https://ods.od.nih.gov/factsheets/VitaminB6-HealthProfessional/
99 Folsäure und Autismus: eine systematische Überprüfung des aktuellen Wissenstands
100 Homocystein und MTHFR-Mutationen https://www.ahajournals.org/doi/10.1161/circulationaha.114.013311
101 Die Rolle von Vitamin B12 bei Aufmerksamkeitsdefizit-/Hyperaktivitätsstörungen: eine Sondierstudie. https://www.opensciencepublications.com/fulltextarticles/IJN-2395-2326-8-240.html
102 Vergleich der Serumkonzentrationen von B12,

Folat und Homocystein bei Kindern mit Autismus-Spektrum-Störung (ASS) oder Aufmerksamkeitsdefizit-/Hyperaktivitätsstörung (ADHS) und gesunden Kontrollen. https://www.ncbi.nlm.nih.gov/pmc/articles/PMC6689552/
103 Die Wirksamkeit von Cobalamin (B12)-Behandlung bei Autismus-Spektrum-Störungen. https://www.ncbi.nlm.nih.gov/pmc/articles/PMC8400809/
104 Zwanghafte Verhaltensstörung als frühe Manifestion von B12-Mangel. https://www.ncbi.nlm.nih.gov/pmc/articles/PMC3271502/
105 Die Wirksamkeit von Cobalamin (B12)-Behandlung bei Autismus-Spektrum-Störungen. https://www.ncbi.nlm.nih.gov/pmc/articles/PMC8400809/
106 Auswirkungen der Nahrungsergänzung mit Safranextrakt auf Stimmung, Wohlbefinden und Reaktion auf einen psychosozialen Stressor bei gesunden Erwachsenen. https://www.ncbi.nlm.nih.gov/pmc/articles/PMC7882499/
107 Safran (*Crocus sativus L.*) und schwere depressive Störungen. https://www.ncbi.nlm.nih.gov/pmc/articles/PMC4643654/
108 *Crocus sativus* bei Schlaflosigkeit. https://pubmed.ncbi.nlm.nih.gov/36141931/
109 Wirksamkeit und Sicherheit von Safran als Zusatztherapie bei Erwachsenen mit Aufmerksamkeitsdefizit-/Hyperaktivitätsstörung. https://www.sciencedirect.com/science/article/abs/pii/S2212958822000027
110 Wirksamkeit von Safranextrakt (Saffr'Activ) bei der Behandlung von Kindern und Jugendlichen mit Aufmerksamkeitsdefizit-/Hyperaktivitätsstörung: eine klinische Wirksamkeitsstudie. https://www.ncbi.nlm.nih.gov/pmc/articles/PMC9573091/
111 Auswirkungen von Safranextrakt auf die Schlafqualität. https://www.ncbi.nlm.nih.gov/pmc/articles/PMC8145009/
112 Auswirkungen von Safranextrakt auf die Schlafqualität gesunder Erwachsener mit selbstberichtetem schlechten Schlaf. https://jcsm.aasm.org/doi/10.5664/jcsm.8376
113 Safran zur Stimmungsverbesserung bei Kindern und Jugendlichen. doi: 10.7363/110222
114 Vergleich der Auswirkungen von *Crocus sativus* und Mefenaminsäure auf primäre Dysmenorrhoe. https://jpc.tums.ac.ir/index.php/jpc/article/view/170
115 Ein Hauch von Safran verändert den Hormonspiegel bei Frauen. https://www.naturalmedicinejournal.com/journal/whiff-saffron-changes-hormone-levels-women
116 Die Wirkung von *Crocus sativus* (Safran) auf die Schwere des prämenstruellen Syndroms. https://www.sciencedirect.com/science/article/abs/pii/S187638201530010X
117 Safran zur Behandlung prämenstrueller dysphorischer Störungen. https://www.ncbi.nlm.nih.gov/pmc/articles/PMC7792881/
118 Theanin. https://www.sciencedirect.com/topics/pharmacology-toxicology-and-pharmaceutical-science/theanine
119 Die Wirkungen von L-Theanin (Suntheanine®) auf die objektive Schlafqualität bei Jungen mit Aufmerksamkeitsdefizit-/Hyperaktivitätsstörung. https://pubmed.ncbi.nlm.nih.gov/22214254/
120 Die Wissenschaft hinter der stimmungsverändernden Magie des Tees. doi: 10.1038/d41586-019-00398-1 https://www.researchgate.net/publication/330916774_The_science_of_tea's_mood-altering_magic
121 Wirkungen von grünem Tee auf Kognition, Stimmung und menschliche Gehirnfunktion. https://pubmed.ncbi.nlm.nih.gov/28899506/
122 Die kognitiven Fähigkeiten steigernden Wirkungen von Koffein und L-Theanin. https://pubmed.ncbi.nlm.nih.gov/35111479/
123 *Hericium erinaceus*, ein erstaunlicher Heilpilz. https://www.researchgate.net/profile/Sylvie-Rapior/publication/281146648_Hericium_erinaceus_an_amazing_medicinal_mushroom/links/57d0180508ae5f03b4890299/Hericium-erinaceus-an-amazing-medicinal-mushroom.pdf
124 Die entzündungshemmende Wirkung des Igelstachelbarts (Löwenmähne) als kulinarischer Heilpilz, *Hericium erinaceus* (höhere Basidiomyceten), in einem Kokultursystem aus 3T3-L1-Adipozyten und RAW264 Makrophagen. https://pubmed.ncbi.nlm.nih.gov/26559695/
125 Hericerin-Derivate aktivieren einen pan-neurotrophen Signalweg in zentralen hippocampalen Neuronen, der zur ERK1/2-Signalgebung konvergiert und das räumliche Gedächtnis verbessert. https://onlinelibrary.wiley.com/doi/10.1111/jnc.15767
126 *Hericium erinaceus* in neurodegenerativen Krankheiten: von der Bank zum Krankenbett und darüber hinaus? https://www.ncbi.nlm.nih.gov/pmc/articles/PMC10218917/
127 Neurogesundheitseigenschaften von *Hericium erinaceus*-Myzel, angereichert mit Erinacinen. https://www.ncbi.nlm.nih.gov/pmc/articles/PMC5987239/
128 *Bacopa monnieri*. https://www.ncbi.nlm.nih.gov/books/NBK589635/
129 Wirksamkeit des standardisierten Extrakts von *Bacopa monnieri* (Bacognize®) auf die kognitiven Funktionen von Medizinstudenten. https://www.ncbi.nlm.nih.gov/pmc/articles/PMC5075615/
130 Eine akute, placebokontrollierte Doppelblind-Crossover-Studie mit jeweils 320-mg- und 640-mg-Dosen von *Bacopa monnieri* (CDRI 08) für Multitasking-Stressreaktivität und Stimmung. https://pubmed.ncbi.nlm.nih.gov/23788517/
131 Systematischer Überblick über *Bacopa monnieri (L.) Wettst.* dominante polykräuterbasierte Formeln bei Kindern und Jugendlichen. https://www.ncbi.nlm.nih.gov/pmc/articles/PMC5750610/
132 Die beruhigende Wirkung von *Passiflora quadrangularis*-Flavonoiden wird über den GABAergen Weg vermittelt. https://pubmed.ncbi.nlm.nih.gov/29454287/
133 *Passiflora incarnata* bei neuropsychiatrischen Störungen. https://www.ncbi.nlm.nih.gov/pmc/articles/PMC7766837/
134 *Passiflora incarnata* bei der Behandlung von Aufmerksamkeitsdefizit-/Hyperaktivitätsstörung bei Kindern und Jugendlichen. https://www.openaccessjournals.com/articles/passiflora-incarnata-in-the-treatment-of-attentiondeficit-hyperactivity-disorder-in-children-and-adolescents.pdf
135 Rollenidentifikation von *Passiflora incarnata Linnaeus*. https://www.ncbi.nlm.nih.gov/pmc/articles/PMC5770524/
136 Passionsblumenextrakt induziert Rhythmen mit hoher Amplitude ohne Phasenverschiebungen bei der Expression mehrerer Gene der inneren Uhr in vitro und in vivo.
137 Pilotstudie von *Melissa officinalis L.* Blattextrakt bei der Behandlung von Freiwilligen, die unter leichten bis mittelschweren Angst- und Schlafstörungen leiden. https://www.ncbi.nlm.nih.gov/pmc/articles/PMC3230760/
138 Pflanzliche Heilmittel und ihre mögliche Wirkung auf das GABA-erge System und Schlaf. https://www.ncbi.nlm.nih.gov/pmc/articles/PMC7914492/
139 Hyperaktivität, Konzentrationsschwierigkeiten und Impulsivität bessern sich bei siebenwöchiger Behandlung mit Baldrianwurzel- und Melissenextrakt bei Grundschulkindern. https://pubmed.ncbi.nlm.nih.gov/24837472/
140 Baldrianwurzel- und Melissenextrakt: Ein Phytomedizinwirkstoff verbessert die Symptome von Hyperaktivität, Aufmerksamkeitsdefiziten und Impulsivität bei Kindern. https://journals.lww.com/hnpjournal/citation/2015/11000/valerian_root_and_lemon_balm_extracts__a.9.aspx
141 Eine Kombination aus Baldrian und Melisse ist wirksam bei der Behandlung von Unruhe und Dyssomnie bei Kindern. https://europepmc.org/article/med/16487692
142 Ernährungsbedingte Neurotransmitter. https://www.ncbi.nlm.nih.gov/pmc/articles/PMC5986471/
143 Glutamat: der Hauptneurotransmitter und seine Auswirkungen auf chronischen Stress und Stimmungsstörungen. https://www.ncbi.nlm.nih.gov/pmc/articles/PMC8586693/
144 Autismus-Spektrum-Störung: Fokus auf glutamaterger Neurotransmission. https://www.ncbi.nlm.nih.gov/pmc/articles/PMC8998955/
145 GABA und Glutamat bei Kindern mit Tourette-Syndrom: eine 1H-MR-Spektoskopiestudie bei 7 T. https://www.ncbi.nlm.nih.gov/pmc/articles/PMC5815927/
146 Glutamaterge modulatorische Therapie für Tourette-Syndrom. https://pubmed.ncbi.nlm.nih.gov/20022434/
147 Cortisolglutamat und GABA im Zusammenhang mit zwanghaftem Verhalten bei Personen mit Zwangsstörungen und gesunden Kontrollen. https://www.nature.com/articles/s41467-023-38695-z
148 Glutamat im präfrontalen Kortex und Extraversion. https://academic.oup.com/scan/article/7/7/811/1675529
149 γ-Aminobuttersäure (GABA)-Gehalt ausgewählter ungekochter Lebensmittel. https://www.researchgate.net/publication/264106529_g_-Aminobutyric_Acid_GABA_Content_of_Selected_Uncooked_Foods
150 Das Darmmikrobiom und das Gehirn. https://www.ncbi.nlm.nih.gov/pmc/articles/PMC4259177/
151 Probiotische Eigenschaften, präbiotische Fermemtierbarkeit und GABA-Produktionskapazität von Mikroorganismen, die aus mexikanischen Milchkefirkörnern isoliert wurden: Eine Clustering-Bewertung für funktionelle Milchprodukte. https: www.ncbi.nlm.nih.gov/pmc/articles/

PMC8534820/
152 Naturprodukte als Schutz vor durch Monosodiumglutamat verursachter Toxizität. https://www.ncbi.nlm.nih.gov/pmc/articles/PMC7239414/
153 Einfluss von Tryptophan und Serotonin auf Stimmung und Kognition mit einer möglichen Rolle der Darm-Hirn-Achse. https://www.ncbi.nlm.nih.gov/pmc/articles/PMC4728667/
154 Das Serotoninsystem bei Autismus-Spektrum-Störungen (ASS): vom Biomarker zu Tiermodellen. https://www.ncbi.nlm.nih.gov/pmc/articles/PMC4824539/
155 Klinische Pyrrol-Untersuchungen: Nützlichkeit und Assoziation mit anderen biochemischen Markern. https://clinmedjournals.org/articles/cmrcr/cmrcr-2-027.pdf
156 Klinische Bedeutung und Wichtigkit erhöhter Kryptopyrrolwerte im Urin (UKP): selbstberichtete Erfahrungen australischer Kliniker bei der Verwendung von UKP-Tests. https://www.sciencedirect.com/science/article/abs/pii/S2212958821000252
157 Reduziertes gewalttätiges Verhalten nach biochemischer Therapie. https://pubmed.ncbi.nlm.nih.gov/15451647/
158 Die Rolle von Cholesterin und Sphingolipiden bei der Gehirnentwicklung und neurologischen Erkrankungen. https://pubmed.ncbi.nlm.nih.gov/30683111/
159 Zentralnervensystem: Cholesterinumsatz, Gehirnentwicklung und Neurodegeneration. https://pubmed.ncbi.nlm.nih.gov/19166320/
160 Autismus: die Rolle von Cholesterin bei der Behandlung. https://pubmed.ncbi.nlm.nih.gov/18386207/
161 Niedriger Serumcholesterinspiegel, Hungersnot und Aggression: eine Darwinsche Hypothese. https://journals.sagepub.com/doi/10.1177/053901897036002001
162 Niedriges HDL-Cholesterin im Zusammenhang mit schwerer Depression in einer Stichprobe mit 7-jähriger Vorgeschichte depressiver Symptome. https://pubmed.ncbi.nlm.nih.gov/18583011/
163 Verhaltensphänotyp bei RSH/Smith-Lemli-Opitz-Syndrom. https://pubmed.ncbi.nlm.nih.gov/11223857/
164 Kognitive und Verhaltensaspekte bei Smith-Lemli-Opitz-Syndrom. https://pubmed.ncbi.nlm.nih.gov/23042585/
165 Behandlung von Smith-Lemli-Opitz-Syndrom und anderen Störungen des Sterolstoffwechsels. https://www.ncbi.nlm.nih.gov/pmc/articles/PMC3890258/
166 Eine neue Klassifizierung von Lebensmitteln, basierend auf dem Ausmaß und Zweck ihrer Verarbeitung. https://pubmed.ncbi.nlm.nih.gov/21180977/
167 Hochverarbeitete Lebensmittel: Was sie sind und wie man sie identifiziert. https://pubmed.ncbi.nlm.nih.gov/30744710/
168 Erhöhter Konsum hochverarbeiteter Lebensmittel ist mit einer Verschlechterung kardiometabolischer Risikofaktoren bei Erwachsenen mit metabolischem Syndrom verbunden. https://pubmed.ncbi.nlm.nih.gov/37343432/
169 Zusammenhang zwischen dem Konsum hochverarbeiteter Lebensmittel und dem Auftreten von Depressionen und Angstzuständen. https://pubmed.ncbi.nlm.nih.gov/37534433/
170 Verarbeitete Lebensmittel und Ernährungsqualität bei Schwangeren kann Neuroentwicklungsstörungen bei Kindern verursachen: https://pubmed.ncbi.nlm.nih.gov/37039128/
171 Ernährungsmuster, Gehirnmorphologie und kognitive Leistungsfähigkeit bei Kindern. https://pubmed.ncbi.nlm.nih.gov/37155025/
172 Binge-Eating-Vorläufer bei Kindern und Jugendlichen: neurologische Entwicklung und der potenzielle Beitrag hochverarbeiteter Lebensmittel (UPFs). https://pubmed.ncbi.nlm.nih.gov/37447320/
173 Hochverarbeitete Lebensmittel in der Ernährung von Säuglingen und Kleinkindern im First Steps Nutrition Trust, Großbritannien. https://www.firststepsnutrition.org/upfs-marketed-for-infants-and-young-children
174 Trends beim Konsum hochverarbeiteter Nahrungsmittel bei amerikanischen Jugendlichen im Alter von 2–19 Jahren, 1999–2018. https://jamanetwork.com/journals/jama/fullarticle/2782866
175 Hochverarbeitete Lebensmittel und Ernährungsprofil. https://pubmed.ncbi.nlm.nih.gov/34684391/
176 Konsum hochverarbeiteter Lebensmittel und Auftreten von Fettleibigkeit und kariometabolischen Risikofaktoren bei Erwachsenen. https://pubmed.ncbi.nlm.nih.gov/37299546/
177 Einfluss des Lebensmittelverarbeitungsgrads auf die kardiometabolische Gesundheit im Kindesalter. https://pubmed.ncbi.nlm.nih.gov/36081298/
178 Sucht nach hochverarbeiteten Lebensmitteln: eine Epidemie? https://karger.com/pps/article/91/6/363/826582/Ultra-Processed-Food-Addiction-An-Epidemic
179 UPFs: machen süchtig, sind giftig und reif für Regulierung. https://www.ncbi.nlm.nih.gov/pmc/articles/PMC7694501/
180 Die Auswirkungen von Junkfood auf das Gehirn von Jugendlichen. https://pubmed.ncbi.nlm.nih.gov/29251841/
181 Eine Ernährung mit verarbeiteten Lebensmitteln in der frühen Kindheit kann den späteren IQ senken. https://www.sciencedaily.com/releases/2011/02/110207225943.htm
182 Besteht ein Zusammenhang zwischen Nahrungsaufnahme und akademischen Leistungen? https://pubmed.ncbi.nlm.nih.gov/27599886/
183 Verarbeitete Lebensmittel und ihre Auswirkungen auf die Entwicklung des fetalen Gehirns: Zusammenhang mit Autismus? https://www.sciencedaily.com/releases/2019/06/190620121415.htm
184 Der Zusammenhang zwischen dem Konsum hochverarbeiteter Lebensmittel seitens der Mutter während der Schwangerschaft und der neuropsychologischen Entwicklung des Kindes. https://pubmed.ncbi.nlm.nih.gov/36087519/
185 Zusammenhang zwischen dem Verzehr hochverarbeiteter Lebensmittel und der Nährstoffaufnahme bei schwangeren Frauen mit geringem Risiko. https://www.scielo.br/j/rbsmi/a/Gf6N3jm6XdtvzyhLkmqRyYR/
186 Ernährung während der Schwangerschaft: UPFs und das entzündungsfördernde Potenzial der Ernährung. https://www.sciencedirect.com/science/article/abs/pii/S0899900722000168
187 Höhere Autismusraten und Aufmerksamkeitsdefizit-/Hyperaktivitätsstörungen bei amerikanischen Kindern. Beeinflussen Probleme mit der Lebensmittelqualität die epigenetische Vererbung? https://www.wjgnet.com/2219-2808/full/v12/i2/25.htm
188 Daten und Statistiken zu Autismus-Spektrum-Störungen. https://www.cdc.gov/ncbddd/Autism/data.html
189 Der Verzehr hochverarbeiteter Lebensmittel steht bei Kindern und Jugendlichen in den USA im Zusammenhang mit schlechter Herz-Kreislauf-Fitness. https://www.ncbi.nlm.nih.gov/pmc/articles/PMC9193634/
190 Junkfood und Verhaltensprobleme im Kindesalter. https://www.ncbi.nlm.nih.gov/pmc/articles/PMC2664919/
191 Konsum von verarbeiteten Fleischprodukten und Snacks bei ADHS. https://www.ncbi.nlm.nih.gov/pmc/articles/PMC9464840/
192 Ernährungsmuster und Aufmerksamkeitsdefizit-/Hyperaktivitätsstörung bei iranischen Kindern. https://www.tandfonline.com/doi/abs/10.1080/07315724.2018.1473819
193 Zuckerkonsum, Getränke mit Zucker und Aufmerksamkeits-/Hyperaktivitätsstörung. https://www.sciencedirect.com/science/article/abs/pii/S0965229919320540
194 Unterernährung im Alter von 3 Jahren und externalisierende Verhaltensprobleme im Alter von 8, 11 und 17 Jahren. https://pubmed.ncbi.nlm.nih.gov/15514400/
195 Zusammenhänge zwischen der Aufnahme von Fisch und verarbeiteten Lebensmitteln vor der Geburt und in der frühen Kindheit und Verhaltensproblemen. https://link.springer.com/article/10.1007/s10802-016-0224-y
196 Auswirkungen von Unterernährung im Kindesalter auf das Verhalten. https://ajp.psychiatryonline.org/doi/full/10.1176/appi.ajp.162.9.1760-b
197 Die Verbindung zwischen hochverarbeiteten Lebensmitteln, Lebensqualität und Schlaflosigkeit unter weiblichen Jugendlichen im nordöstlichen Iran. https://www.ncbi.nlm.nih.gov/pmc/articles/PMC9141842/
198 Zusammenhang zwischen dem Verarbeitungsgrad konsumierter Lebensmittel und der Schlafqualität bei Jugendlichen. https://www.ncbi.nlm.nih.gov/pmc/articles/PMC7071336/
199 Aufnahme hochverarbeiteter Lebensmittel und schlafbezogene Folgen. https://pubmed.ncbi.nlm.nih.gov/36470114/
200 Konsum hochverarbeiteter Lebensmittel und psychische Gesundheit. https://www.ncbi.nlm.nih.gov/pmc/articles/PMC9268228/
201 Hochverarbeitete Lebensmittel stehen bei Erwachsenen in den USA in positivem Zusammenhang mit Depressionssymptomen. https://www.ncbi.nlm.nih.gov/pmc/articles/PMC7770142/
202 Prospektiver Zusammenhang zwischen dem Konsum hochverarbeiteter Lebensmittel und Symptomen für Depression in der französischen NutriNet-Santé-Kohortenstudie. https://pubmed.ncbi.nlm.nih.gov/30982472/
203 Konsum hochverarbeiteter Lebensmittel im Zusammenhang mit erhöhtem psychischen Stress als Indikator für Depressionen bei Erwachsenen in Australien. https://www.sciencedirect.com/science/article/pii/

S0165032723006092?via%3Dihub
204 Begründung, Design und Basismerkmale einer randomisierten Kontrollstudie der MIND-Diät zu kognitivem Abbau. https://pubmed.ncbi.nlm.nih.gov/33434704/
205 Ein hoher Konsum hochverarbeiteter Lebensmittel ist mit erhöhter psychischer Belastung als Indikator für Depressionen bei Erwachsenen verbunden: Melbourne Collabortative Kohortenstudie. https://www.sciencedirect.com/science/article/pii/S0165032723006092?via%3Dihub
206 Bewusstseinsverändernde Mikroorganismen: Der Einfluss der Darmmikrobiota auf Gehirn und Verhalten. https://www.nature.com/articles/nrn3346
207 Das Darmmikrobiom und das Gehirn. https://pubmed.ncbi.nlm.nih.gov/25402818/
208 Neue Entwicklungen in der Mikrobiom- und Mikrogliaforschung: Implikationen für neurologische Entwicklungsstörungen. https://www.ncbi.nlm.nih.gov/pmc/articles/PMC6129765/
209 Aktuelle Erkenntnisse zur Rolle des Darmmikrobioms in der ADHS-Pathophysologie und theapeutischen Implikationen. https://www.ncbi.nlm.nih.gov/pmc/articles/PMC7830868/
210 Interaktionen zwischen Mikrobiota und Mikroglia bei ASS. https://pubmed.ncbi.nlm.nih.gov/34113350/
211 Darmmikrobiom-Gehirn-Allianz: Ein Überblick über psychische und gastrointestinale Gesundheit und Störungen. https://www.ncbi.nlm.nih.gov/pmc/articles/PMC10197139/
212 Verändertes Darmmikrobiota-Profil bei Patienten mit generalisierter Angststörung. https://pubmed.ncbi.nlm.nih.gov/30029052/
213 Die Rolle der Darmmikrobiota bei diätetischen Interventionen gegen Depressionen und Angstzustände. https://www.ncbi.nlm.nih.gov/pmc/articles/PMC7360462/
214 Mehr als ein Bauchgefühl: Die Mikrobiota reguliert die neurologische Entwicklung und das Verhalten. https://www.ncbi.nlm.nih.gov/pmc/articles/PMC4262908/
215 Das Darmmikrobiom und das Gehirn. https://www.liebertpub.com/doi/10.1089/jmf.2014.7000
216 Die Darm-Hirn-Achse: Einfluss der Mikrobiota auf Stimmung und psychische Gesundheit. https://www.ncbi.nlm.nih.gov/pmc/articles/PMC6469458/
217 Die Darm-Hirn-Achse: Einfluss der Mikrobiota auf Stimmung und psychische Gesundheit. https://www.ncbi.nlm.nih.gov/pmc/articles/PMC6314531/
218 Der Vagusnerv an der Schnittstelle der Mikrobiota-Darm-Hirn-Achse. https://www.frontiersin.org/articles/10.3389/fnins.2018.00049/full
219 Der Vagusnerv als Modulator der Darm-Hirn-Achse bei psychiatirschen und entzündlichen Erkrankungen. https://www.frontiersin.org/articles/10.3389/fpsyt.2018.00044/full and https://www.frontiersin.org/files/Articles/298797/fpsyt-09-00044-HTML/image_m/fpsyt-09-00044-g001.jpg
220 Vagusnerv und zugrundeliegender Einfluss auf die Mikrobiotika-Darm-Hirn-Achse bei Verhalten und neurogenerativen Erkrankugen. https://www.ncbi.nlm.nih.gov/pmc/articles/PMC9656367/
221 Der Vagusnerv an der Schnittstelle der Mikrobiota-Darm-Hirn-Achse. https://www.ncbi.nlm.nih.gov/pmc/articles/PMC5808284/
222 Signalübertragung von Darmmikroben an das Gehirn: Was im Vagus passiert … https://www.cell.com/neuron/fulltext/S0896-6273(19)30117-5
223 Die Rolle der Darmmikrobiota bei Angstzuständen, Depressionen und anderen psychischen Störungen sowie die schützende Wirkung von Nahrungsbestandteilen. https://www.mdpi.com/2072-6643/15/14/3258
224 Clostridium-Bakterien und Autismus-Spektrum-Störungen: systematische Überprüfung und hypothetischer Beitrag der Glyphosatwerte in der Umwelt. https://www.ncbi.nlm.nih.gov/pmc/articles/PMC6024569/
225 Echtzeit-PCR-Quantifizierung von Clostridien im Stuhl autistischer Kinder. https://pubmed.ncbi.nlm.nih.gov/15528506/
226 Nachweis von Clostridium perfringens-Toxin-Genen in der Darmmikrobiotika autistischer Kinder. https://pubmed.ncbi.nlm.nih.gov/28215985/
227 Darmbakterien und Neurotransmitter. https://www.ncbi.nlm.nih.gov/pmc/articles/PMC9504309/
228 Psychobiotika und die Manipulation von Bakterien-Darm-Hirn-Signalen. https://www.sciencedirect.com/science/article/pii/S0166223616301138#bib1075
229 Kollektives Unbewusstes: Wie Darmmikroben menschliches Verhalten prägen. https://www.sciencedirect.com/science/article/pii/S0022395615000655
230 Regulierung von Neurotransmittern durch die Darmmikrobiotika und Auswirkungen auf die Kognition bei neurologischen Erkrankungen. https://www.ncbi.nlm.nih.gov/pmc/articles/PMC8234057/
231 Erste Begegnungen: Auswirkungen der Mikrobiotika auf die Gehirnentwicklung von Neugeborenen. https://www.frontiersin.org/articles/10.3389/fncel.2021.682505/full
232 Die Zusammensetzung der Darmmikrobiotika ist mit der funktionellen Gehirnkonnektivität und dem Verhaltenstemperament von Neugeborenen verbunden. https://www.sciencedirect.com/science/article/abs/pii/S0889159120323771
233 Zusammenhang zwischen Darmmikrobiota und dem Temperament von Säuglingn im 1. Lebensjahr in einer chinesischen Geburtskohortenstudie. https://www.ncbi.nlm.nih.gov/pmc/articles/PMC7285300/
234 Babys, Bakterien und Gehirne: Wie das frühe Mikrobiom mit der Entwicklung des Gehirns und des Verhaltens von Säuglingen zusammenhängt. https://www.ncbi.nlm.nih.gov/pmc/articles/PMC10411758/
235 Die Zusammensetzung des Darmmikrobioms hängt mit dem Temperament in der frühen Kindheit zusammen. https://www.sciencedirect.com/science/article/abs/pii/S0889159114005157
236 Die Zusammensetzung der Darmmikrobiotika ist mit Temperamentsmerkmalen bei Säuglingen verbunden. https://www.sciencedirect.com/science/article/pii/S0889159119300777
237 Besiedelung mit Bifidobacterium-Arten im Säuglingsalter. https://www.ncbi.nlm.nih.gov/pmc/articles/PMC9003546/
238 Dominanz von Bifidobakterien im Darm im frühen Leben und Erwerb antimikrobieller Resistenz. https://pubmed.ncbi.nlm.nih.gov/30258040/
239 Durch Bifidobakterien vermittelte Prägung des Immunsystems in der frühen Kindheit. https://www.cell.com/cell/fulltext/S0092-8674(21)00660-7
240 Die Besiedelung durch B. infantis EVC001 moduliert Darmentzündungen bei ausschließlich gestillten Säuglingen. https://pubmed.ncbi.nlm.nih.gov/31443102/
241 Die Darmflora von Säuglingen und Kleinkindern. https://onlinelibrary.wiley.com/doi/abs/10.1002/path.1700180154
242 Erhöhter pH-Wert im Stuhl weist auf eine tiefgreifende Veränderung des Darmmikrobioms gestillter Säuglinge hin, die auf die Verringerung des Bifidobakteriums im letzten Jahrhundert zurückzuführen ist. https://journals.asm.org/doi/10.1128/msphere.00041-18
243 Zusammensetzung und Vielfalt des Darmmikrobioms hängen mit menschlichen Persönlichkeitsmerkmalen zusammen. https://www.sciencedirect.com/science/article/pii/S2452231719300181
244 Mütterliche und frühkindliche Antibiotikaexposition und das Risiko von Autismus und Aufmerksamkeitsdefizit-/Hyperaktivitätsstörung im Kindesalter: eine schwedische bevölkerungsbasierte Kohortenstudie. https://pubmed.ncbi.nlm.nih.gov/37087706/
245 Meta-Analyse der Auswirkungen von Protonenpumpenhemmern auf die menschliche Darmmikrobiotika. https://pubmed.ncbi.nlm.nih.gov/37337143/
246 Symbiose und Dysbiose des menschlichen Mycobioms. https://www.frontiersin.org/articles/10.3389/fmicb.2021.636131/full
247 Durch Antibiotika verursachte Veränderungen des Darmmetaboloms und des Mikrobioms erhöhen die Anfälligkeit für eine Besiedelung des Magen-Darm-Trakts mit Candida albicans. https://academic.oup.com/femsec/article/96/1/fiz187/5643884
248 Immunabwehr gegen Candida-Pilzinfektionen. https://www.nature.com/articles/nri3897
249 Immunerkennung von Candida albicans. https://www.mdpi.com/2309-608X/7/2/119
250 Mikrobiota-Darm-Hirn-Achse: aus Stuhlproben von Kindern mit vermuteten oder diagnostizierten Autismus-Spektrum-Störungen isolierte Hefearten und In-vitro-Empfindlichkeit gegenüber Nystatin und Fluconazol. https://pubmed.ncbi.nlm.nih.gov/26442855/
251 Anti-Candida albicans IgG-Antikörper bei Kindern mit Autismus-Spektrum-Störungen. https://www.frontiersin.org/articles/10.3389/fpsyt.2018.00627/full
252 Darmdysbiose und Hefeisolierung im Stuhl von Personen mit Autismus-Spektrum-Störungen. https://link.springer.com/article/10.1007/s11046-016-0068-6
253 Dysbiose des Darmmykobioms und ihre Auswirkungen auf die Darmdurchlässigkeit bei Aufmerskamkeitsdefizit-/Hyperaktivitätsstörungen. https://acamh.onlinelibrary.wiley.com/doi/full/10.1111/jcpp.13779
254 Können Hefeinfektionen die Genesung von psychischen Erkrankungen beeinträchtigen? Fallstudie mit Mikronährstoffen und Olivenblattextrakt für die Behandlung von ADHS und Depressionen. https://pubmed.ncbi.nlm.nih.

gov/23784606/
255 Faktoren in einer Eigenbrauer-Syndrom-Gruppe im Vergleich zu einer amerikanischen Darmprojekt-Gruppe. https://pubmed.ncbi.nlm.nih.gov/34567530/
256 Eigenbrauer-Syndrom: ein klinisches Dilemma. https://www.ncbi.nlm.nih.gov/pmc/articles/PMC7667719/
257 Betrunken ohne Alkohol: ein Fall von Eigenbrauer-Syndrom. https://www.ncbi.nlm.nih.gov/pmc/articles/PMC6831150/
258 Durch orale Pilze und Parodontitisbakterien verursachtes Eigenbrauer-Syndrom. https://www.ncbi.nlm.nih.gov/pmc/articles/PMC8091436/
259 Das Eigenbrauer-Syndrom: ein perfekter Stoffwechselsturm mit klinischen und forensischen Auswirkungen. https://www.ncbi.nlm.nih.gov/pmc/articles/PMC8537665/
260 Rolle der Mikroglia bei Pilzinfektionen des zentralen Nervensystems. https://www.tandfonline.com/doi/full/10.1080/21505594.2016.1261789
261 Candida-albicans-Durchquerung der menschlichen Blut-Hirn-Schranke in vitro. https://journals.asm.org/doi/10.1128/iai.69.7.4536-4544.2001
262 Mikroglia und Amyloid-Vorläuferprotein koordinieren die Kontrolle der vorübergehenden Candida-Cerebritis mit Gedächtnisdefiziten. https://www.ncbi.nlm.nih.gov/pmc/articles/PMC6320369/
263 Neue Perspektiven zu den Ernährungsfaktoren, die die Wachstumsrate von Candida albicans bei Diabetikern beeinflussen. https://www.ncbi.nlm.nih.gov/pmc/articles/PMC5572443/
264 Anwendung probiotischer Hefen bei Candida-Spezies-assoziierten Infektionen. https://www.ncbi.nlm.nih.gov/pmc/articles/PMC7711718/
265 Zink in der menschlichen Gesundheit und bei Infektionskrankheiten. https://www.ncbi.nlm.nih.gov/pmc/articles/PMC9775844/
266 Zinkpräparate reduzieren Candida-Infektionen auf der pädiatrischen Intensivstation. https://www.ncbi.nlm.nih.gov/pmc/articles/PMC6436042/
267 Die Rollen von Biotin in der Physiologie von Candida albicans. https://digitalcommons.unl.edu/cgi/viewcontent.cgi
268 Die Reaktion von Mäusen mit Selenmangel auf eine Candida-albicans-Infektion. https://pubmed.ncbi.nlm.nih.gov/3701459/
269 Vergleichende Studie antimikrobieller Aktivität von Selen-Nanopartikeln mit unterschiedlicher Oberflächenchemie und -struktur. https://www.frontiersin.org/articles/10.3389/fbioe.2020.624621/full
270 Antibakterielle und antimykotische Wirkung von Gewürzen. https://www.ncbi.nlm.nih.gov/pmc/articles/PMC5486105/
271 Natürliche Pflanzenprodukte als vielversprechende Alternative zu Candida-Medikamenten. https://www.ncbi.nlm.nih.gov/pmc/articles/PMC5628516/
272 Die diätetischen Nahrungsmittelbestandteile Caprinsäure und Carpylsäure hemmen Virulenzfaktoren in Candida albicans durch Multitargeting. https://www.liebertpub.com/doi/full/10.1089/jmf.2017.3971
273 Produktion halbindustrieller Mengen an Milchproteinkonzentrat (MPC) von Milchkühen mit wirksamen Anti-Candida-albicans-IgA-Antikörpern. https://pubmed.ncbi.nlm.nih.gov/17466122/
274 Hemmung des Wachstums von Candida albicans durch eisenungesättigtes Lactoferrin: Zusammenhang mit Wirtsabwehrmechanismen bei chronischer mukokutaner Candidiasis. https://academic.oup.com/jid/article-abstract/124/6/539/894615?login=true
275 Die antimykotische Aktivität von Lactoferrin und seinen abgeleiteten Peptiden: Wirkmechanismen und Synergie mit Medikamenten gegen Pilzpathogene. https://www.ncbi.nlm.nih.gov/pmc/articles/PMC5241296/
276 Chronische Entzündungen. https://www.ncbi.nlm.nih.gov/books/NBK493173/
277 Depression ist also eine entzündliche Erkrankung, aber whoher kommt die Entzündung? https://www.ncbi.nlm.nih.gov/pmc/articles/PMC3846682/
278 Die Rolle von Entzündungen bei Diabetes: aktuelle Konzepte und Zukunftsperspektiven. https://www.ncbi.nlm.nih.gov/pmc/articles/PMC6523054/
279 Ernährungsbedingter Entzündungsindex und Risiko nichtübertragbarer Krankheiten. https://www.ncbi.nlm.nih.gov/pmc/articles/PMC6722630/
280 Chronische Entzündungen in der Ätiologie von Krankheiten über die gesamte Lebensspanne. https://www.nature.com/articles/s41591-019-0675-0
281 Einleitung: Oxidation und Entzündung, eine molekulare Verbindung zwischen nicht übertragbaren Krankheiten. https://link.springer.com/chapter/10.1007/978-3-319-07320-0_1
282 Chronische Entzündungen und Asthma. https://www.ncbi.nlm.nih.gov/pmc/articles/PMC2923754/
283 Pathophysiologie atopischer Dermatitis: klinische Implikationen. https://www.ncbi.nlm.nih.gov/pmc/articles/PMC6399565/
284 Zusammenhang zwischen Entzündungen mit Depressionen und Angstzuständen: Belege für Symptomspezifität und potenzielle Kausalität aus den Kohorten der UK Biobank und NESDA. https://www.nature.com/articles/s41380-021-01188-w
285 Der Zusammenhang zwischen Angst, traumatischem Stress, Zwangsstörungen und chronischen Entzündungen. https://onlinelibrary.wiley.com/doi/10.1002/da.22790
286 Entzündung: Depressionen heizen das Feuer an und nutzen die Hitze. https://pubmed.ncbi.nlm.nih.gov/26357876/
287 Periphere Zytokin- und Chemokinveränderungen bei Depressionen. https://pubmed.ncbi.nlm.nih.gov/28122130/
288 Neuroimmune Depressionsmechanismen. https://pubmed.ncbi.nlm.nih.gov/26404713/
289 Die Rolle von Entzündungen bei Depressionen: vom evolutionären Imperativ zum modernen Behandlungsziel. https://pubmed.ncbi.nlm.nih.gov/26711676/
290 Zusammenhang zwischen Serum-Interleukin 6 und C-reaktivem Protein im Kinderalter und Depressionen und Psychosen im jungen Erwachsenenalter. https://pubmed.ncbi.nlm.nih.gov/25133871/
291 Brain Fog, Entzündungen und Fettleibigkeit: Wichtige Aspekte neuropsychiatrischer Störungen werden durch Luteolin verbessert. https://www.ncbi.nlm.nih.gov/pmc/articles/PMC4490655/
292 Brain Fog bei Long Covid: ein Phänomen der Neuroinflammation? https://www.ncbi.nlm.nih.gov/pmc/articles/PMC9914477/
293 Depression bei Schlafstörungen: eine Übersicht über die wechselseitige Beziehung, Mechanismen und Behandlung. https://www.ncbi.nlm.nih.gov/pmc/articles/PMC6433686/
294 Die Rolle von Entzündungen bei Depressionen und Abgeschlagenheit. https://www.ncbi.nlm.nih.gov/pmc/articles/PMC6658985
295 Periphere und zentrale Entzündungen bei Autismus-Spektrum-Störungen. https://www.sciencedirect.com/science/article/abs/pii/S1044743112001856
296 Übersicht über die Rolle von Entzündungen bei Aufmerksamkeitsdefizit-/Hyperaktivitätsstörungen. https://karger.com/nim/article/25/5-6/328/229828/A-Review-on-the-Role-of-Inflammation-in-Attention
297 Entzündung und neuroimmune Dysregulation bei Autismus-Spektrum-Störungen. https://www.ncbi.nlm.nih.gov/pmc/articles/PMC6027314/
298 Autismus, Gelenkhypermobilitätsstörungen und Schmerzen. https://www.ncbi.nlm.nih.gov/pmc/articles/PMC6292952/
299 Chronische Schmerzen und gesundheitsbezogene Lebensqualität bei Frauen mit Autismus und/oder ADHS. https://pubmed.ncbi.nlm.nih.gov/31695481/
300 Indifferenz oder Hypersensitivität? Lösen des Schmerzprofilrätsels bei Menschen mit Autismus. https://pubmed.ncbi.nlm.nih.gov/36730631
301 Auswirkungen von Schmerzen bei Erwachsenen mit Autismus auf ihr tägliches Leben und ihre Teilnahme. https://www.frontiersin.org/articles/10.3389/fpsyg.2022.911756/full
302 Gelenkhypermobilität verbindet Neurodivergenz mit Dysautonomie und Schmerzen. https://www.researchgate.net/publication/358782960_Joint_Hypermobility_Links_Neurodivergence_to_Dysautonomia_and_Pain
303 Zusammenhang zwischen Autismus-Spektrum-Störungen und entzündlichen Darmerkrankungen. https://pubmed.ncbi.nlm.nih.gov/34939353/
304 Autismus und Migräne: eine unerforschte Verbindung? https://www.ncbi.nlm.nih.gov/pmc/articles/PMC7565535/
305 Kopfschmerzen bei Patienten mit Autismus-Spektrum-Störungen. https://www.researchgate.net/publication/274891930_EHMTI-0290_Headaches_in_patients_with_Autism_spectrum_disorder
306 Der Dietary Inflammatory Index (diätetischer Entzündungsindex): ein neues Instrument zur Beurteilung der Ernährungsqualität anhand des Entzündungspotenzials. https://www.researchgate.net/publication/264554956_The_Dietary_Inflammatory_Index_A_New_Tool_for_Assessing_Diet_Quality_Based_on_Inflammatory_Potential
307 Geringgradige Entzündungen und der Verzehr hochverarbeiteter Lebensmittel. https://www.ncbi.nlm.nih.gov/pmc/articles/PMC10058108/

308 Auf die Darmmikrobiota ausgerichtete Diäten modulieren den menschlichen Immunstatus. https://www.cell.com/cell/fulltext/S0092-8674(21)00754-6
309 Überprüfung entzündungshemmender pflanzlicher Arzneimittel. https://www.ncbi.nlm.nih.gov/pmc/articles/PMC4877453/
310 Die Rolle von Yoga bei Entzündungsmarkern. https://www.ncbi.nlm.nih.gov/pmc/articles/PMC8842003/
311 Achtsamkeitsmeditation und das Immunsystem. https://www.ncbi.nlm.nih.gov/pmc/articles/PMC4940234/
312 Forschungsgruppe Immunpsychiatrie. http://www.immunopsychiatry.com/
313 Prävalenz und Korrelate geringgradiger systemischer Entzündung bei erwachsenen psychiatrischen Patienten. https://www.ncbi.nlm.nih.gov/pmc/articles/PMC5910056/
314 Autoimmunerkrankungen und psychotische Störungen. https://www.frontiersin.org/articles/10.3389/fpsyt.2019.00131/full
315 Beteiligung von Mastzellen an Entzündungsprozessen im Zusammenhang mit Depressionen: Hinweise bei Mastozytose. https://pubmed.ncbi.nlm.nih.gov/26809839/
316 Mastzellenaktivierungskrankheit: eine unterschätzte Ursache für neurologische und psychiatrische Symptome und Erkrankungen. https://www.sciencedirect.com/science/article/abs/pii/S0889159115002366
317 Das histaminerge System bei neuropsychiatrischen Erkrankungen. https://www.ncbi.nlm.nih.gov/pmc/articles/PMC8467868/
318 Virusinfektion, Entzündung und Schizophrenie. https://www.ncbi.nlm.nih.gov/pmc/articles/PMC3408569/
319 Werden manche Fälle von Psychosen durch mikrobielle Erreger verursacht? https://pubmed.ncbi.nlm.nih.gov/18268502/
320 Autoimmunität bei Autismus. https://www.ncbi.nlm.nih.gov/pmc/articles/PMC6952169
321 Atopische Erkrankungen und Entzündungen des Gehirns in der Pathogenese von Autismus-Spektrum-Störungen. https://www.ncbi.nlm.nih.gov/pmc/articles/PMC4931610/
322 Viren und Autismus: gegenseitige Ursache und Wirkung. https://www.ncbi.nlm.nih.gov/pmc/articles/PMC10311578/
323 ASS und ihre anthropometrischen Messungen. https://pubmed.ncbi.nlm.nih.gov/32130666/
324 Mikroglia: Haushälter des Zentralnervensystems. https://pubmed.ncbi.nlm.nih.gov/28534246/
325 Mikroglia-Aktivierung und ihre Auswirkungen auf Hirnerkrankungen. https://pubmed.ncbi.nlm.nih.gov/17504139/
326 Mikroglia: synaptischer Modulator bei ASS. https://www.frontiersin.org/articles/10.3389/fpsyt.2022.958661/full
327 In-vivo-Bildgebung des Dopamin-D1-Rezeptors und aktivierter Mikroglia bei ADHS. https://pubmed.ncbi.nlm.nih.gov/32439845/
328 PANDAS – Fragen und Antworten. https://www.nimh.nih.gov/health/publications/pandas
329 Pädiatrisches akutes neuropsychiatrisches Syndrom und Mycoplasma-pneumoniae-Infektion. https://www.ncbi.nlm.nih.gov/pmc/articles/PMC8193809/
330 Epstein-Barr-Virus und Autoimmunkrankheiten. https://www.nih.gov-news-events/nih-research-matters/epstein-barr-virus-autoimmune-diseases
331 Epstein-Barr-Virus und systemische Autoimmunkrankheiten. https://www.frontiersin.org/articles/10.3389/fimmu.2020.587380/full
332 Epstein-Barr-Virus und der Ursprung myalgischer Enzephalomyelitis oder chronischen Erschöpfungssyndroms. https://www.frontiersin.org/articles/10.3389/fimmu.2021.656797/full
333 Bewertung von Antikörpern gegen Cytomegalovirus und Epstein-Barr-Virus bei Patienten mit ASS. https://content.iospress.com/articles/human-antibodies/hab335
334 Persönlichkeit, Angst und Stress bei Patienten mit bakterieller Überwucherung des Dünndarms: polnische Vorstudie. https://www.ncbi.nlm.nih.gov/pmc/articles/PMC9819554
335 Zusammenhang der Familiengeschichte von Autoimmunkrankheiten und ASS. https://pubmed.ncbi.nlm.nih.gov/19581261/
336 Elternautoimmunkrankheiten im Zusammenhang mit ASS bei Nachkommen. https://www.ncbi.nlm.nih.gov/pmc/articles/PMC3115699/
337 Familiäre Häufung von Autoimmunkrankheiten und Beurteilung medizinischer Risikofaktoren bei Autismus. https://pubmed.ncbi.nlm.nih.gov/10385847/
338 Klinische Präsentation pädiatrischer autoimmuner neuropsychiatrischer Erkrankungen im Zusammenhang mit Streptokokkeninfektionen in Forschungs- und Gemeinschaftsumgebungen. https://pubmed.ncbi.nlm.nih.gov/25695941/
339 Klinische Bewertung von Jugendlichen mit pädiatrischem akuten neuropsychiatrischen Syndrom (PANS). https://www.liebertpub.com/doi/10.1089/cap.2014.0084
340 Infektionsbedingte Anorexia nervosa bei Kindern. https://pubmed.ncbi.nlm.nih.gov/10933123/
341 Essstörungen und Nahrungsmitteleinschränkungen bei Kindern mit PANDAS/PANS. https://www.ncbi.nlm.nih.gov/pmc/articles/PMC4340640/
342 Prävalenz des pädiatrischen akuten neuropsychiatrischen Syndroms (PANS) bei Kindern und Jugendlichen mit Essstörungen. https://www.ncbi.nlm.nih.gov/pmc/articles/PMC9749211/
343 Eine zwei- bis fünfjährige Nachuntersuchung einer Kohorte von PANS. https://link.springer.com/article/10.1007/s10578-021-01135-4
344 PANS/PANDAS UK. https://www.panspandasuk.org/
345 Schimmelpilzallergene bei Atemwegsallergien: von der Struktur zur Therapie. https://www.ncbi.nlm.nih.gov/pmc/articles/PMC4397360/
346 Klinische Besonderheit allergischer Rhinitis bei Patienten mit Schimmelpilzallergie. https://www.ncbi.nlm.nih.gov/pmc/articles/PMC4906200/
347 Exposition und gesundheitliche Auswirkungen von Pilzen auf Menschen. https://www.ncbi.nlm.nih.gov/pmc/articles/PMC4861659/
348 Zusammenhang zwischen Mastzellenerkrankungen und hyeprmobilen Syndromen. https://www.ncbi.nlm.nih.gov/pmc/articles/PMC9022617/
349 Die Herausforderungen chronischer Schmerzen und Abgeschlagenheit. https://www.rcpjournals.org/content/clinmedicine/21/1/19
350 Histaminintoleranz: der aktuelle Stand der Wissenschaft. https://www.ncbi.nlm.nih.gov/pmc/articles/PMC7463562/
351 Durch SARS-CoV-2 aktivierte Mastzellen setzen Histamin frei, das den IL-1-Spiegel erhöht und bei COVID-19 einen Zytokinsturm und eine Entzündungsreaktion verursacht. https://pubmed.ncbi.nlm.nih.gov/32945158/
352 COVID-19: Famotidin, Histamin, Mastzellen und Mechanismen. https://www.ncbi.nlm.nih.gov/pmc/articles/PMC7336703/
353 Die Rolle der Appetithormon-Dysregulation auf Symptomatik und Exekutivfunktion bei Jugendlichen mit Aufmerksamkeitsdefizit-/Hyperaktivitätsstörung. https://academic.oup.com/ijnp/article/26/2/91/6714002
354 Zerebraler Glukosestoffwechsel bei Erwachsenen mit Hyperaktivität im Kindesalter. https://pubmed.ncbi.nlm.nih.gov/2233902/
355 Legasthene Kinder zeigen eine abnormale Laktatreaktion im Gehirn auf lesebezogene Sprachaufgaben. https://www.ncbi.nlm.nih.gov/pmc/articles/PMC7657735/
356 Hypothetischer molekularer Zusammenhang zwischen Typ-2-Diabetes und Legasthenie. https://bmcneurosci.biomedcentral.com/articles/10.1186/s12868-021-00666-9
357 Gesüßtes Blut kühlt hitzige Gemüter: Physiologische Selbstkontrolle und Aggression. https://www.ncbi.nlm.nih.gov/pmc/articles/PMC4073202/
358 Autismus-Spektrum-Störungen: Reden wir über Glukose? https://www.ncbi.nlm.nih.gov/pmc/articles/PMC6355780/
359 Einfluss einer proteinreichen Ernährung zum Frühstück auf den postprandialen Glukosespiegel beim Abendessen bei gesunden Erwachsenen. https://www.ncbi.nlm.nih.gov/pmc/articles/PMC9824806/
360 Die Essensreihenfolge hat einen erheblichen Einfluss auf den postprandialen Glukose- und Insulinspiegel. https://www.ncbi.nlm.nih.gov/pmc/articles/PMC4876745/
361 Die Einnahme von Essig (Essigsäure) auf den Glukosestoffwechsel. https://pubmed.ncbi.nlm.nih.gov/31221273/
362 Der Verzehr von Essig kann die postprandialen Glukose- und Insulinreaktionen abschwächen. https://pubmed.ncbi.nlm.nih.gov/28292654/
363 Einfluss der Ernährungszusammensetzung auf die Blutzuckerregulierung. https://pubmed.ncbi.nlm.nih.gov/24219323/
364 Die wesentliche Rolle von Bewegung bei der Behandlung von Typ-2-Diabetes. https://pubmed.ncbi.nlm.nih.gov/28708479/
365 Auswirkungen der Zink-, Magnesium- und Chrom-Supplementation auf das kardiometabolische Risiko bei Erwachsenen mit metabolischem Syndrom. https://www.sciencedirect.com/science/article/abs/pii/S0946672X18300695
366 Einfluss der Biotinintervention auf die Blutzuckerkontrolle und das Lipidprofil bei Patienten mit Typ-2-Diabetes mellitus. https://www.ncbi.nlm.nih.gov/pmc/articles/PMC9659605/
367 Gastrointestinale Symptome und Autismus-Spektrum-Störung: Zusammenhänge und Störungen – ein mögliches neues Überlappungssyndrom. https://www.ncbi.nlm.nih.gov/pmc/

articles/PMC5683266/
368 Manifestationen von durch Nahrungsmittelproteine induzierten gastrointestinalen Allergien, die in einer einzigen tertiären pädiatrischen Gastroenterologie-Einheit auftreten. https://www.ncbi.nlm.nih.gov/pmc/articles/PMC3828665/
369 Die sich schnell verändernde Welt der Nahrungsmittelallergien bei Kindern. https://www.ncbi.nlm.nih.gov/pmc/articles/PMC4371379/
370 Prävalenz von PANS bei Kindern und Jugendlichen mit Essstörungen. https://www.ncbi.nlm.nih.gov/pmc/articles/PMC9749211/
371 Immunreaktion auf Nahrungsprotein, Gliadin und Kleinhirnpeptide bei autistischen Kindern. https://pubmed.ncbi.nlm.nih.gov/15526989/
372 Glutenfreie, kaseinfreie Ernährung bei ASS: Kann sie bei der Lösung von Verhaltens- und Magen-Darm-Problemen wirksam sein? https://www.ncbi.nlm.nih.gov/pmc/articles/PMC7651765/
373 Gluten- und/oder kaseinfreie Ernährung für Kinder mit ASS. https://pubmed.ncbi.nlm.nih.gov/34617108/
374 Die versteckte Belastung durch Essstörungen: eine Erweiterung der Schätzungen aus der Studie für globale Krankheitsbelastung durch Essstörungen, 2019. https://www.thelancet.com/journals/lanpsy/article/PIIS2215-0366(21)00040-7
375 Essattacken sind häufiger als andere Essstörungen. https://www.sciencedaily.com/releases/2007/02/070203103249.htm
376 Maissirup mit hohem Fruktosegehalt führt zu Stoffwechselstörungen und veränderter Dopaminsignalisierung bei Fehlen von Fettleibigkeit. https://www.ncbi.nlm.nih.gov/pmc/articles/PMC5747444/
377 Glukosevariabilität: ein physiologisches Korrelat von Essstörungen bei Personen mit Binge-Eating-Störungen. https://pubmed.ncbi.nlm.nih.gov/36305323/
378 Emotionale Dysregulation und ASS. https://pubmed.ncbi.nlm.nih.gov/28256682/
379 Emotionale Dysregulation bei Vorschulkindern mit ASS am Beispiel rumänischer Kinder. https://www.ncbi.nlm.nih.gov/pmc/articles/PMC8535493/
380 Pupillen- und Speichelindikatoren für autonome Funktionsstörungen bei ASS. https://www.ncbi.nlm.nih.gov/pmc/articles/PMC3832142/
381 Auswirkungen von akutem Stress auf zentrale exekutive Funktionen. https://www.ncbi.nlm.nih.gov/pmc/articles/PMC5003767/
382 Beurteilung des Plasmacortisolspiegels bei einem präpubertären Jungen mit komorbidem oppositionellen Trotzverhalten. https://gcris.pau.edu.tr/handle/11499/4726
383 Cortisolwerte zu Beginn und unter Stress bei männlichen Jugendlichen mit ADHS mit oder ohne komorbider Verhaltensstörung. https://www.ncbi.nlm.nih.gov/pmc/articles/PMC4986851/
384 Funktion der Hypothalamus-Hypophysen-Nebennierenrinden-Achse bei Kindern mit ADHS. https://pubmed.ncbi.nlm.nih.gov/20971091/
385 Frühe temperamentvolle und biologische Prädikatoren für die Dimensionen des sozialen Rückzugs in der Kindheit. https://pubmed.ncbi.nlm.nih.gov/36426788/
386 Gesichtsausdruck und Vagotonus bei 5- und 10-Monate alten Säuglingen. https://www.sciencedirect.com/science/article/abs/pii/0163638389900015
387 Ein moderater Vagotonus als Basiswert sagt eine größere Prosozialität bei Kindern voraus. https://pubmed.ncbi.nlm.nih.gov/27819463/
388 Darwin erneut betrachtet: Der Vagusnerv als kausales Element bei der Wahrnehmungskontrolle von Emotionen anderer Menschen. https://www.sciencedirect.com/science/article/abs/pii/S0010945217300977
389 Emotionen im Körper erkennen: Vagusnervstimulation verbessert die Erkennung von Wut und beeinträchtigt Traurigkeit. https://www.ncbi.nlm.nih.gov/pmc/articles/PMC8563521/
390 Langzeitgedächtnis für gute und schlechte Menschen wird durch ruhenden Vagotonus beeinflusst. https://www.sciencedirect.com/science/article/abs/pii/S1053810019300583?via%3Dihub
391 Schlaf und Anpassung bei Kindern und die moderierende Rolle der Vagusregulation. https://pubmed.ncbi.nlm.nih.gov/18036085/
392 Faktoren, die Albträume bei Kindern vorhersagen: Trauma, Angst, Dissoziation und Emotionsregulation. https://pubmed.ncbi.nlm.nih.gov/29963889/
393 Die Einnahme eines Lactobacillus-Stamms reguliert das emotionale Verhalten und die zentrale GABA-Rezeptorexpression bei einer Maus über den Vagusnerv. https://www.pnas.org/doi/full/10.1073/pnas.1102999108
394 Die angstlösende Wirkung von Bifidobacterium longum NCC3001 betrifft vagale Bahnen für die Darm-Hirn-Kommunikation. https://pubmed.ncbi.nlm.nih.gov/21988661/
395 Omega-3 mehrfach ungesättigte Fettsäuren und Herzfrequenzvariabilität. https://www.ncbi.nlm.nih.gov/pmc/articles/PMC3217222/
396 Das Darmmikrobiom und Entzündungen bei Patienten mit zwanghaften Verhaltensstörungen im Vergleich zu alters- und geschlechtsentsprechenden Kontrollpersonen. https://pubmed.ncbi.nlm.nih.gov/32307692/
397 Die Rolle der Darmmikrobiota bei Angstzuständen, Depressionen und anderen psychischen Störungen sowie die schützende Wirkung von Nahrungsbestandteilen. https://www.ncbi.nlm.nih.gov/pmc/articles/PMC10384867/
398 Inositolbehandlung bei Panikstörungen. https://www.ncbi.nlm.nih.gov/books/NBK184852/
399 Inositol-Meta-Analyse für Depressionen und Angsterkrankungen. https://onlinelibrary.wiley.com/doi/10.1002/hup.2369
400 Inositolbehandlung zwangshafter Verhaltensstörungen. https://pubmed.ncbi.nlm.nih.gov/8780431/
401 Wie L-Theanin in Tee Stress und Angst dämpft. https://www.sciencedirect.com/science/article/pii/S2213453021001324
402 L-Theanin-Kombinationstherapie mit Fluvoxamin bei mittelschwerer bis schwerer Zwangsstörung. https://pubmed.ncbi.nlm.nih.gov/37169515/
403 Die Wirkungen von Magnesiumsupplementation bei subjektiver Angst und Stress. https://www.ncbi.nlm.nih.gov/pmc/articles/PMC5452159/
404 Rolle und Effekt von Magnesium bei psychischen Störungen. https://www.ncbi.nlm.nih.gov/pmc/articles/PMC7352515/
405 Veränderungen der Serumkonzentrationen bei Zink, Kupfer, Mangan, Eisen, Kalium und Magnesium und die Komplexität der Beziehungen zwischen den Elementen bei Patienten mit Zwangsstörungen. https://pubmed.ncbi.nlm.nih.gov/22383079/
406 Offene Studie zur Bewertung der Wirksamkeit und Sicherheit von Magnesium und Vitamin B6 zur Behandlung von Tourette-Syndrom bei Kindern. https://pubmed.ncbi.nlm.nih.gov/19087826/
407 Magnesiumstatus und Stress: das Teufelskreis-Konzept neu betrachtet. https://www.ncbi.nlm.nih.gov/pmc/articles/PMC7761127
408 Behandlung von therapieresistenten Zwangsstörungen mit Nutrazeutika (TRON). https://pubmed.ncbi.nlm.nih.gov/34165060/
409 Vitamin B6: ein neuer Ansatz zur Verringerung von Angstzuständen und Depression? https://www.ncbi.nlm.nih.gov/pmc/articles/PMC9577631/
410 Verwendung von Nahrungsergänzungsmitteln auf Basis von L-Theanin und Vitamin B6 bei Kindern mit Tourette-Syndrom und Angststörungen. https://www.mdpi.com/2072-6643/14/4/852
411 Wirkung der gleichzeitigen Verabreichung von drei verschiedenen Antidepressiva mit Vitamin B6 auf Depressionen und Zwangsstörungen in Mausmodellen. https://pubmed.ncbi.nlm.nih.gov/28255313
412 Vitamin-D-Supplementation verbessert Angstzustände, doch keine Depressionssymptome bei Patienten mit Vitamin-D-Mangel. https://onlinelibrary.wiley.com/doi/10.1002/brb3.1760
413 Untersuchung des Vitamin-D-Spiegels bei Zwangsstörungen. https://www.ncbi.nlm.nih.gov/pmc/articles/PMC9435610/
414 Vitamin-D-Status bei chronischer Tic-Störung und komorbider Zwangsstörung sowie Aufmerksamkeitdefizit-/Hyperaktivitätsstörung. https://www.medrxiv.org/content/10.1101/19012062v1.full
415 Zusammenhänge zwischen der Aufnahme von Vitamin D über die Nahrung, Sonneneinstrahlung und generalisierte Angst bei College-Frauen. https://pmc.ncbi.nlm.nih.gov/articles/PMC9780868/
416 Veränderungen von Serumhomocystin und Vitamin B12, nicht aber von Folsäure, korrelieren mit Zwangsstörungen. https://www.frontiersin.org/articles/10.3389/fpsyt.2022.754165/full
417 Zwangsstörung als frühe Manifestation eines B12-Mangels. https://www.ncbi.nlm.nih.gov/pmc/articles/PMC3271502/
418 Unwillkürliche Bewegungen aufgrund von Vitamin-B12-Mangel. https://pubmed.ncbi.nlm.nih.gov/24852503/
419 Einfluss von Schlafmangel auf die dysregulierte Blutzuckerkontrolle unter standardisierten Mahlzeitenbedingungen. https://pubmed.ncbi.nlm.nih.gov/34845532/
420 Langzeit-HRV-Analyse zeigt Stressreduktion durch Magnesiumzufuhr. https://www.ncbi.nlm.nih.gov/pubmed/27933574
421 Wirkung von Sauerkirschsaft (*Prunus cerasus*) auf Melatoninspiegel und verbesserte Schlafqualität. https://www.ncbi.nlm.nih.gov/

pubmed/22038497

422 Gelenkhypermobilität verbindet Neurodivergenz mit Dysautonomie und Schmerzen. https://www.ncbi.nlm.nih.gov/pmc/articles/PMC8847158/

423 Zusammenhang zwischen verändertem Bindegewebe (Hypermobilität) und der sensorischen Verarbeitung bei Autismus: nach außen gerichtetes Denken als Vermittler. https://jnnp.bmj.com/content/92/8/A7.2

424 Autistische Merkmale korrelieren mit chronischen Muskel-Skelett-Schmerzen. https://www.lidsen.com/journals/neurobiology/neurobiology-07-01-155

425 Die Verbindungen zwischen Fibromyalgie, Hypermobilität und Neurodivergenz. https://www.touchimmunology.com/fibromyalgia/journal-articles/the-links-between-fibromyalgia-hypermobility-and-neurodivergence/

426 Schmerzsymptomatologie und -management bei pädiatrischem Ehlers-Danlos-Syndrom. https://www.ncbi.nlm.nih.gov/pmc/articles/PMC7552757/

427 Gastrointestinale Beteiligung bei den Ehlers-Danlos-Syndromen. https://www.ehlers-danlos.com/wp-content/uploads/2022/03/Fikree_et_al-2017-American_Journal_of_Medical_Genetics_Part_C-_Seminars_in_Medical_Genetics.pdf

428 Höhere Prävalenz von Gelenkhypermobilität bei Verstopfung und Reizdarmsyndrom. https://pubmed.ncbi.nlm.nih.gov/29687534/

429 Ehlers-Danlos-Syndrom vom Typ Hypermobilität: eine unterdiagnostizierte erbliche Bindegewebserkrankung mit mukotanen, artikulären und systematischen Manifestationen. https://www.ncbi.nlm.nih.gov/pmc/articles/PMC3512326/

430 Ein Überblick über mitochondriale Proteindefekte bei neuromuskulären Erkrankungen. https://www.ncbi.nlm.nih.gov/pmc/articles/PMC8615828/

431 Mitochondriale Dysfunktion bei Autismus-Spektrum-Störungen. https://www.ncbi.nlm.nih.gov/pmc/articles/PMC3285768/

432 Carnitin-angeborene Stoffwechselstörungen. https://www.ncbi.nlm.nih.gov/pmc/articles/PMC6766900/

433 Einfluss von Übungen zur Rumpfstabilität auf die Handfunktionen bei Kindern mit hemiplegischer Zerebralparese. https://www.ncbi.nlm.nih.gov/pmc/articles/PMC7960954/

434 Eine neuartige Therapiestrategie für das Ehlers-Danlos-Syndrom auf Basis von Nahrungsergänzungsmitteln. https://pubmed.ncbi.nlm.nih.gov/15607555/

435 Auswirkungen auf die Ernährung von Patienten mit Dysautonomie und Hypermobilitätssyndromen. https://link.springer.com/article/10.1007/s13668-021-00373-1#ref-CR83

436 Vitamin C fördert Wundheilung durch neuartige pleiotrope Mechanismen. https://onlinelibrary.wiley.com/doi/10.1111/iwj.12484

437 Anwendung komplementärer und alternativer Medizin bei Patienten mit hypermobilem Ehlers-Danlos-Syndrom. https://www.frontiersin.org/articles/10.3389/fmed.2022.1056438/full

438 Neue Angriffspunkte bei Schmerzen, nicht-neuronalen Zellen und die Rolle von Palmitoylethanolamid. https://www.researchgate.net/publication/274190929_New_Targets_in_Pain_Non-Neuronal_Cells_and_the_Role_of_Palmitoylethanolamide

439 Klinische Anwendungen von Palmitoylethanolamid bei der Schmerzbehandlung. https://systematicreviewsjournal.biomedcentral.com/articles/10.1186/s13643-018-0934-z

440 Therapeutische Wirkung von Quercetin bei kollageninduzierter Arthritis. https://pubmed.ncbi.nlm.nih.gov/28342364/

441 Quercetin hemmt die kollagenstimulierte Thrombozytenaktivierung durch Hemmung mehrerer Komponenten des Glykoprotein-VI-Signalwegs. https://pubmed.ncbi.nlm.nih.gov/12871380/

442 Phytomedizin bei Gelenkerkrankungen. https://pubmed.ncbi.nlm.nih.gov/28275210/

443 Die Wirkung einer Nahrungsergänzung mit mehrfach ungesättigten Omega-3-Fettsäuren auf trainingsbedingte Muskelschäden. https://pubmed.ncbi.nlm.nih.gov/33441158/

444 Omega-3-Fettsäuren bei Gesundheit und Krankheit sowie beim Aufwachsen und bei der Entwicklung. https://pubmed.ncbi.nlm.nih.gov/1908631/

445 Hörverlust, Tinnitus und Schwindel bei COVID-19.

446 Magnesium und Hörvermögen. https://www.researchgate.net/publication/10595530_Magnesium_and_Hearing

447 Durch Pyridoxin- und Magnesiumgabe hervorgerufene Hyperaktivität bei zwei Kindern mit Autismus-Spektrum-Störung. https://www.sciencedirect.com/science/article/abs/pii/S0149291820304604

448 Elektrophysiologische Effekte von Fenfluramin oder kombiniertem Vitamin B6 und Magnesium bei Kindern mit autistischem Verhalten. https://onlinelibrary.wiley.com/doi/abs/10.1111/j.1469-8749.1989.tb04067

449 Wirksamkeit von Vitamin B6 und Magnesium bei der Behandlung von Autismus. https://link.springer.com/article/10.1007/bf02178295

450 *Hericium erinaceus* verstärkt neurotrophe Faktoren und verhindert die Apoptose von Cochlea-Zellen bei Mäusen mit beschleunigter Seneszenz. https://www.sciencedirect.com/science/article/pii/S1756464620300566

451 Wirkung von Hericium erinaceus, mit Erinacin A angereichert, auf ältere Patienten mit Hörbehinderung. https://www.sciencedirect.com/science/article/pii/S1756464622002900

452 *Hericium erinaceus* verstärkt neurotrophe Faktoren und verhindert die Apoptose von Cochlea-Zellen bei Mäusen mit beschleunigter Seneszenz. https://www.sciencedirect.com/science/article/pii/S1756464620300566

453 Die magnozelluläre Theorie von Entwicklungslegasthenie. https://pubmed.ncbi.nlm.nih.gov/11305228

454 Arbeitsgedächtnis – seine Rolle bei Legasthenie und anderen speziellen Lernschwierigkeiten. https://onlinelibrary.wiley.com/doi/abs/10.1002/dys.278

455 Arbeitsgedächtnis bei Kindern mit Entwicklungsstörungen. https://pubmed.ncbi.nlm.nih.gov/19380495/

456 Zinkmangel bei Kindern mit Legasthenie: Konzentration von Zink und anderen Mineralstoffen im Schweiß und Haar. https://www.researchgate.net/publication/20029212_Zinc_deficiency_in_children_with_Dyslexia_Concentrations_of_zinc_and_other_minerals_in_sweat_and_hair

457 Zinkmangel und Legasthenie. https://pediatricneurologybriefs.com/articles/10.15844/pedneurbriefs-2-3-12

458 Assoziationen von Zink und genetischen GRIN2B-Polymorphismen mit Legasthenierisiko. https://pubmed.ncbi.nlm.nih.gov/32937172/

459 Die kombinierte Wirkung von BDNF-Genpolymorphismen und Metallexposition auf das Risiko chinesischer Legasthenie. https://www.sciencedirect.com/science/article/abs/pii/S0269749122008545?via%3Dihub

460 Metallkonzentrationen im Urin und Legasthenie bei Kindern in China. https://www.sciencedirect.com/science/article/pii/S016041201934810X

461 Exposition gegenüber mehreren Metallen und das Risiko von Legasthenie: eine Fallkontrollstudie in Shantou, China. https://www.sciencedirect.com/science/article/abs/pii/S0269749122007321

462 Status und hohe Anämieprävalenz. https://www.ncbi.nlm.nih.gov/pmc/articles/PMC5040806/

463 Membranfettsäuren, Lesen und Rechtschreibung bei legasthenen und nicht-legasthenen Erwachsenen. https://www.sciencedirect.com/science/article/abs/pii/S0924977X06001325?via%3Dihub

464 Die Beziehung von Docosahexaensäure (DHA) zu Lernen und Verhalten bei gesunden Kindern. https://www.ncbi.nlm.nih.gov/pmc/articles/PMC3738999/

465 Biochemische Unterschiede bei Menschen mit Irlen-Syndrom. https://www.irlen.be/paper-brugge_Greg_Robinson2004.pdf

466 Plasmacholesterinspiegel und Irlen-Syndrom: Vorstudie an 10- bis 17-jährigen Schülern. https://pubmed.ncbi.nlm.nih.gov/14738334/

467 Antioxidantien und Sehgesundheit: Fakten und Fiktion. https://pubmed.ncbi.nlm.nih.gov/24311110/

468 Lutein im Laufe des Lebens: von der kognitiven Leistung im Kindesalter bis zum alternden Auge und Gehirn. https://www.ncbi.nlm.nih.gov/pmc/articles/PMC6629295/

469 Augenernährung im Kontext: Mechanismen, Umsetzung und zukünftige Richtungen. https://www.ncbi.nlm.nih.gov/pmc/articles/PMC3738983/

470 Die Photobiologie von Lutein und Zeaxanthin im Auge. https://www.ncbi.nlm.nih.gov/pmc/articles/PMC4698938/

471 Lutein: mehr als nur ein Filter für blaues Licht. https://pubmed.ncbi.nlm.nih.gov/22465791/

472 Ein diagnostischer Marker für Sprachverzögerungen im Zusammenhang mit Mittelohrentzündung mit Erguss: die Verständlichkeits-Sprachlücke. https://pubmed.ncbi.nlm.nih.gov/14608797/

473 Prävalenz und Schwere der Stimme und Schluckbeschwerden bei mitochondrialen Erkrankungen. https://pubmed.ncbi.nlm.nih.gov/22268906/

474 Sprachstimulierende Substanzen bei Autismus-Spektrum-Störungen. https://www.ncbi.nlm.nih.gov/pmc/articles/PMC6616660/

475 Nahrungsergänzungsmittel mit mehrfach ungesättigten Fettsäuren können spezifische Sprachstörungen bei Vorschulkindern verbessern. https://ejnpn.springeropen.com/articles/10.1186/s41983-020-0158-8

476 Einfluss von Omega-3- und Omega-6-Supplementation auf die Sprache bei Frühgeborenen mit Symptomen einer Autismus-Spektrum-Störung (ASS). https://pubmed.ncbi.nlm.nih.gov/28748334/
477 Die Wirksamkeit der Behandlung mit Methylcobalamin und Folinsäure auf das adaptive Verhalten bei Kindern mit autistischer Störung hängt mit dem Glutathion-Redox-Status zusammen. https://www.hindawi.com/journals/aurt/2013/609705/
478 Wirksamkeit von Cobalamin-Behandlung (B12) bei ASS. https://www.ncbi.nlm.nih.gov/pmc/articles/PMC8400809/
479 Vitamin D und Autismus: Was gibt's Neues? https://link.springer.com/article/10.1007/s11154-017-9409-0
480 Autismus: Kann Vitamin D Kernsymptome behandeln? https://pubmed.ncbi.nlm.nih.gov/23725905/
481 Positive Auswirkungen von Palmitoylethanolamid auf Ausdruckssprache, Kognition und Verhalten bei Autismus. https://pubmed.ncbi.nlm.nih.gov/26491593/
482 Eine Fallserie einer Luteolinformulierung (NeuroProtek®) bei Kindern mit ASS. https://pubmed.ncbi.nlm.nih.gov/22697063/
483 Streptokokkeninfektion als Hauptursache des Stotterns in der Geschichte: Daten, Mechanismen und aktuelle Bedeutung. https://pubmed.ncbi.nlm.nih.gov/33304252/
484 Streptokokkeninfektion als Hauptursache des Stotterns in der Geschichte: Daten, Mechanismen und aktuelle Bedeutung. https://www.ncbi.nlm.nih.gov/pmc/articles/PMC7693426/
485 Stottern und Wortfindungsschwierigkeiten bei einem Patienten mit COVID-19. https://pubmed.ncbi.nlm.nih.gov/33409021/
486 Stotternähnliche Dysfluenzen als Folge von Long COVID-19. https://pubmed.ncbi.nlm.nih.gov/36749838
487 Neurologische und neuropsychiatrische Komplikationen von COVID-19 in 153 Patienten. https://www.thelancet.com/journals/lanpsy/article/PIIS2215-0366(20)30287-X/fulltext
488 Die Konzentrationen von Bioelementen in den Haarproben stotternder jordanischer Kinder. https://pubmed.ncbi.nlm.nih.gov/30055725/
489 Biochemische Studien zum Stottern bei Kindern. https://pubmed.ncbi.nlm.nih.gov/2067858/
490 Überlegungen zur Thiaminergänzung bei der Prävention von Stottern bei Vorschulkindern. https://pubs.asha.org/doi/10.1044/jshd.1604.327
491 Eine Studie über die Auswirkungen von Thiamin auf Kinder mit Sprachstörungen. https://ufdc.ufl.edu/UF00098033/00001
492 Die Wirkungen von Vitamin-D-Supplementation bei ADHS in 6- bis 13-jährigen Schülern. https://www.sciencedirect.com/science/article/abs/pii/S1876382018301975
493 Die Wirkung von Vitamin-D3-Ergänzung auf Serum BDNF, Dopamin und Serotonin bei Kindern mit ADHS. https://pubmed.ncbi.nlm.nih.gov/31269890/
494 Zinksulfat als Ergänzung zu Methylphenidat zur Behandlung von Aufmerksamkeitsdefizit-/Hyperaktivitätstörung bei Kindern. https://pubmed.ncbi.nlm.nih.gov/15070418/
495 Wirksamkeit von Methylphenidat, ergänzt durch Zink, Kalzium und Magnesium, zur Behandlung von ADHS-Patienten in Zahedan, Iran. https://brieflands.com/articles/semj-20468.html
496 Sonnenlicht am Morgen: dopaminerge Modulation retinaler Verarbeitung von Sternenlicht zu Sonnenlicht. https://www.sciencedirect.com/science/article/pii/S1347861319310448
497 ADHS-Prävalenz: Höhe oder Sonnenlicht? Besseres Verständnis der Wechselwirkungen zwischen Dopamin und dem Schlaf-Wach-Rhythmus. https://brainclinics.com/wp-content/uploads/2019/04/Arns-2015-ADHD-Prevalence-Altitude-or-Sunlight-B.pdf
498 Auswirkungen von körperlicher Bewegung auf Kinder mit ADHS. https://pubmed.ncbi.nlm.nih.gov/34856393/
499 Bidirektionale Assoziation zwischen körperlicher Aktivität und Dopamin im Erwachsenenalter. https://www.ncbi.nlm.nih.gov/pmc/articles/PMC8301978/
500 Höchst angenehme Reaktionen auf Musik korrelieren mit der Aktivität für Belohnung und Emotionen in den dafür verwantwortlichen Gehirnregionen. https://pubmed.ncbi.nlm.nih.gov/11573015/
501 Dopamin moduliert die durch Musik hervorgerufenen Belohnungsergebnisse. https://www.pnas.org/doi/full/10.1073/pnas.1811878116
502 Neurophysiologische, kognitiv-verhaltensbezogene und neurochemische Effekte bei Praktizierenden transzendentaler Meditation: ein Forschungsüberblick. https://pubmed.ncbi.nlm.nih.gov/31166449/
503 https://www.develop.bc.ca/the-reverse-flynn-effect/
504 Gibt es einen Zusammenhang zwischen Ernährungsgewohnheiten in der Kindheit und dem IQ im Alter von 8 Jahren? Eine Kohortenstudie. https://pubmed.ncbi.nlm.nih.gov/21300993/
505 Ernährungsgewohnheiten im Alter von 6, 15 und 24 Monaten stehen im Zusammenhang mit dem IQ im Alter von 8 Jahren. https://pubmed.ncbi.nlm.nih.gov/22810299/
506 Wer profitiert am meisten von einer pränatalen Luftreinigung mit HEPA-Filtern hinsichtlich der kognitiven Entwicklung von Kindern? Die randomisierte kontrollierte UGAAR-Studie. https://pubmed.ncbi.nlm.nih.gov/37121346/
507 Verwendung tragbarer Luftreiniger mit HEPA-Filter während der Schwangerschaft und die kognitive Leistungsfähigkeit von Kindern im Alter von 4 Jahren. https://pubmed.ncbi.nlm.nih.gov/35730943/
508 Die Hälfte der US-Bevölkerung ist in der frühen Kindheit schädlichen Bleiwerten ausgesetzt gewesen. https://www.pnas.org/doi/abs/10.1073/pnas.2118631119
509 Auswirkungen von Bleibelastung auf die IQ-Testergebnisse bei Kindern unter 12 Jahren. https://systematicreviewsjournal.biomedcentral.com/articles/10.1186/s13643-022-01963-y
510 Die Beziehung zwischen Bleiwerten im Blut von Kindern unter 5 µg/dL und dem IQ von Kindern. https://www.sciencedirect.com/science/article/pii/S0160412022004020?via%3Dihub
511 CDC aktualisiert den Referenzwert für Blei im Blut auf 3.5 µg/dL. https://www.cdc.gov/nceh/lead/news/cdc-updates-blood-lead-reference-value.html
512 Bleiwerte im Blut von Kindern. https://www.cdc.gov/nceh/lead/docs/lead-levels-in-children-fact-sheet-508.pdf
513 Empfehlungen zur Kontrolle von Bleibelastung im Kindesalter. https://www.pehsu.net/_Library/facts/PEHSU_Fact_Sheet_Lead_Management_Health_Professionals_9_2021.pdf
514 Gesunde Ernährung und Vorbeugung einer Bleivergiftung. https://www.tn.gov/health/health-program-areas/mch-lead/for-parents/lead-prevention.html
515 Die Rolle von modifiziertem Zitruspektin als wirksamer Chelatbildner von Blei in hospitalisierten Kindern mit toxischen Bleiwerten. https://pubmed.ncbi.nlm.nih.gov/18616067/
516 Freisetzung von Bleiverunreinigungen durch Pektin und Chitin: biochemische Analyse von DNA, RNA, DNase, RNase und GOT bei Albinoratten als früher Biomarker für Bleitoxizität. https://www.sciencedirect.com/science/article/abs/pii/S2221169111601603
517 Zelluläre und molekulare Toxizität von Blei im Knochen. https://www.ncbi.nlm.nih.gov/pmc/articles/PMC1519349.
518 Ein pharmakokinetisches Modell der Bleiabsorption und der Kalzium-Wettbewerbsdynamik. https://www.nature.com/articles/s41598-019-50654-7
519 Prokrastination überwinden: die Verbesserung der Fähigkeiten zur Emotionsregulation. https://www.sciencedirect.com/science/article/pii/S1041608016302187
520 Apathie: Warum sich kümmern? https://neuro.psychiatryonline.org/doi/10.1176/jnp.17.1.7
521 Gehirnmechanismen und Apathie. https://jnnp.bmj.com/content/90/3/302
522 Neuronale Korrelate für Apathie: frontal-präfontale und parietale kortikale-subkortikale Schaltkreise. https://www.ncbi.nlm.nih.gov/pmc/articles/PMC5145860/
523 Apathie und die funktionelle Anatomie der präfrontalen Kortex-Basalganglien-Schaltkreise. https://academic.oup.com/cercor/article/16/7/916/425683
524 Apathie und die Basalganglien. https://pubmed.ncbi.nlm.nih.gov/17131230/
525 Kausaler Zusammenhang zwischen Mangel an n-3 mehrfach ungesättigten Fettsäuren und Motivationsdefiziten. https://www.sciencedirect.com/science/article/pii/S1550413120300711
526 N-3 (Omega-3) Fettsäuren: Auswirkungen auf Gehirndopaminsysteme und mögliche Rolle bei der Ätiologie und Behandlung neuropsychiatrischer Störungen. https://www.ncbi.nlm.nih.gov/pmc/articles/PMC6563911/
527 Einfluss von Cholin und Tryptophan auf den Motivationszustand. https://www.emerald.com/insight/content/doi/10.1108/00346650110385864/full/html
528 Alpha-Glycerylphosphorylcholin steigert die Motivation bei gesunden Freiwilligen. https://www.ncbi.nlm.nih.gov/pmc/articles/PMC8235064/
529 Zink, das Gehirn und Verhalten. https://pubmed.ncbi.nlm.nih.gov/7082716/
530 Stimmungsstörung aufgrund eines Vitamin-B12-Mangels bei einem Jugendlichen. https://capmh.biomedcentral.com/articles/10.1186/1753-2000-6-25

ANHANG

TÄGLICHE NÄHRSTOFFAUFNAHME

Die folgenden Zahlen sind allgemeine Richtlinien. Bei der Beurteilung des Bedarfs deines Kindes musst du alle Quellen dieser Nährstoffe berücksichtigen – sowohl über die Ernährung als auch über Nahrungsergänzungsmittel. Die empfohlenen Tagesmengen und die zulässigen Höchstwerte unterscheiden sich von Land zu Land leicht; dem also bitte Rechnung tragen.

Für die deutsche Ausgabe dieses Buchs werden in der Tabelle auf der rechten Seite die Empfehlungen der Deutschen Gesellschaft für Ernährung (DGE) zugrunde gelegt. Da noch keine Empfehlungen der DGE für die Aufnahme von Cholin vorliegen, basieren die Angaben für Cholin auf den Empfehlungen der Europäischen Behörde für Lebensmittelsicherheit (EFSA).

Der Nährstoffbedarf von Kindern (wie auch von Erwachsenen) basiert auf dem durchschnittlichen Tagesbedarf. Durchschnittlich bedeutet, dass man nicht jeden Tag genau die empfohlene Menge jedes Nährstoffs zu sich nehmen muss. Wichtiger ist die Gesamtzufuhr über einen längeren Zeitraum hinweg, die man sich als einen Nährstoffdurchschnitt über eine Woche oder sogar länger vorstellen kann. Es ist außerdem wichtig zu verstehen, dass solche Referenzwerte wie etwa die empfohlene Tagesdosis (RDA, engl. *recommended daily allowance*) keine Obergrenzen darstellen. Sie geben lediglich die Mindestmenge an, die im Durchschnitt täglich aufgenommen werden sollte, um bei den meisten Kindern einen Nährstoffmangel zu verhindern. Ich betrachte die RDA daher eher als groben Anhaltspunkt und nicht als Ziel: In vielen Fällen profitieren Kinder davon, wenn sie mehr als nur die Mindestmenge erhalten. Ihr Körper und ihr Gehirn wachsen schnell, und eine zusätzliche Nährstoffzufuhr kann einen großen Unterschied für ihre Entwicklung, ihr Immunsystem und ihr allgemeines Wohlbefinden bedeuten. Deshalb ist es häufig unbedenklich und oft hilfreich, Nahrungsergänzungsmittel in ein wenig höheren Dosen als der empfohlenen Tagesdosis zu verabreichen, um die Gesundheit des Kindes zu unterstützen. Hier allerdings behutsam vorgehen und im Zweifel den Rat von medizinischem Fachpersonal einholen, um das Risiko einer Überdosierung zu vermeiden.

Idealerweise werden Nährstoffwerte ohnehin regelmäßig unter Anleitung eines Arztes, Ernährungstherapeuten oder Heilpraktikers überprüft. Wenn ein ausgeprägter Mangel oder ein Stoffwechselproblem festgestellt worden ist, kann dein Arzt für kurze Zeit höhere therapeutische Dosen empfehlen.

Quellen:

https://www.dge.de/wissenschaft/referenzwerte/
https://efsa.onlinelibrary.wiley.com/doi/full/10.2903/j.efsa.2016.4484

	1 JAHR – UNTER 4 JAHRE	4 JAHRE – UNTER 7 JAHRE	7 JAHRE – UNTER 10 JAHRE	10 JAHRE – UNTER 13 JAHRE		13 JAHRE – UNTER 15 JAHRE		15 JAHRE – UNTER 19 JAHRE	
				Jungen	Mädchen	Jungen	Mädchen	Jungen	Mädchen
Eisen	7 mg	7 mg	10 mg	14 mg		11 mg	16 mg	11 mg	16 mg
Vitamin D	20 mcg (800 IE)	20 mcg (800 IE)	20 mcg (800 IE)	20 mcg (800 IE)		20 mcg (800 IE)		20 mcg (800 IE)	
Zink	3 mg	4 mg	6 mg	9 mg	8 mg	12 mg	10 mg	14 mg	11 mg
Magnesium	170 mg	190 mg	240 mg	260 mg	230 mg	280 mg	240 mg	330 mg	260 mg
Vitamin B6	0,6 mg	0,7 mg	1 mg	1,2 mg		1,5 mg	1,4 mg	1,6 mg	1,4 mg
Folsäure (B9)	120 mcg	140 mcg	180 mcg	240 mcg		300 mcg		300 mcg	
Vitamin B12	1,5 mcg	2 mcg	2,5 mcg	3,5 mcg		4 mcg		4 mcg	
Omega-3	0,5% der tägl. kcal	0,5% der tägl. kcal	0,5% der tägl. kcal	0,5% der tägl. kcal		0,5% der tägl. kcal		0,5% der tägl. kcal	
Cholin	140 mg	170 mg	250 mg	340 mg		340 mg		400 mg	

SO VERABREICHST DU NAHRUNGSERGÄNZUNGSMITTEL

Viele Nahrungsergänzungsmittel sind als Tropfen, die man in Saft geben kann, oder als leckere Kautabletten erhältlich und erleichtern das Verabreichen. Manchmal musst du Kapseln öffnen und in ein Gericht oder Getränk mischen. Im Folgenden einige nützliche Tipps:

Zerdrücken: Einen dicken Fruchtsaft wie Orangen- oder Tropensaft, Fruchtsmoothie, Fruchtpüree/Babynahrung oder einen Joghurt verwenden, den dein Kind mag. Dies ist die Grundlage für das Ergänzungsmittel. Apfelsaft eignet sich nicht gut für Pulver oder Fischöl. Püree und Nahrungsergänzungsmittel in einem Schnapsglas, Auflaufförmchen oder Eierbecher mischen und mit einem Teelöffel oder einer Medikamentenspritze verabreichen. Manchmal ist ein wiederverschließbarer Lebensmittelbeutel gut zum Aufbewahren des Ergänzungsmittels geeignet.

Strohhalm: Wenn das Ergänzungsmittel selbst mit Saft gemischt stark schmeckt, einen Strohhalm ausprobieren (halbieren, damit weniger Saugkraft notwendig ist). Ein Plastikbecher mit Deckel und Strohhalm überdeckt neue Gerüche oder Farben.

Drei-Tage-Einführung: Wenn dein Kind ein Nahrungsergänzungsmittel nur ungern von einem Löffel oder einer Medikamentenspritze zu sich nimmt, 3 Tage hintereinander Fruchtpüree ohne alles geben. Dann jeweils ein Prise Kapselinhalt oder einen Tropfen des flüssigen Mittels dazugeben. Die Dosis täglich Prise für Prise oder Tropfen für Tropfen erhöhen, bis die empfohlene Dosis erreicht ist.

Geschmacksneutrales zuerst: Mit Nahrungsergänzungsmitteln beginnen, die wenig bis gar keinen Geschmack haben. Probiotika, Zink und verschiedene Mineralstoffe sind geschmacksneutral. Tropfen- oder prisenweise unter Fruchtpürees, Smoothies, Milch oder Joghurt mischen.

Backen: Mineralstoffe wie Kalzium, Zink und Magnesium sowie Proteinpulver werden beim Kochen nicht aufgelöst und können daher zu Pfannkuchenteig, Muffins oder Porridge hinzugefügt werden. Probiotika, Vitamine, Antioxidantien und essenzielle Fettsäuren jedoch keinesfalls kochen oder erhitzen.

Eis am Stiel: Es gibt Minitiefkühlformen für Eislutscher (Eis am Stiel). Saft oder frisches Obst mit den Ergänzungsmitteln vermischen, einfrieren und deinem Kind täglich ein Eis geben.

Eiscreme: Eis in Eiswürfelbehälter und das Nahrungsergänzungsmittel in jedes Fach geben, sodass jeder Würfel einer Tagesdosis entspricht. Durch Einfrieren bleiben die Inhaltsstoffe von Nahrungsergänzungsmitteln erhalten.

Ein Löffel Süßes: Es mit einem Teelöffel zuckerfreie Konfitüre, Bio-Schokoaufstrich, Ahornsirup oder Honig versuchen. Süßes verbirgt den stärkeren Geschmack einiger Ergänzungsmittel hervorragend. Das Mittel mit dem Löffel Süßes verabreichen oder zum Beseitigen eines unangenehmen Geschmacks etwas Süßes anschließend geben.

Selbst gemachte Gummibärchen: Aus Gelatinepulver, Fruchtsaft und dem Nahrungsergänzungsmittel lassen sich Vitamingummis herstellen. Die Gummibärchen in hübsche Silikonformen füllen und im Kühlschrank oder bei größeren Mengen in der Tiefkühltruhe aufbewahren. Flüssige Ergänzungsmittel und Fischöle lassen sich auf diese Weise besonders gut verbergen.

Pikanter Geschmack: Mag dein Kind Herzhaftes? Das Ergänzungsmittel mit Erdnussbutter, Mandelbutter oder Cashewmus vermischen. Weitere Möglichkeiten sind Hummus, Kartoffelbrei und püriertes Gemüse.

REGISTER

T

U

V

W

Y

Z

DANKSAGUNG

Ich möchte zunächst meinem unglaublichen Mann und meinen Kindern dafür danken, dass sie einfach ihre eigenen, wunderbaren, einzigartigen Persönlichkeiten sind – ich habe ja immer gesagt, dass wir keine Schafe züchten! Christopher, Barney, Lara und Charlie, wir sind ein fantastisches Team und danke, dass ihr meine größten Cheerleader seid. Ich liebe euch alle grenzenlos!

Dank gebührt dem Quadrille-Team – Sophie Allen, der Redakteurin, die mich ermutigt hat, dieses Buch überhaupt zu schreiben, und Stephanie Evans für das kompetente Lektorat. Dank an Katherine Case für ihre unglaubliche Gestaltung dieses schönen Buches; Ali Allen (fabelhafte Fotos!) und ihrem Styling- und Fototeam; und Holly Cowgill für ihr cleveres Food Styling. Ich bedanke mich bei Sarah Epton fürs Korrekturlesen.

Ein großes Dankeschön an unsere NatureDoc-Food Stylistin Jenny Whittingham, die uns mit ihren Ideen bei einigen Rezepten geholfen hat. Und Dank an alle Mitglieder meines NatureDoc-Teams für Neurodivergenz, die uns mit ihrem Fachwissen und wertvollen Beiträgen zu den verschiedenen Entwürfen dieses Buches unterstützt haben – ich möchte vor allem Dr. Liz Giles, Katy Gordon-Smith, Sophie Henderson, Daisy York und Tash Pepper erwähnen.

Danke, Kirstin Contaroudas, für das Durchlesen des ersten Entwurfs und die hilfreichen Vorschläge.

Ich bedanke mich besonders bei Dr. Richard Fry, der mir so viel über Kinderpsychiatrie beigebracht hat und dessen kontinuierliche Unterstützung meiner Arbeit von unschätzbarem Wert ist.

Dr. Alexandra Davidson, danke für die medizinische Betreuung. Vielen Dank auch allen beteiligten Kindern: Charlie, Oscar A. C., Iris, Melody, Zeb, Marius, Joshua, Zachary, Isobel, Indira, Oscar R., Rosalind, Poppy und Alma.

Und danke den Tausenden von Familien, mit denen wir im Laufe der Jahre zusammengearbeitet haben. Es war uns eine Ehre, so vielen Eltern bei der Ernährung ihrer Kinder zu helfen, von denen ich so viel gelernt habe. Ein dreifaches Hoch!

ÜBER DIE AUTORIN

Lucinda Miller ist die klinische Leiterin von NatureDoc und hat über 25 Jahre Erfahrung als Familienheilkundlerin und Fachärztin für funktionelle Medizin. Sie leitet ein landesweites Team von Ernährungstherapeuten, das auf Kinderernährung und Neurodivergenz spezialisiert ist. Lucinda hält regelmäßig Vorträge über beides. Sie ist außerdem Coach und Mentorin für Kinder mit ADHS und Autismus.

Lucinda, als Heldin der Kinderernährung bekannt, ist die Autorin von zwei Büchern über gesunde Familienernährung: *The Good Stuff* und *I Can't Believe It's Baby Food*!

Sie hat selbst ADHS und ist Mutter von 3 Kindern im Teenager- und Erwachsenenalter. Zwei von ihnen haben ein neurodivergentes Gehirn. Lucinda lebt in Wiltshire, Großbritannien.
@naturedockids

DK Penguin Random House

Für die deutsche Ausgabe:
Projektbetreuung Caren Kinscherf
Herstellungskoordination Katharina Schäfer
Herstellung Stefanie Staat

Übersetzung Marion Dill
Lektorat Bettina Dietrich

Titel der englischen Originalausgabe: Brain Brilliance

Der Originaltitel erschien 2024 in Großbritannien bei Quadrille Publishing Limited.

Rezepte & Texte Lucinda Miller
Fotografie & Propstyling Ali Allen
Design Katherine Case
Foodstyling Holly Cowgill

ISBN 978-3-8310-5314-8
5902-970988-24434-01

Producing Print Company Verlagsges.m.b.H., Wien
Druck und Bindung C&C Offset Printing, China

FSC www.fsc.org MIX Papier | Fördert gute Waldnutzung FSC® C018179

www.dk-verlag.de

Neugierig auf mehr?